本草纲目

彩图解析版

清热解表·润肺疏肝 卷

明代·李时珍 原著

毕晓峰 博古 译注

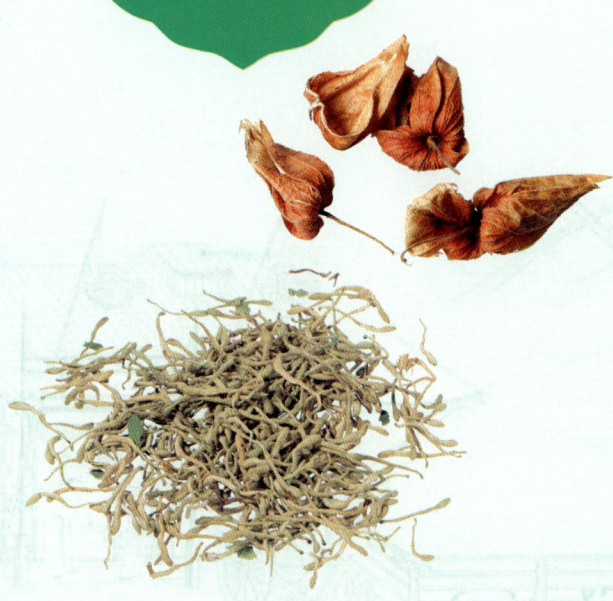

图书在版编目（CIP）数据

本草纲目彩图解析版／毕晓峰，博古译注.－天津
：天津科学技术出版社，2010.9
ISBN 978-7-5308-6028-1

Ⅰ.①本… Ⅱ.①毕… ②博… Ⅲ.①本草纲目－图解 Ⅳ.①R281.3-64

中国版本图书馆CIP数据核字（2010）第175564号

责任编辑：郑东红
责任印制：王　莹
总体策划：三读书馆 SANDU BOOKSTORE

本草纲目（彩图解析版）

天津出版传媒集团
天津科学技术出版社　出版

出版人：蔡　颢
天津市西康路35号　邮编 300051
电话（022）23332401（编辑室）
网址：www.tjkjcbs.com.cn
新华书店经销
北京市京津彩印有限公司印刷

开本　889mm×1194mm　1/16　印张 40　字数 850千字
2013年4月第1版第2次印刷
定价：680.00元（全4册）

【序】

草木虫禽谷是中医养生的来源，中华国医素有"食药同源"之理念。食物的性能与药物的性能同源并致，包括"气"、"味"、"升降浮沉"、"归经"、"补泻"等内容，并在阴阳、五行、脏腑、经络、病因、病机、治则、治法等中医理论指导下应用于实际生活之中。这对我们当代人在日常生活保健中运用百草养生有着科学的指导意义。

⊙ **本书出版宗旨**：让普通百姓在日常生活中认识百草，了解百草，从而科学利用百草养生，通过运用中医百草养生的方式来调养自身，使肌体阴阳平衡，五脏调和，气血畅通，最终达到身体健康，延年益寿之目的。

⊙ **本草正名来源**：主要依据明代李时珍的《本草纲目》及参见历代中药别名文献和近代药用植物的拉丁学名，是其他中药本草所未见的编排体例。

⊙ **本草药方特点**：主要参考明代李时珍《本草纲目》的附方和主治以及多种国医本草的普济药方和历代名家药方，如汉代的《神农本草经》，张仲景的《伤寒论》、《金匮要略》、《扁鹊方》，华佗的《中藏经》，唐代孙思邈的《备急千金要方》、《唐玄宗开元广济方》等，其中有大方、小方、缓方、急方、奇方、偶方、复方、验方等；也包括现代中医药学的中医主治分类，如内科、外科、男科、妇科、儿科和五官科等。

⊙ **药膳养生特色**：主要参考历代养生的文献，如宋代《图经本草》、《太平圣惠方》、《养老奉亲书》，元代饮膳大臣忽思慧著的营养学专著《饮膳正要》，元代医学家王好古编撰的《汤液本草》。明清时期饮食保健，也出现了一些野菜食疗类著作，扩大了食物来源，如明代汪颖编撰的《食物本草》及明正德李时珍的《本草纲目》和明末宫廷插图本《补遗雷公炮制便览》等重要文献。它们包括了中药本草的使用、药方的使用、炮制技术，总结了几千年"中华国医"传承的使用、养生保健、食疗的科学方法，这就是编写此书的特色意义所在。

⊙ **本书编辑风格**：本书特约中国中医科学院专家指导编著完成，对明代李时珍的金陵版《本草纲目》进行重新的诠释，首先是删繁就简，精挑300余种常用中药，1000余种"传世药方"，其中包括"药膳养生方"进行了全新解密。

本书用900余幅写实本草图片，用图解的方式展示了300余种中药植物标本的栩栩如生形态奥秘，既有传统中医内涵，又融入了现代中医药学的科学观，使广大普通百姓更容易阅读，也增加了本书的观赏和收藏价值，更升华了本书的精神品质。

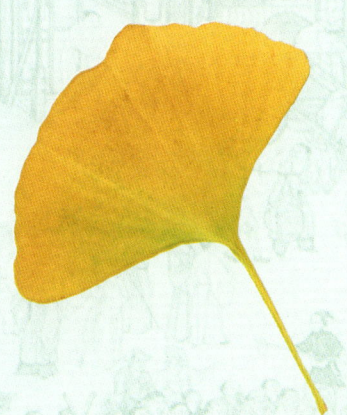

张瑞贤

中国中医科学院中药研究所 教授

《家庭中医药》 主编

中药鉴别方法

中药饮片的鉴别：主要是经验鉴别（性状鉴别），即通过"眼看"、"水浸"、"口尝"、"舌感"、"鼻闻"、"手摸"及简易可靠的试验（水试、火试），对中药饮片的形状、大小、表面、切面（断面）的色泽、质地、气味等特征，以及试验现象观察分析，从而快捷有效地判断饮片的质量优劣及真伪。

中药炮制方法

本草原料制成药物的传统方法是烘、炮、炒、洗、泡、漂、蒸、煮等。中药的传统煎服多种多样，可根据病情和中医用药的药性决定。煎草药需要精心挑选好容器、水质、火种三项物质，做好泡、煎、挤三项工作，如其中哪个环节有误，都可能影响草药药效。

器皿的选择。煎药容器应注意其容量的大小，方便药物浸泡。煎煮中药的容器，古今传统多选用沙锅、陶器、瓦罐等，如今也可使用不锈钢容器，最好不用铜、铁、铝等金属器皿，避免引起化学反应，使药效消失乃至起相反的药理作用。

水的选择。煎煮中药需使用清洁水，最好使用井水或泉水等。放水量应以浸过全部中药并高出3厘米为好，煎后所剩药液一茶杯或一碗（280毫升左右）。

火候的控制。煎中药的火种通常是"先武后文"，可先用武火将草药快速煮开，然后改用文火保持药液小微沸腾，使药物成分有效释放出。滋补药多宜文火，解表剂、清热剂、芳香药用武火煮。

泡的时间。在炮制中药的有效成分中，煎药方法一般先将药物用冷水浸泡20分钟。其中以花、叶、茎类为主，浸泡15分钟；根、种子、根茎、果实类，浸泡30分钟。头次煎后就不再用冷水泡了，加水直接煎煮即可。

挤渣取汁。中药煎煮好以后，倒出药汁，最好再用纱布挤渣取汁，因为药渣容易吸附中药的有效成分，避免浪费及药渣喝入胃中。

煎药技巧。由于药物特性和治疗用途的不同，古代传统煎煮中药时有先煎、后下、包煎、另煎、烊化、冲服、泡服、煎汤代水的几种方法。将煎煮好的中药晾置起来，等温度下降到37℃以下再服用最佳。

先煎。为了增加药物的溶解程度，充分发挥疗效，炮制更方便煎煮。

矿石类，如生石膏、自然铜、赤石脂、龙骨、鳖甲等，可打碎先煎20分钟。

有毒类，如泽漆、乌头、附子等，需先煎。

植物类，如白果、天竺黄、槟榔、藏青果等，只有先煎更有效。

后下。为了减少某些挥发的损耗，有效成分免于分解破坏，可后下煎煮。

芳香类，含挥发油物质的药物，如红花、薄荷、檀香、玫瑰花。

不宜久煎的植物，如槐花、钩藤、杏仁等。

包煎。采取包煎，为避免因茸毛脱落入汤液中而刺激咽喉。

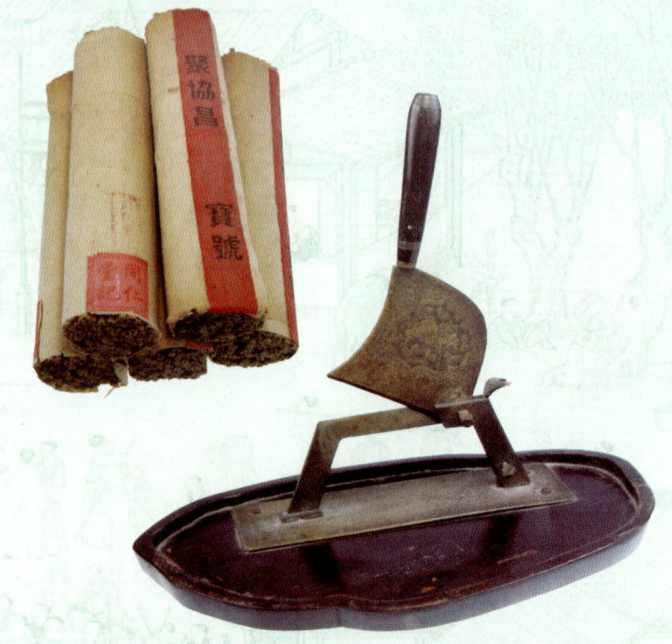

花粉类、细小种子类、细粉等，需用纱布包好与其他草药同煎。

茸毛类，如鸡冠花、蒲公英等。

另煎。先切片单独用碗隔水炖1小时，后将药汁单独服用或冲入其他药液中。如犀角、羚羊角、人参等贵重药物。

烊化。可放在去渣后的药汁中，趁热在容器里搅拌再煮开，即可服用。如阿胶、蜂蜜等容易溶解的药，易黏附在锅底。

冲服。不宜煎煮的药物研成细末，用温水冲服。如熊胆、麝香、鹿茸等贵重药品。

泡服。指直接用开水浸泡半小时后服用。如丹参、枸杞、麦冬、金银花、胖大海等。

煎汤代水。为了防止药液混浊（如海金沙、灶心土），一锅煎不完（如糯稻根须、玉米须），可先单独煎煮，取其清液代替水煎药。

中药服用方法

按照传统中医服药时间，人体十二脏器的气血运行与时辰密切相关，不同的中药应选择合适的时间进服。

服药与进食的先后顺序

在胸膈以上的疾病，如肝、肺、头面部疾患，通常先进食后服药，这样可以使药物向上走，更好地接近病位。

胸腹以下的疾病，如脾、胃、胆、肛肠处疾患，通常是先服药后进食，这样使药物能够下沉靠近病灶，更好地发挥治疗作用。

病在四肢血脉，最好选择早晨空腹服药，以使药物更好地循环。

病灶在骨髓的患者，应选择在晚上吃饭以后服药，这样可使药物循序渐进被吸收。

不同的中药应选择不同的进服时间

补肾药、行水利湿药、催吐药，应在清晨前服用为佳。

发汗解表药，快到中午的时候，阳气升腾，身体血液循环快，此时服用更利于抵御外邪。解表药如治风寒感冒药应趁热服用，并在服后加衣盖被，或进食少量热粥，以增强发汗的效果。要阴阳平衡，寒证要热服，热证要凉服。

驱虫药、泻下药，适宜在夜晚空腹服用。

滋阴养血药，在晚间21～23时是肾脏功能最虚的时候，这时服用能加快吸收，更好地发挥养气养血补遗的作用。

安神药，应在临睡前服，以便卧床后及时进入睡眠状态。

不同剂型的中药应选择相应的服法

丸剂、颗粒剂，可以直接用温开水送服。

散剂、粉剂，可用蜂蜜调和服用，或是装进胶囊中吞服，以免呛入喉咙。

蜜膏剂，以开水冲服。

冲剂，可直接用开水冲服。

糖浆剂，可直接吞服。

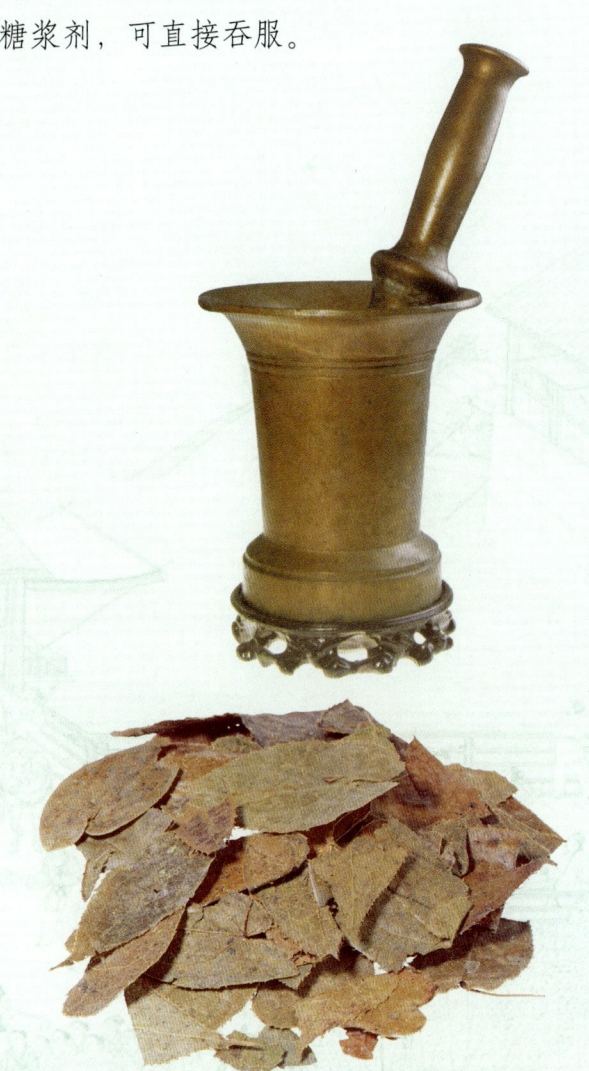

目录

解表药

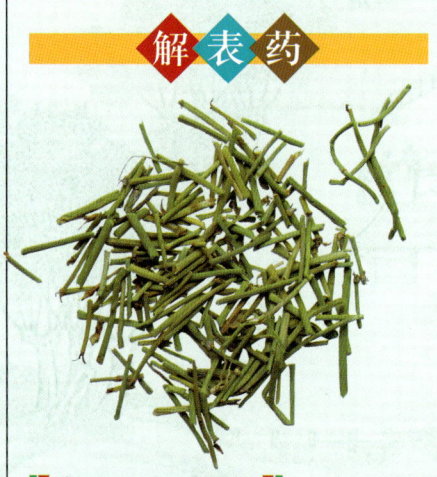

【辛温解表药】

草麻黄(麻黄) 10
肉桂(桂枝) 12
紫苏(紫苏叶) 14
防风(防风) 16
白芷(白芷) 18
苍耳(苍耳子) 20
玉兰(辛夷) 22
葱(葱白) 24
石香薷(香薷) 26
柽柳(西河柳) 28

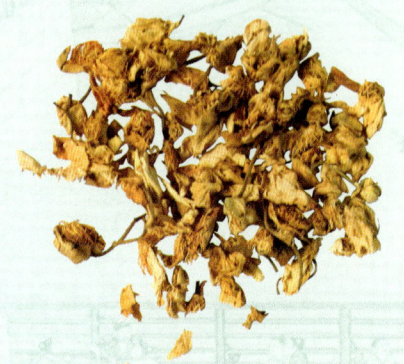

【辛凉解表药】

薄荷(薄荷) 30
牛蒡(牛蒡子) 32
野葛(葛根) 34
柴胡/狭叶柴胡
(柴胡) 36
大三叶升麻(升麻) 38
桑(桑叶) 40
菊(菊花) 42
单叶蔓荆/蔓荆
(蔓荆子) 44
木贼(木贼) 46
山芝麻(山芝麻) 48
飞廉(飞廉) 50

清热药

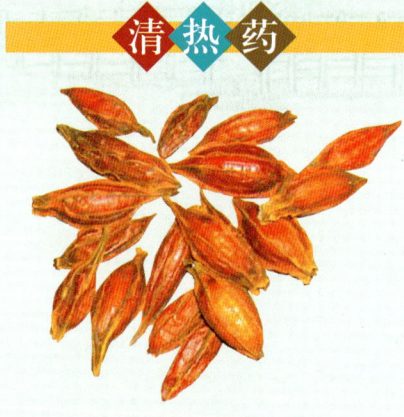

【清热泻火药】

知母(知母) 54
栀子(栀子) 56
夏枯草(夏枯草) 58
栝楼(天花粉) 60
芦苇(芦根) 62
淡竹(竹叶) 64
西瓜(西瓜翠衣) 66
决明/小决明
(决明子) 68
鸭跖草(鸭跖草) 70
谷精草(谷精草) 72
密蒙花(密蒙花) 74
青葙(青葙子) 76
大叶冬青(苦丁茶) 78

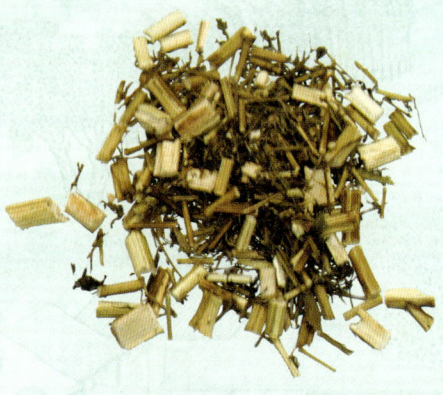

【清虚热药】

黄花蒿(青蒿) 80
白薇(白薇) 82
枸杞(地骨皮) 84
银柴胡(银柴胡) 86
胡黄连(胡黄连) 88

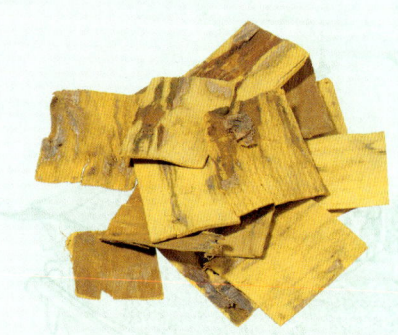

【清热燥湿药】

黄连(黄连) 89
黄芩(黄芩) 90
黄皮树(黄柏) 92
苦参(苦参) 94
白蜡树(秦皮) 96
白鲜(白鲜皮) 98
龙胆/条叶龙胆
(龙胆) 100

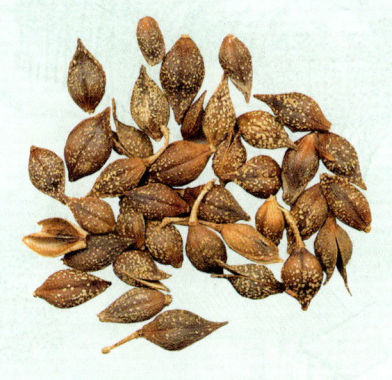

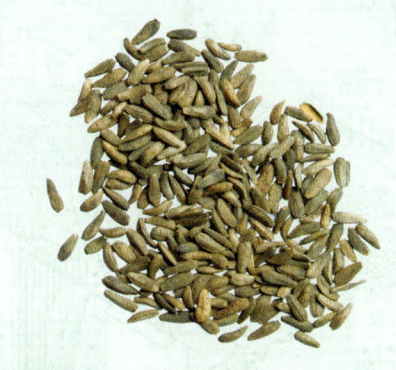

马鞭草(马鞭草) 146
翻白草(翻白草) 148

【清热解毒药】

忍冬(金银花) 102
紫花地丁(紫花地丁) 104
紫堇(苦地丁) 106
金莲花(金莲花) 108
野菊(野菊花) 110
七叶一枝花(重楼) 112
菘蓝(大青叶) 114
菘蓝(板蓝根) 116
马蓝(青黛) 117
蕺菜(鱼腥草) 118
射干(射干) 120
越南槐(广豆根) 122
连翘(连翘) 124
橄榄(青果) 126
酸浆(锦灯笼) 128
马齿苋(马齿苋) 130
光叶菝葜(土茯苓) 132
白蔹(白蔹) 134
木蝴蝶(木蝴蝶) 136
穿心莲(穿心莲) 137
黄花败酱(败酱草) ... 138
半边莲(半边莲) 140
杜鹃兰／独蒜兰
(山慈姑) 142
绿豆(绿豆) 144

【清热凉血药】

地黄(地黄) 150
玄参(玄参) 152
牡丹(牡丹皮) 154
紫草(紫草) 156
芍药／川赤芍
(赤芍) 158

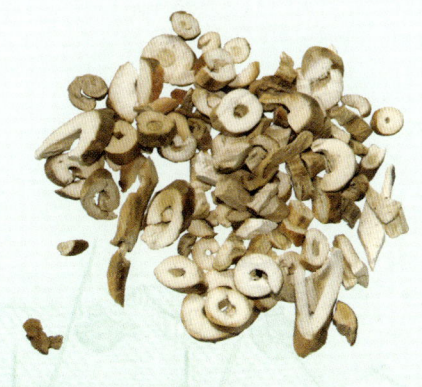

附录："本草纲目附方"
用药剂量对照 160

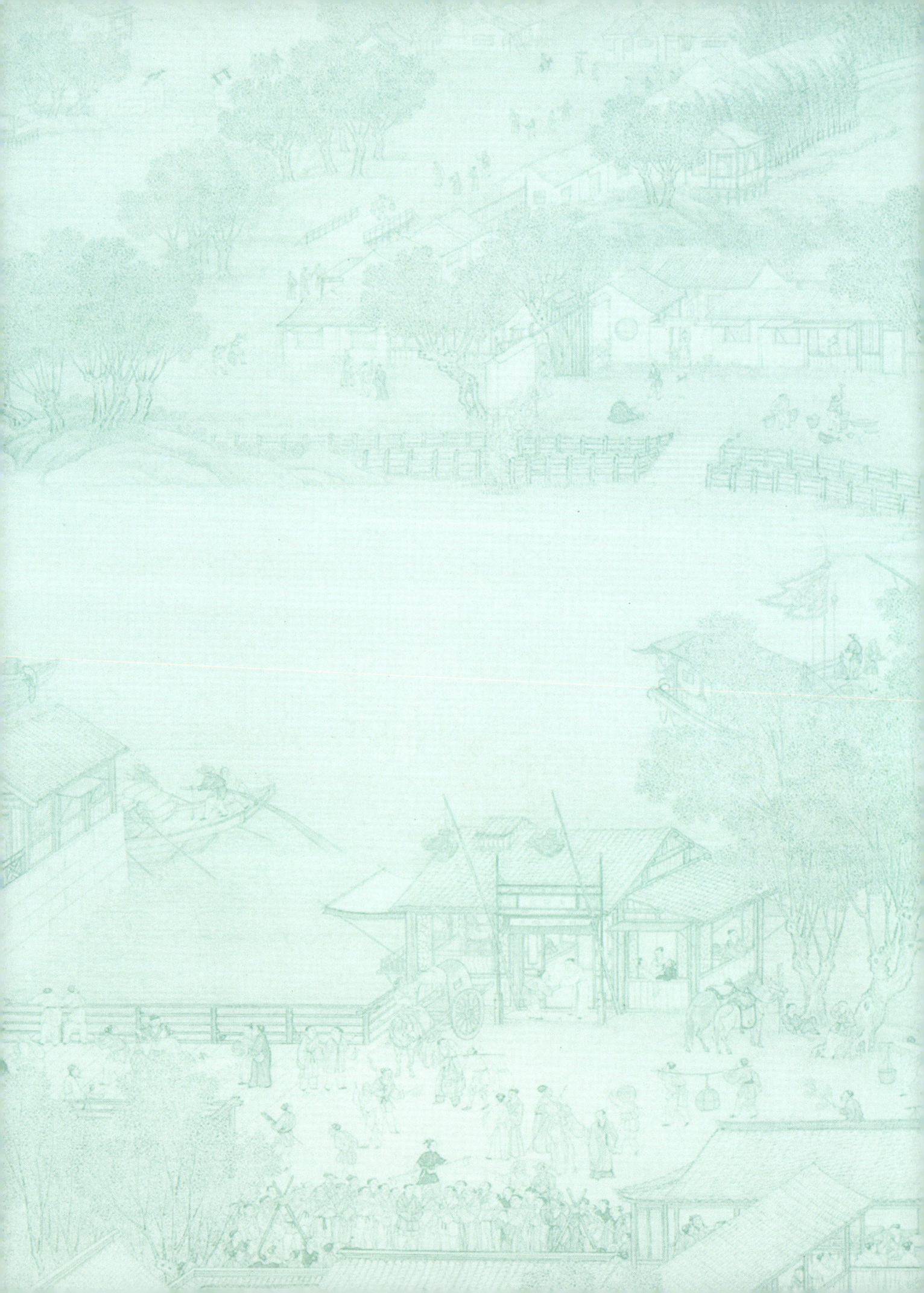

解表药

【概念】

在中医药理论中，凡是解除表证，以发散表邪为主要作用的药物，统称解表药。

【功效】

解表药多属辛散轻扬之品，能促进人体发汗或者微发汗，可以使表邪由汗出而得解，即发汗解表的功效。部分解表药有宣通透达的特性，还有宣肺平喘、利水消肿、宣毒透疹、活血消痈、通痹止痛等功效。

【药理作用】

中医科学研究表明，解表药主要具有解热镇痛、促进发汗、祛痰镇咳、抗菌、抗病毒、抗过敏、抗炎作用。

【适用范围】

解表药主要用于治疗头疼身痛、恶寒发热、无汗或者有汗不畅、脉浮的外感表证。对现代临床称谓的一般感冒、上呼吸道感染、流行性感冒、流脑及乙脑初起、支气管炎、麻疹、哮喘、肺炎、风湿性关节炎、急性肾炎、化脓性皮肤病等有一定的治疗作用，部分药物还可用于治疗高血压、突发性耳聋、冠心病等。

【药物分类】

解表药根据药性和作用的不同，主要分为辛温解表药（又称发散风寒药）及辛凉解表药（又称发散风热药）两类。

辛温解表药，药性辛温。辛以散风，温可祛寒，因此具有发散风寒的作用。主要用于恶寒发热、头痛、无汗、肢体酸痛、清涕、鼻塞、苔薄白、喉痒咳嗽、脉浮的风寒表证。部分药物以辛温发散的特性，兼有平喘、利水、透疹、止痛等作用，对于麻疹、咳喘、水肿、风疹、风湿痹痛等具有上述表证的患者也可使用。中医药方常用的辛温解表药有细辛、紫苏叶、香薷、麻黄、桂枝、防风、羌活、藁本、荆芥、白芷、苍耳子、辛夷、生姜、鹅不食草、葱白、西河柳、胡荽。

辛凉解表药，药性辛凉。辛以散风，凉可祛热，因此具有发散风热的功效。主要用来治疗感冒风热或温病初起、发热恶寒、咽痛口渴、头痛目赤、脉浮数、舌苔薄黄的风热表证。部分药物在发散风热的同时，还兼具有清头目、利咽喉、宣肺、透疹之功。对于因感受风热而致的咽喉肿痛、目赤肿痛、咳嗽、疹出不畅等症均可选用。中医药方常用的辛凉解表药有薄荷、蝉蜕、葛根、牛蒡子、升麻、桑叶、柴胡、菊花、蔓荆子、淡豆豉、木贼、山芝麻、浮萍、飞廉。

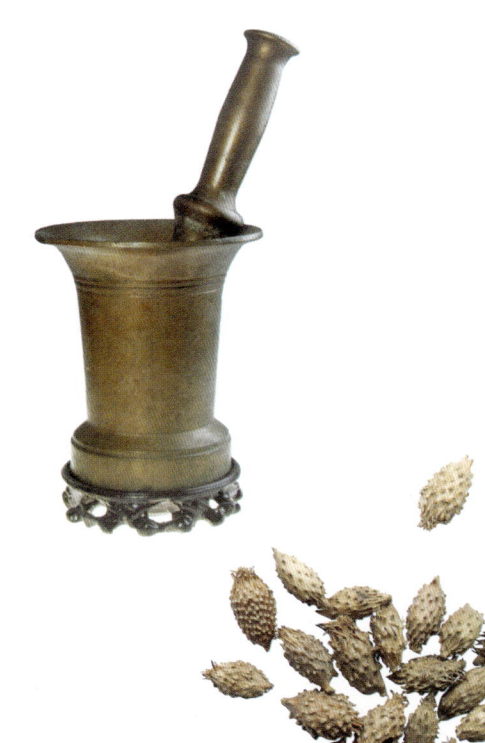

草麻黄　　拉丁学名：Ephedra sinica Stapf

科属　麻黄科植物草麻黄、中麻黄和木贼麻黄的干燥草质茎入药。麻黄属植物全世界约有40种，分布于亚洲、美洲、欧洲东南部，非洲北部的干旱、荒漠地区。中国有12种，入药用约10种。

地理分布　1.草麻黄　平原、山坡、河床、干燥荒地、草原、河滩附近以及固定沙丘多有生长，常成片丛生。分布于华北以及辽宁、吉林、河南西北部、新疆、陕西等地。

2.中麻黄　生于海拔数百米到2000米的干旱荒漠、戈壁、沙漠、草地以及干旱山坡上。分布于华北、西北以及山东、辽宁等地，以西北地区最为常见。

3.木贼麻黄　生于干旱荒漠、多沙石的山地以及草地，干旱的山脊、山顶多石处。分布于华北以及陕西西部、甘肃、新疆等地。

采收加工　秋季采割绿色茎枝，或者连根拔起，除去木质茎、残根及杂质，在通风处阴干或晾至七八成干的时候再晒干，切段。

用法用量　煎服，2~8克。

药理作用　促进汗腺分泌；抗炎，解热；平喘，镇咳；增强心肌收缩力；抗病原微生物；升压；抗变态反应；兴奋中枢神经等。

性味归经　辛、微苦，温。归肺、膀胱经。

功能主治　宣肺平喘，发汗解表，利水消肿。用于风寒感冒，风水浮肿，胸闷喘咳；支气管哮喘。

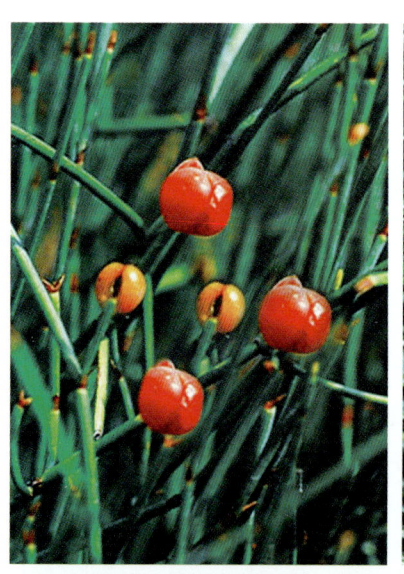
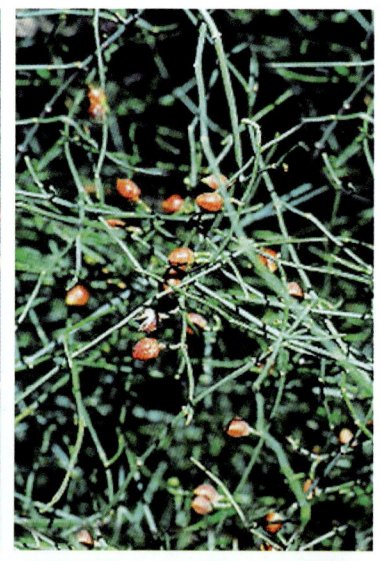
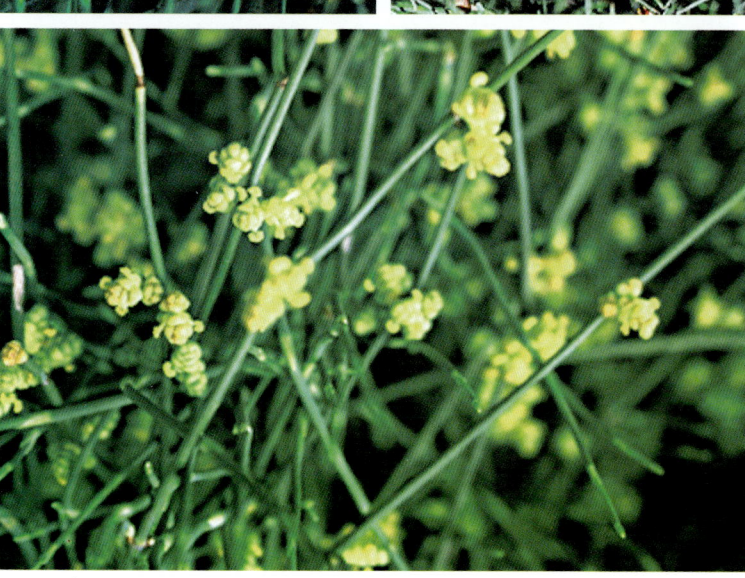

麻黄

别名／龙沙·卑相·卑盐·狗骨·草麻黄·中麻黄·木贼麻黄·麻黄草

◎《本草纲目》及文献记载麻黄：

主治中风伤寒头痛，温疟，发表出汗，去邪热气，止咳逆上气，除寒热，破癥坚积聚。五脏邪气缓急，风胁痛，字乳余疾，止好唾，通腠理，解肌，泄邪恶气，消赤黑斑毒。不可多服，令人虚。治身上毒风痹，皮肉不仁，主壮热温疫，山岚瘴气。通九窍，调血脉，开毛孔皮肤。去营中寒邪，泄卫中风热。散赤目肿痛，水肿风肿，产后血滞。

本草纲目附方

产后腹痛，血下不止
麻黄去节研成末。每次服一匙，一日二至三服，血下尽即止。《子母秘录》

心下悸病（心胆怯惧，胸部不快）
半夏、麻黄等分，研为末，炼蜜为丸，如小豆大。每次服三丸，水送下。一日服三次。《金匮要略》

流行热病
麻黄一两，以四升水煮取二升，去沫去渣，加米一汤匙及豆豉适量煮成粥。患者先用热水洗澡，然后食粥，盖厚被以取汗，汗出即愈。（孟诜《必效方》）

小儿慢脾风，因吐泄后而导致
十个五寸长的去节麻黄，两块指头大的白术，两只全蝎，用生薄荷叶包裹煨后，研成细末。两岁以下的小孩每次服一字，三岁以上的服半钱，用薄荷汤送下。《圣惠方》

伤寒黄疸表热的
用麻黄醇酒汤主治。一把麻黄，去节后用绵纱裹好，用五升好酒煮到剩半升，一次服下，促使出小汗。春季用水煮。《千金方》

风痹冷痛
五两去根的麻黄，二两桂心，研成细末，用二升酒，慢火熬成饧状。每次服一小匙，用热酒调下，到出汗为止。注意避风。《圣惠方》

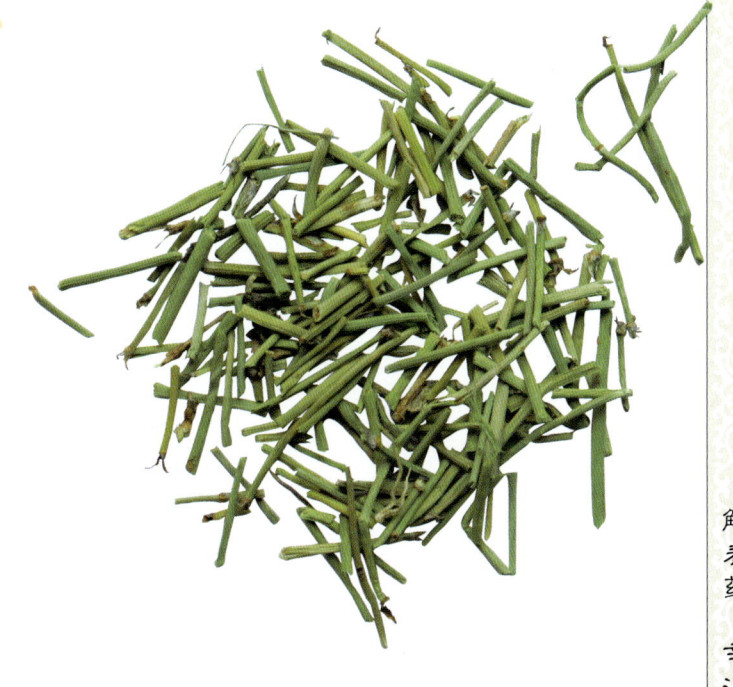

国医传世药方

青龙汤

方选源流：《伤寒论》解表方。
中药组成：麻黄12克、炙甘草6克、桂枝6克、杏仁9克、生姜9克、大枣5枚、石膏28克。
炮制方法：水煎服。
功能主治：辛温解表，清里热。适用于风寒表实证兼有里热，恶寒发热，寒热俱重，头身疼痛，无汗而烦躁，舌苔薄白或微黄，脉浮紧；头面及肢体浮肿，小便短少，身重疼痛。

四季药膳养生

麻黄葛根豆豉粥

麻黄2克，淡豆豉30克，荆芥6克，葛根20克，山栀3克，生姜3片，生石膏末30克，葱白2茎，粳米100克。各味药同入沙锅水煎沸5~10分钟，去渣取汁，入米煮稀薄粥，服食。▶功效发汗，清热。适用于感冒引起的高热不退，头痛无汗，肺热喘急，烦躁，咽干口渴，病毒性感染所引起的高热无汗。服后汗出热退即停服。

麻黄连翘赤小豆汤

麻黄、连翘、杏仁、甘草、生姜各6克，大枣12克，梓白皮、赤小豆各18克。各味加水一起煎汤温服。▶功效宣肺利气解表，清热利湿和中。适用于湿热郁蒸发黄，还有恶寒发热等表证者。

麻黄醇酒

麻黄120克，以醇酒5000毫升，煮取1500毫升。尽服，温覆汗出，即愈，冬月寒时用清酒，春月宜用水。▶适用于伤寒热出表发黄疸。

肉桂　　拉丁学名：Cinnamomum cassia Presl

科属　樟科植物肉桂，其干燥嫩枝入药。樟属植物全世界约有240种，分布于热带、亚热带、亚洲东部地区及澳大利亚和太平洋诸岛。中国约有45种，入药用约20种。

地理分布　常绿阔叶林中多有生长，但多为栽培。在福建、台湾、云南、广东、广西等地的热带以及亚热带地区均有栽培，尤其以广西栽培为多，大多数为人工纯林。

采收加工　肉桂定植2年后，采折嫩枝，去叶，晒干。

用法用量　煎服，3~9克。

药理作用　抗炎；解热，镇痛；抗病毒，抗菌，镇静，抗惊厥等。

性味归经　桂枝：辛、甘、温，无毒。桂心：苦、辛，无毒。归心、肺、膀胱经。

功能主治　温通经脉，发汗解肌，平冲降气，助阳化气。用于风寒感冒，血寒经闭，脘腹冷痛，风寒湿痹，心悸，水肿，奔豚，痰饮。

桂枝

别名／柳桂·肉桂枝

◎《本草纲目》及文献记载桂枝：

主治上气咳逆结气，喉痹吐吸，利关节，补中益气。久服通神，轻身不老。心痛胁痛胁风，温筋通脉，止烦出汗。去皮肤风湿。泄奔豚，散下焦蓄血，利肺气。横行手臂，治痛风。去伤风头痛，开腠理，解表发汗。

◎《本草纲目》及文献记载桂心：

主治九种心痛，腹内冷气痛不可忍，咳逆结气壅痹，脚痹不仁，止下痢，杀三虫，治鼻中息肉，破血，通利月闭，胞衣不下，治风痹失音喉痹，阳虚失血，内托痈疽痘疮，能引血化汗化脓，解蛇蝮毒。

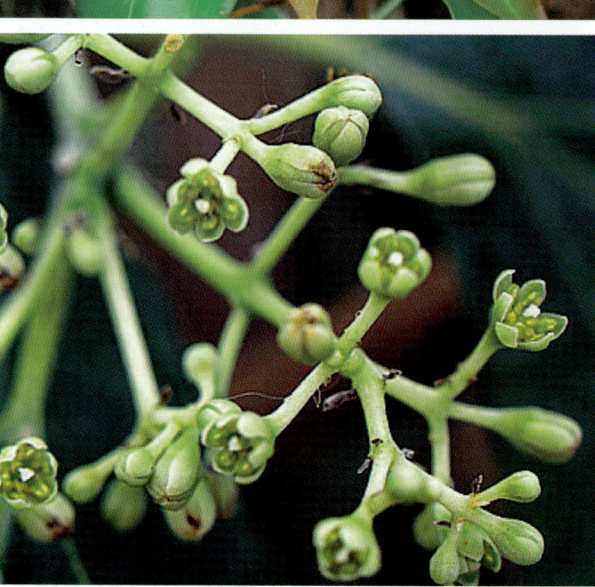

本草纲目附方

腿瘤筋急
用桂末，白酒调后涂抹，一天一次。（皇甫谧《针灸甲乙经》）

中风口眼歪斜，面颊拿急，舌体僵硬不能转动
用桂心酒煮取汁，用旧布蘸汁敷贴于患处，直到口眼转正为止。向左歪敷贴在右边，向右歪敷贴在左边。经常用有很大的效果。《千金方》

偏正头风，天阴刮风下雨就发
桂心末一两，用酒调如膏状，涂敷额角和头顶上。《太平圣惠方》

九种心痛
用桂心二钱半，研为粉末。酒一杯半，煎半杯饮下，立即见效。《太平圣惠方》

心腹胀痛，气短欲死
用桂二两，水一升二合，煮八合，一次服下。《肘后方》

重舌鹅口，口疮呈雪白色，犹如鹅之口
用桂末和姜汁调后涂患处。《汤氏宝书》

婴儿脐肿，大多因为伤湿
用桂心烤热熨，一天四五次。《姚和众方》

各种蛇伤毒
用桂心、栝楼各等分，研为粉末，放在竹筒内密封。遇毒蛇咬伤，就立即外敷上。如果竹筒塞得不严实，用其药外敷则无效。《时珍本草》

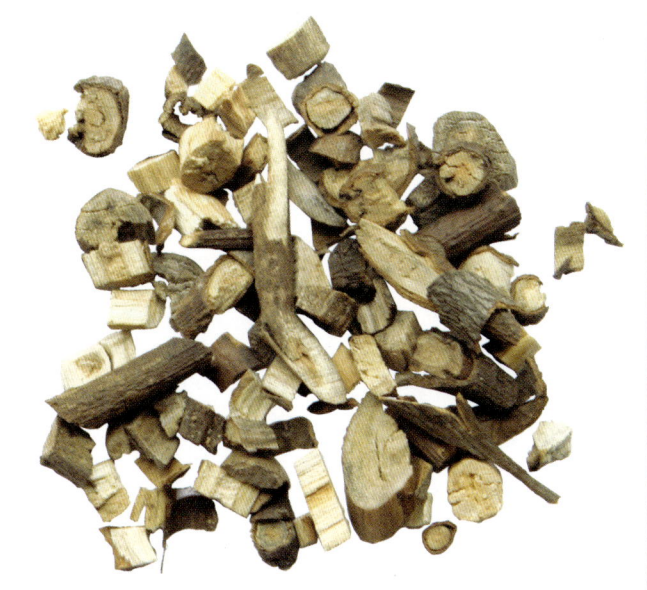

国医传世药方

桂枝厚朴杏子汤

方选源流：《伤寒论》解表方。
中药组成：桂枝9克、芍药9克、炙甘草6克、生姜9克、大枣8枚、厚朴6克、杏仁9克。
炮制方法：水煎服。
功能主治：解肌祛风，降气定喘。适用于外感风寒表虚，头痛发热，汗出恶风，舌苔白滑，气喘，咳嗽，咳吐白痰，脉浮缓。

四季药膳养生

万应茶饮

茶叶30克，肉桂、豆蔻、陈皮、大黄、木香、厚朴、檀香、藿香、香薷、紫苏叶、木瓜、薄荷、羌活、枳壳、前胡、白术、泽泻、丁香、明党参、山楂、肉豆蔻、小茴香、砂仁、茯苓、甘草、槟榔、白扁豆、桔梗、香附、猪苓、姜半夏、白芷、苍术、茶叶各25克。每服10克，开水浸泡或者煎煮取汁，去渣，每天1次，小儿酌减，代茶饮用。▶功能疏风解表。适用于外感风寒，感冒发热，暑湿痢疾，呕吐泄泻，胸满腹胀。

桂枝浸酒

桂枝40克，独活、川芎、甘草(炙微赤)、牛膝(去苗)、薯蓣、干姜(炮裂)、附子(炮裂去皮、脐)、踯躅花各30克(醋拌炒令干)，天雄(炮裂去皮、脐)、防风(去芦头)、杜仲(去皱皮炙微黄)、茵芋、白术各60克，白茯苓、萆薢根、猪椒根皮各80克。上细锉，用生绢袋贮，用清酒约20升，浸8天。每天睡前空腹暖1小盏服下。▶适用于大风疾、风寒。

紫苏　　拉丁学名：Perilla frutescens (L.)Britt.

科属　唇形科植物紫苏，其干燥叶、茎入药。紫苏属植物全世界只有1种，分布于亚洲东部，可入药。

地理分布　日本、朝鲜半岛及中国各地广泛栽培。

采收加工　夏秋季枝叶茂盛以及花序刚长出的时候采收，放于通风处阴干。

用法用量　煎服，5～9克。

药理作用　解热；镇静；增强胃肠蠕动，促进消化液分泌；祛痰止咳平喘；升高血糖；抗凝血；抗微生物；抗诱变等。

性味归经　辛，温。归肺、脾经。

功能主治　行气和胃，解表散寒，对于咳嗽呕恶，风寒感冒，鱼蟹中毒，妊娠呕吐有疗效。

紫苏叶

别名／苏叶

◎《本草纲目》及文献记载紫苏叶：

主治下气，除寒中，其子尤良。除寒热，治一切冷气。补中益气，治心腹胀满，止霍乱转筋，开胃下食，止脚气，通大小肠。通心经，益脾胃，煮饮尤胜，与橘皮相宜。解肌发表，散风寒，行气宽中，消痰利肺，和血，温中，止痛，定喘，安胎，解鱼蟹毒，治蛇犬伤。以叶生食作羹，杀一切鱼肉毒。

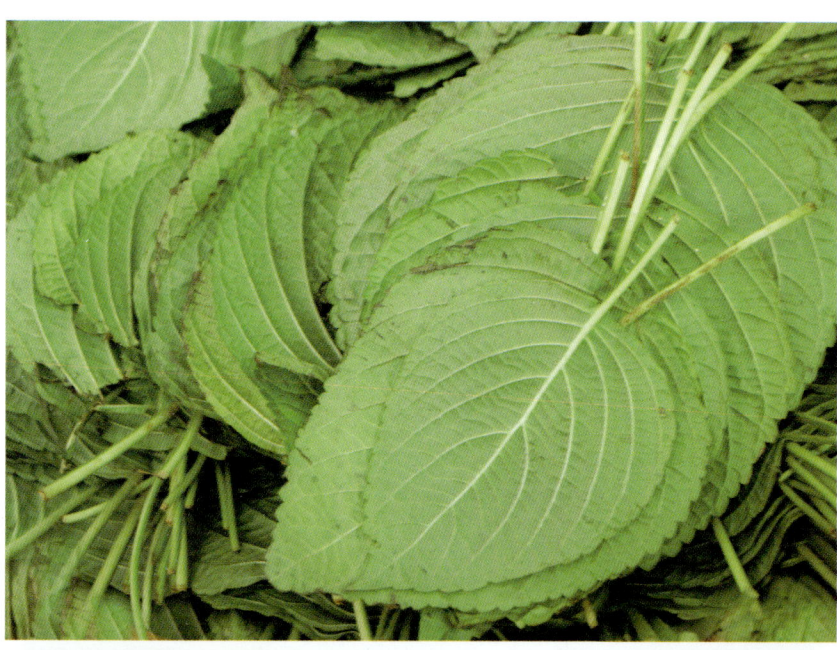

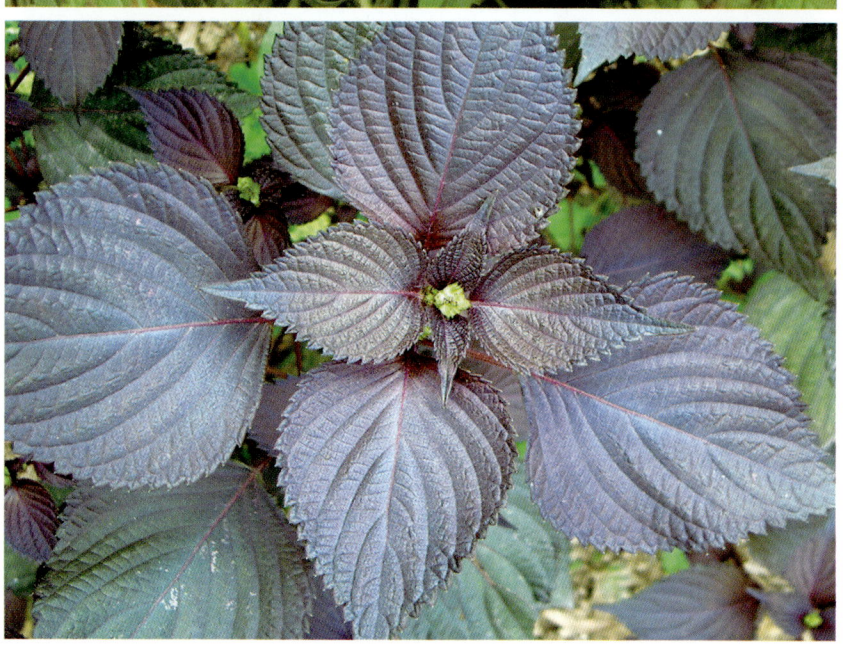

本草纲目附方

治乳腺炎
紫苏煎汤频服,并捣烂敷于乳房。《海上仙方》

疯狗咬伤
紫苏叶嚼烂后敷涂在伤口上。《千金方》

腹泻霍乱胀痛
生紫苏捣成汁后喝最佳。干紫苏煮汁也可。《肘后方》

刀疮出血不止
将嫩紫苏叶、桑叶同时捣烂后贴伤口。《永类钤方》

咳逆短气
紫苏茎叶二钱,人参一钱,水一盏,煎服。《普济方》

蛇虺伤人
把紫苏叶捣烂取汁,饮下。《千金方》

颠扑伤损
把紫苏捣烂,敷贴患处,疮口会自动痊愈。(谈野翁《试验方》)

感寒上气
三两苏叶,四两橘皮,四升酒,煮至一升半,分两次服下。《肘后方》

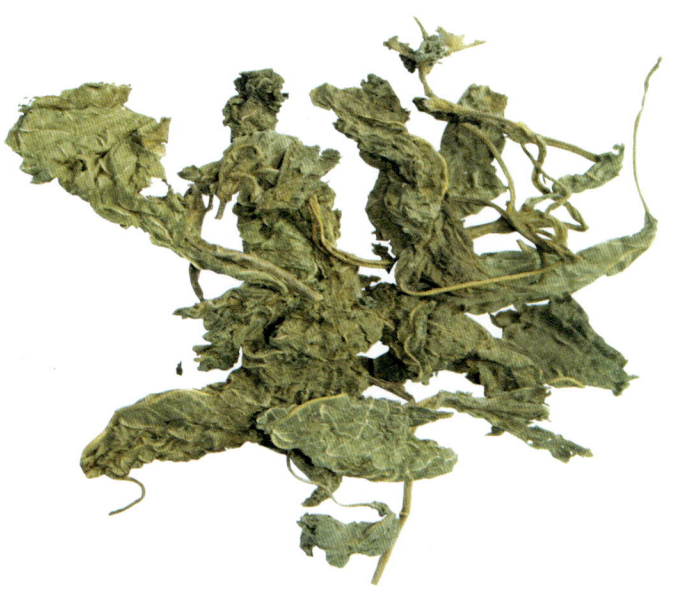

国医传世药方

香苏解表散

方选源流:《太平惠民和剂局方》解表方。
中药组成:紫苏叶120克、香附120克、陈皮60克、炙甘草30克。
炮制方法:上为粗末,每服9克,水煎服。若作细末,每服6克,入盐点服。亦可作汤剂水煎服,用量按原方比例酌减。
功能主治:疏散风寒,理气和中。适用于外感风寒,形寒身热,头痛无汗,内有气滞,胸脘痞闷,不思饮食,舌苔薄白,脉浮。

四季药膳养生

紫苏茶

紫苏、杏仁、莱菔子适量。晒干制成茶剂,稍稍煎煮,代茶饮用。▶功效:行气和胃。消痰定喘,宽中行气。

紫苏生茂甘和茶

紫苏叶259克,岗梅230克,广藿香120克,荷叶130克,枳壳45克,救必应130克,柴胡80克,荆芥86克,茶叶12 000克,前胡45克,香薷160克,苍术58克,布渣叶60克,黄芩130克,青蒿160克,茶饼144克,槟榔72克,羌活86克,山芝麻150克,薄荷165克,甘草120克,水翁花230克,厚朴60克。制成五色药茶,每包6克。每服1~3克,代茶多饮。▶功效:行气和胃,解表散寒。适用于感冒发热,积滞中暑,骨痛头晕。

紫苏红糖茶

紫苏叶20克、红糖3克。将紫苏叶捣成粗末,每次用5克,放入茶杯中,加红糖,沸水冲泡,代茶频饮。▶功效:发表散寒,理气和营。治感冒风寒初期。

防风　拉丁学名：Saposhnikovia divaricata (Turcz.) Schischk.

科属　伞形科植物防风，其干燥根入药。防风属植物全世界仅有1种，分布于亚洲和欧洲，可入药。

地理分布　草原、多石砾山坡上和丘陵处多有生长。中国东北、华北及陕西、宁夏、甘肃、山东等地多有分布。

采收加工　春、秋季将根挖出，除去杂质，干燥。

用法用量　煎服，4~9克；或入丸、散剂。外用，研末调敷。

药理作用　抗炎；镇痛，镇静，抗惊厥；解热，降温；抗菌；抑制迟发性超敏反应等。

性味归经　辛、甘，温。归膀胱、肝、脾经。

功能主治　胜湿，止痉，解表祛风。用于破伤风，风湿痹痛，感冒头痛，风疹瘙痒。

防风

别名／铜芸·回云·回草·百枝·百韭·百种·屏风·关防风·川防风·云防风

◎《本草纲目》及文献记载防风：

主治大风，头眩痛恶风，风邪目盲无所见，风行周身，骨节疼痹，烦满。久服轻身。胁痛胁风，头面去来，四肢挛急，字乳金疮内痉。治三十六般风，男子一切劳劣，补中益神，风赤眼，止冷泪及瘫痪，通利五脏关脉，五劳七伤，羸损盗汗，心烦体重，能安神定志，匀气脉，治上焦风邪，泻肺实，散头目中滞气，经络中留湿，主上部见血。

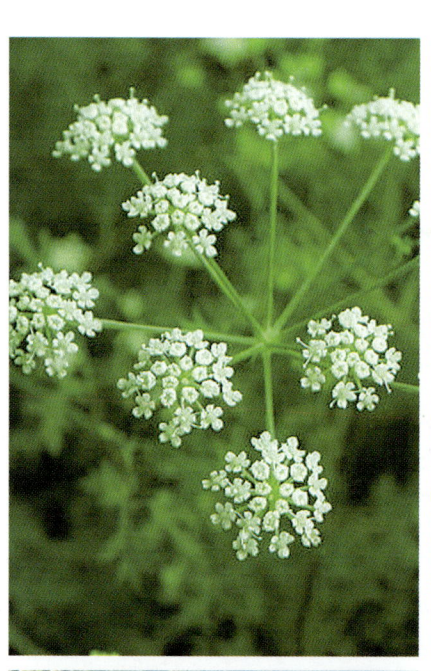
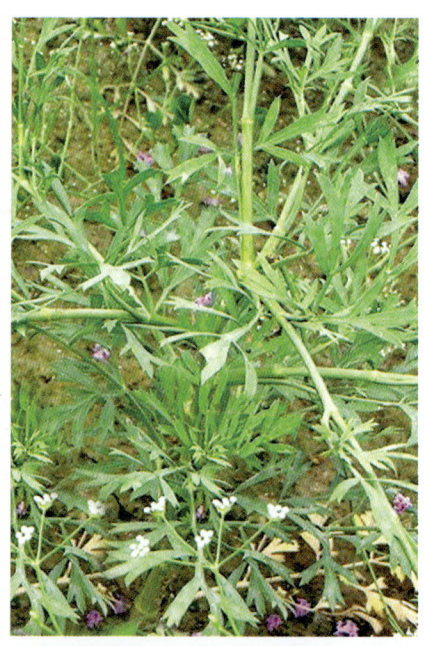
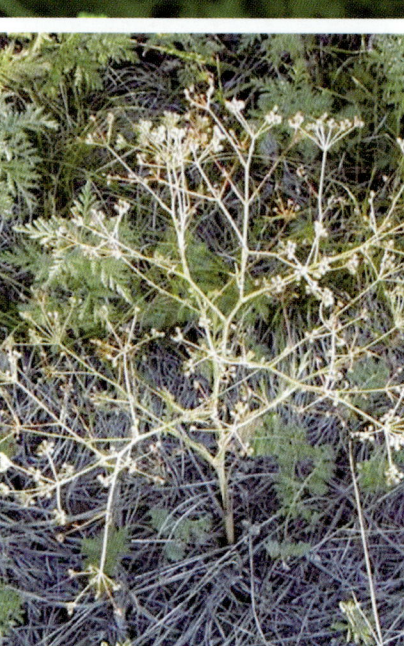
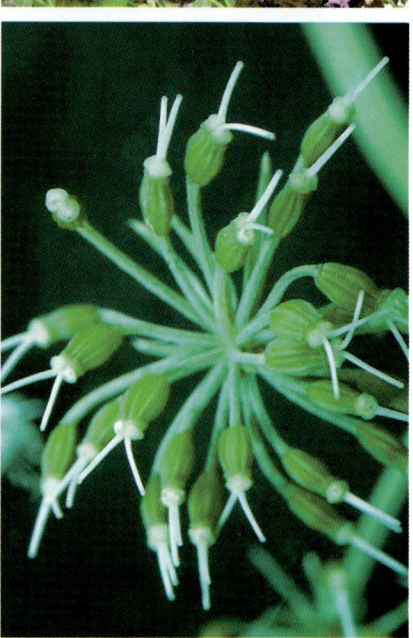

本草纲目附方

偏正头风，头痛经久不愈

防风、白芷等分，研为末，炼蜜为丸如弹子大。每次嚼一丸，以清茶送下。《普济方》

破伤风，牙关紧闭

防风、天南星等分，研为末。每次服二三匙，童便五升煎取四升，分两次送药服下。《经验后方》

盗汗

防风二两、川芎一两、人参半两，共研为末。每次服半钱，临睡时服。《易简方》

老人便秘

防风、枳壳（麸炒）各一两，甘草半两，共研为末。每次服二钱，饭前以开水送下。《简便方》

解各种药毒

（病人已经死过去。只要心脏处还是温暖的，就是热物中毒的结果。）只使用一味防风，捣细，用冷水灌入。《万氏积善堂》

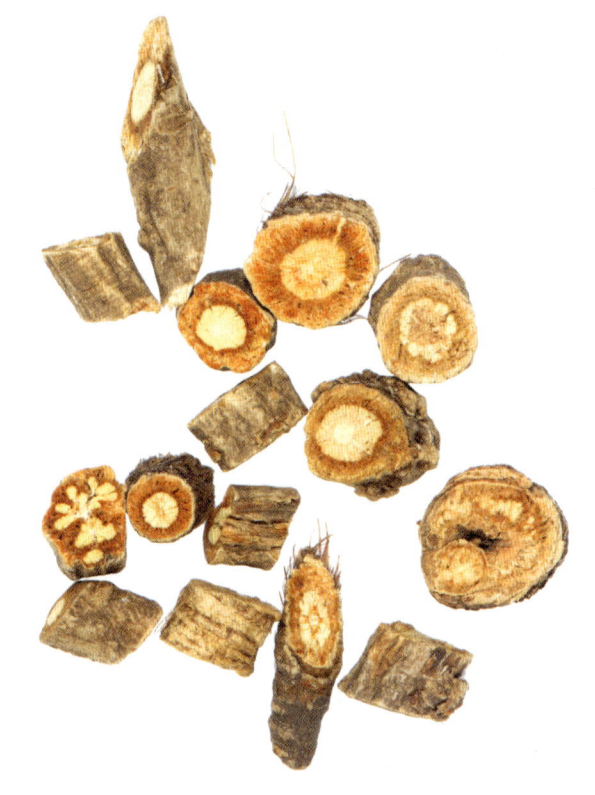

国医传世药方

防风通圣散

方选源流：《宣明论方》解表方。

中药组成：防风16克、薄荷15克、荆芥15克、连翘15克、麻黄15克、当归15克、白芍15克、白术15克、川芎15克、山栀15克、芒硝15克、大黄15克、桔梗30克、石膏30克、黄芩30克、滑石60克、甘草60克。

炮制方法：上药为末，每服6克，加生姜3片，水煎服。丸剂，每服6克，日服2次。亦作汤剂，水煎服，用量按原方比例酌情增减。

功能主治：疏风解表，泻热通便。适用于恶寒发热，憎寒壮热，头昏目眩，目赤睛痛，口苦口干，胸膈痞闷，咳呕喘满，涕唾黏稠，大便秘结，小便赤涩，疮疡肿毒，肠风痔漏，风疹瘙痒等。

四季药膳养生

防风粳米粥

防风10～15克，葱白2根，粳米100克。防风、葱白煎煮取汁，去渣；粳米按常法煮粥，待粥将熟时加入药汁，煮稀粥食。▶功能散寒止痛，祛风解表。适用于发热，畏冷，自汗，恶风，身痛，头痛，外感风寒等症。

四时甘和茶

防风、陈皮、稻芽、藿香、山楂、厚朴、紫苏叶、柴胡、乌药、薄荷叶、荆芥穗各3克，茶叶35克，沸水冲泡或者煎煮。每次6～12克，每天1～2次，代茶饮。▶适用于食滞饱胀，感冒、泄泻，呕吐，醉酒。

松叶防风酒

防风、麻黄各30克，松叶（10月初采）160克，制附子15克，独活30克，肉桂、秦艽各20克，牛膝36克，生地30克，醇酒1500毫升。上药捣碎细，和匀，纱布包盛，酒浸净器中封口，春秋7天，冬14天，夏5天，天满开取，去渣备用。每温饮1小杯（约10毫升），每天3次。▶适用于因风湿侵袭的关节疼痛，步履艰难，四肢麻木。

白芷　　拉丁学名：Angelica dahurica (Fisch.ex Hoffm.) Benth. et Hook.f.

科属　伞形科植物白芷、杭白芷，其干燥根茎入药。当归属植物全世界约有79种。中国约有25种，入药用约有16种。

地理分布　1.白芷　河南、河北等地多有栽培。2.杭白芷　栽培于安徽、江苏、湖南、湖北、浙江、四川等地。

采收加工　夏、秋季择晴日采挖，除去杂质后，干燥。

用法用量　煎服，3~9克；或入丸、散剂。外用，适量研末撒或调敷。

药理作用　抗炎，解热，镇痛；兴奋子宫；抗微生物，有光敏作用；抑制肠平滑肌蠕动等。

性味归经　辛，温。归胃、大肠、肺经。

功能主治　通窍止痛，散风除湿，消肿排脓。用于感冒头痛，鼻塞，鼻渊，眉棱骨痛，白带，牙痛，疮疡肿痛。

白芷

别名／芷・芳香・苻蓠・泽芬・香白芷

◎《本草纲目》及文献记载白芷：

主治女人漏下赤白，血闭阴肿，寒热，头风侵目泪出，长肌肤，润泽颜色，可作面脂。疗风邪，久渴吐呕，两胁满，风痛头眩目痒。可作膏药。治目赤胬肉，去面皯疵瘢，补胎漏滑落，破宿血，补新血，乳痈发背瘰疬，肠风痔瘘，疮痍疥癣，止痛排脓。能蚀脓，止心腹血刺痛，女人沥血腰痛，血崩。解利手阳明头痛，中风寒热，及肺经风热，头面皮肤风痹燥痒。治鼻渊，鼻衄，齿痛，眉棱骨痛，大肠风秘，小便出血，妇人血风眩运，翻胃吐食，解砒毒，蛇伤，刀箭金疮。

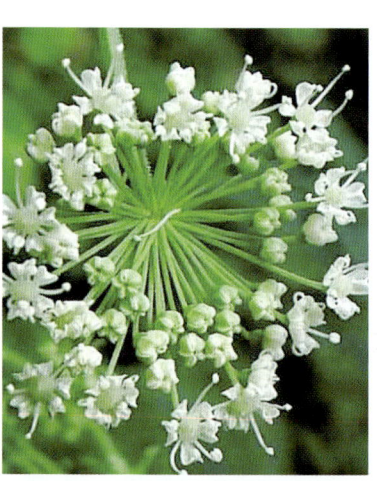
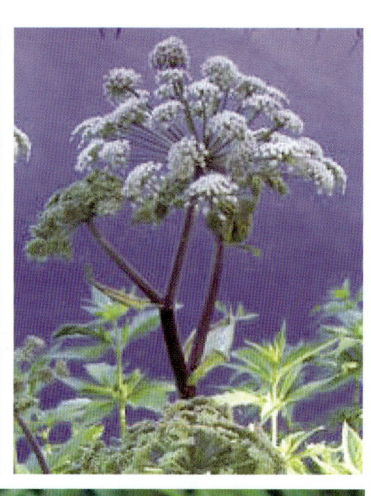
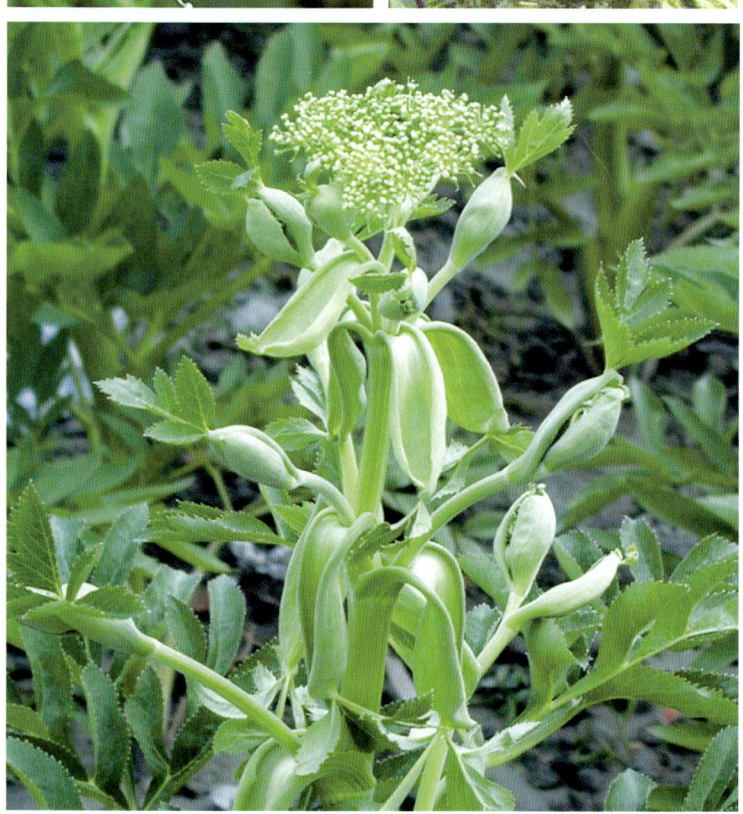

本草纲目附方

口齿气臭
白芷七钱，研细。每次服一钱，饭后以清水送下。《百一选方》

头屑多
白芷、藁本等分，研为末，夜间干擦于头上，清晨梳去，头屑自除。《名医别录》

风热牙痛
白芷、吴茱萸等分，泡水漱口，吐去涎水。《医林集要》

一切伤寒
白芷一两、生甘草半两、姜三片、葱白三寸、枣一枚、豆豉五十粒，加水二碗，煎药服下令发汗，不汗再服。《卫生家宝方》

一切眼疾
将白芷、雄黄制成粉末，炼蜜做成龙眼大的药丸，用朱砂裹在丸外。每次服一丸，饭后用茶水送下，每日一次。叫作还睛丸。《普济方》

脚气肿痛
等量的白芷、芥子，制成末，姜汁调和，外涂有效。《医方摘要》

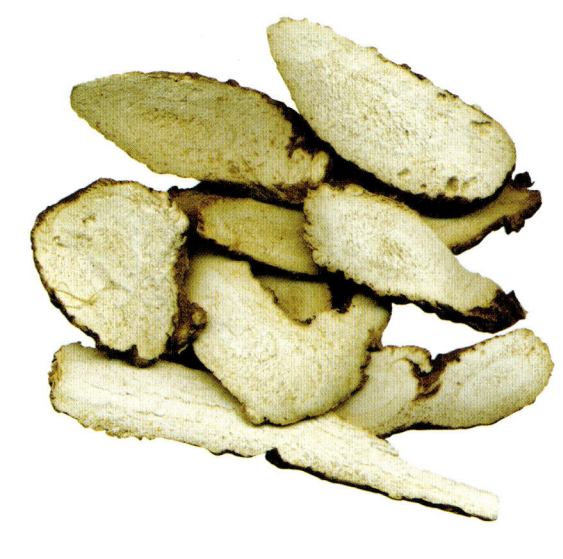

国医传世药方

五积散

方选源流：《太平惠民和剂局方》解表方。
中药组成：白芷、川芎、炙甘草、茯苓、当归、肉桂、半夏各90克，芍药60克，苍术、桔梗各300克，陈皮、枳壳各180克，厚朴、干姜、麻黄各120克。
炮制方法：共研粗末，每服9克，入生姜3片，水煮去渣，稍热服。亦作汤剂，水煎服，用量酌情增减。
功能主治：发表温里，顺气化痰，活血消积。适用于外感风寒，内伤生冷，身热无汗，项背拘急，头痛身疼，胸满恶食，呕吐腹痛；妇女血气不和，心腹疼痛，月经不调等寒性者。

四季药膳养生

六曲茶

藿香、白芷、香附、陈皮、槟榔、砂仁、苍术、六曲、山楂、桔梗、厚朴、甘草、法半夏、蔻壳、紫苏、麦芽、茯苓。上药研磨成末，每包6克。每次1包，沸水浸泡或用生姜1～2片同煎待用。小儿酌减，代茶饮用。▶功能解表散寒，止呕，止泻。适用于伤风感冒，头痛，咳嗽，伤食腹痛，泄泻，呕吐。

甘和茶

白芷、苍术、紫苏、厚朴、薄荷、羌活、泽泻、陈皮、枳壳、半夏、桑叶、青蒿、前胡、铁苋菜、荆芥、桔梗、甘草、藿香、香薷、柴胡、佩兰、黄芩、仙鹤草、山楂、茶叶。开水泡服或煎服，代茶饮。每服6克，每天2次。▶功能解表散寒。适用于头痛，胸闷，中暑，风寒感冒，腹痛泄泻等。

白芷菊花茶

白芷、菊花各9克，开水冲泡，代茶多饮。▶适用于头痛，三叉神经痛。

苍耳　拉丁学名：Xanthium sibiricum Patr.

科属　菊科植物苍耳，其干燥成熟带总苞的果实入药。苍耳属植物全世界约有26种，分布于亚洲、非洲、欧洲北部及美洲的北部和中部。中国有3种。可入药约有10种。

地理分布　丘陵、平原、荒坡、低山、路边多有生长。

采收加工　秋季果实成熟时摘下晒干，或者打下果实，去除杂质，晒干。

用法用量　煎服，3~9克；或入丸、散剂。

药理作用　抗微生物；镇痛，抗炎；降血糖；抑制心肌收缩力，降血脂；减慢心率；抗氧化等。

性味归经　辛、苦，温；有毒。归肺经。

功能主治　通鼻窍，散风除湿。用于鼻渊流涕，风寒头痛，湿痹拘挛，风疹瘙痒。

苍耳子

别名／苍子·牛虱子·胡寝子·苍郎种·棉螳螂·胡苍子·饿虱子·苍棣子·苍耳蒺藜·刺儿棵

◎《本草纲目》及文献记载苍耳子：

主治风头寒痛，风湿周痹，四肢拘挛痛，恶肉死肌，膝痛。久服益气，耳目聪明，强志轻身。治肝热，明目。治一切风气，填髓暖腰脚，治瘰疬疥癣及瘙痒。炒香浸酒服，去风补益。

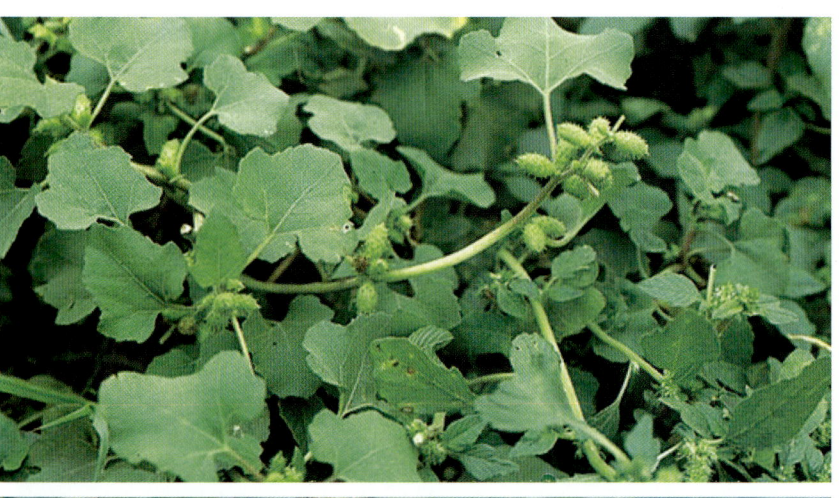

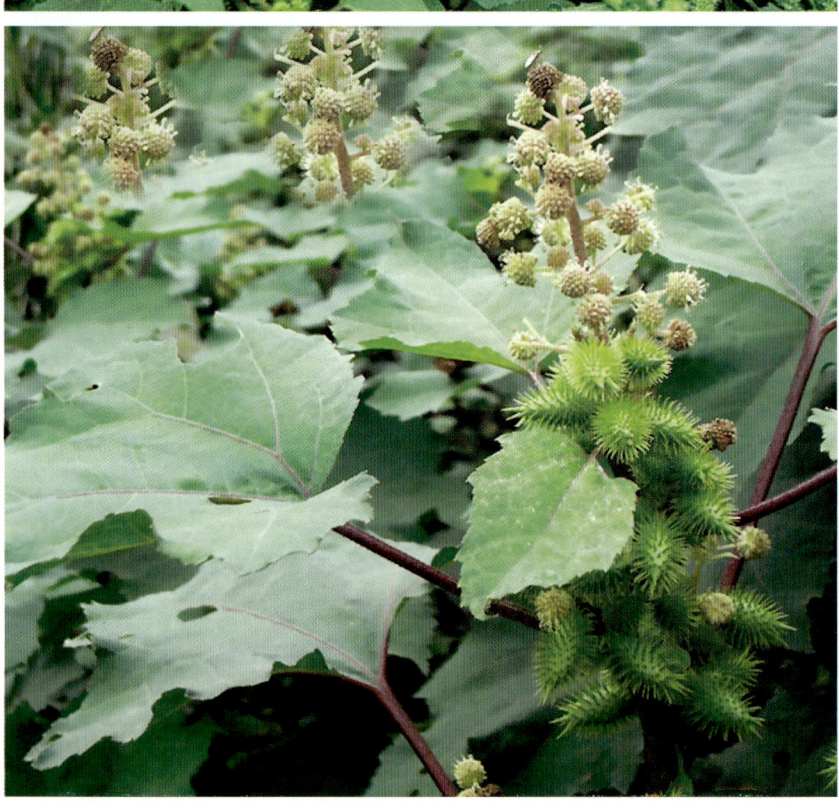

本草纲目附方

鼻渊流涕
苍耳子（炒）研为末，每次服一至二钱，开水送下。《证治要诀》

久疟不愈
用苍耳子或根、茎，焙过，研为末，加酒、糊做成丸，如梧子大。每次服三十丸，酒送下。一天服两次。用生苍耳捣汁服亦可。《朱氏集验方》

风湿挛痹
苍耳子三两，炒为末，又水一升半，煎取七合，去渣咽下。《食医心镜》

眼目昏暗
苍耳子一升，研细，加白米半升煮粥每天吃。《普济方》

嗜酒不已
用七枚放在毛毡中的苍耳子，烧成灰后放入酒中喝上，就不会嗜酒了。（陈藏器《本草拾遗》）

大腹水肿，小便不利
用苍耳子灰、葶苈末各等份。每次服二钱，用水调服下，一日服两次。《千金方》

牙齿痛肿
五升苍耳子，一斗水，煮取五升，趁热含在嘴里，冷后就吐掉，吐后再含，不过一剂就愈。茎叶也可以用，或加入一点盐。（孙真人《千金翼方》）

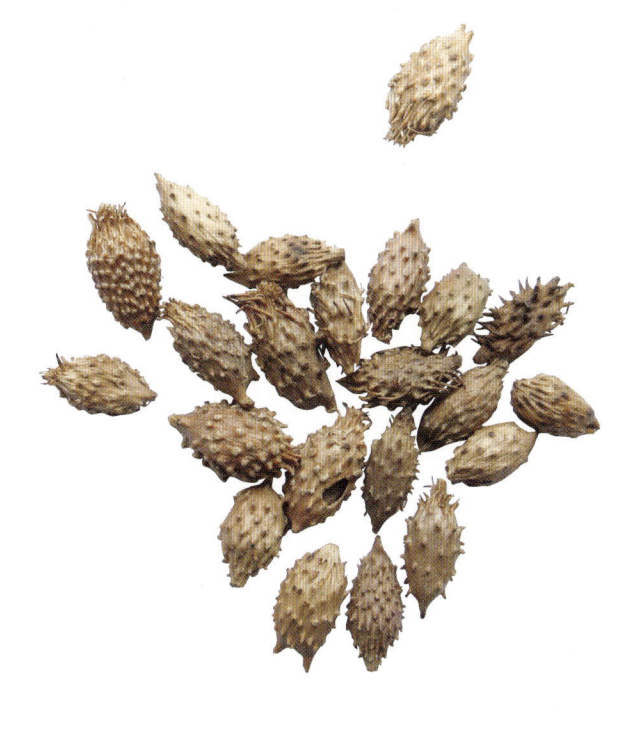

国医传世药方

苍耳散

方选源流：《重订严氏济生方》解表方。
中药组成：苍耳子9克、白芷30克、辛夷15克、薄荷6克。
炮制方法：上药晒干，研为细末。每服6克，食后用葱茶清调服。亦可作汤剂煎服，用量按原方比例酌情增减。
功能主治：散风寒，通鼻窍。适用于鼻渊，鼻塞，流涕，头前额痛。

四季药膳养生

苍耳川芎茶

苍耳子(去刺杵碎)、川芎各10克。水煎，取汁代饮。▶适用于风寒头痛。

苍耳粥

苍耳子16克，粳米150克，先煎苍耳子，去渣，然后用米煮粥，空腹服。▶功能祛风消肿。适用于痔疮下血，鼻渊齿痛，风疹隐疹，老人目暗不明等症。

苍耳子茶

苍耳子12克，白芷、辛夷各6克，薄荷6克，葱白3根，茶叶6克。上药一同研磨成细末，开水冲泡，代茶饮，每天1剂。▶适用于慢性副鼻窦炎，过敏性鼻炎等。

苍耳子粳米粥

苍耳子16克，粳米60克，苍耳子捣烂，加水适量绞取汁，放入粳米煮粥，空腹食用。▶功能祛风除湿。适用于风湿痹痛，皮肤痒疹，鼻渊头痛，目暗耳鸣等症。不宜和猪肉一起食用。

玉兰　　拉丁学名：Magnolia denudata Desr.

科属　木兰科植物望春花、玉兰及武当玉兰，其干燥花蕾入药。木兰属植物全世界约有89种，分布于印度东北部、日本、马来群岛、北美东南部、北美中部、亚洲东南部。中国约有30种。入药用约23种。

地理分布　1.望春花　海拔400～2400米山坡林中多有生长。分布于陕西南部，河南西部，湖北西部，甘肃以及四川等地。

2.玉兰　生于海拔1200米以下的常绿阔叶树和落叶阔叶树混交林中，现庭园普遍栽培。安徽、江西、浙江、广东、湖南等地多有分布。

3.武当玉兰　生于海拔1300～2000米的常绿、落叶阔叶混交林中。陕西、河南、湖北、甘肃、四川等地多有分布。

采收加工　冬末春初花蕾未放的时候采摘，剪去枝梗，干燥。

用法用量　包煎，3～9克。外用适量。

药理作用　局部收敛、刺激和麻醉作用；抗炎，抗过敏；降压；抗凝血；抗微生物；兴奋子宫等。

性味归经　辛，温。归肺、胃经。

功能主治　通鼻窍，散风寒。对于风寒头痛，鼻塞，鼻渊，鼻流浊涕有疗效。

辛夷

别名／房木·辛雉·迎春·木笔花·毛辛夷·辛夷桃·姜朴花·春花·白花树花·会春花

◎《本草纲目》及文献记载辛夷：

主治五脏身体寒热，风头脑痛面䵟。久服下气，轻身明目，增年耐老。温中解肌，利九窍，通鼻塞涕出，治面肿引齿痛，眩冒身兀兀如在车船之上者，生须发，去白虫。通关脉，治头痛憎寒，体噤瘙痒。入面脂，生光泽。鼻渊鼻鼽，鼻窒鼻疮，及痘后鼻疮，并用研末，入麝香少许，葱白蘸入数次，甚良。

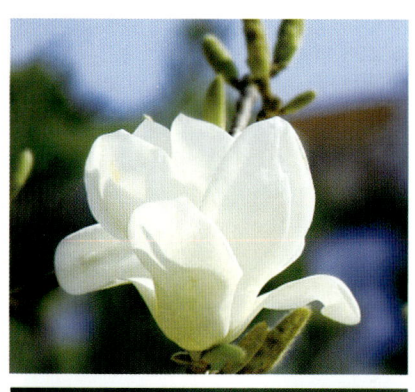
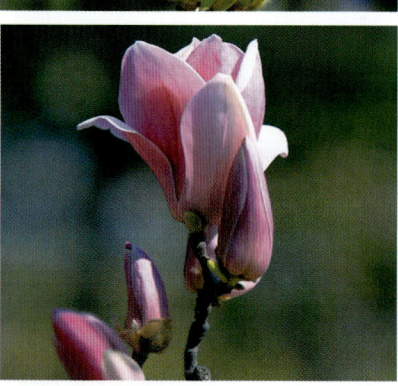
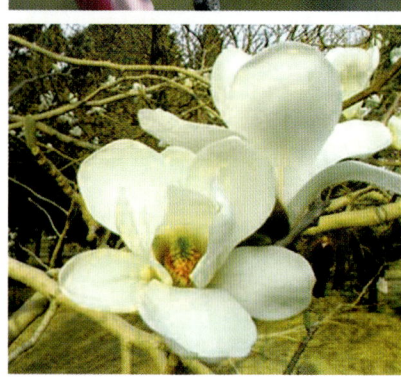
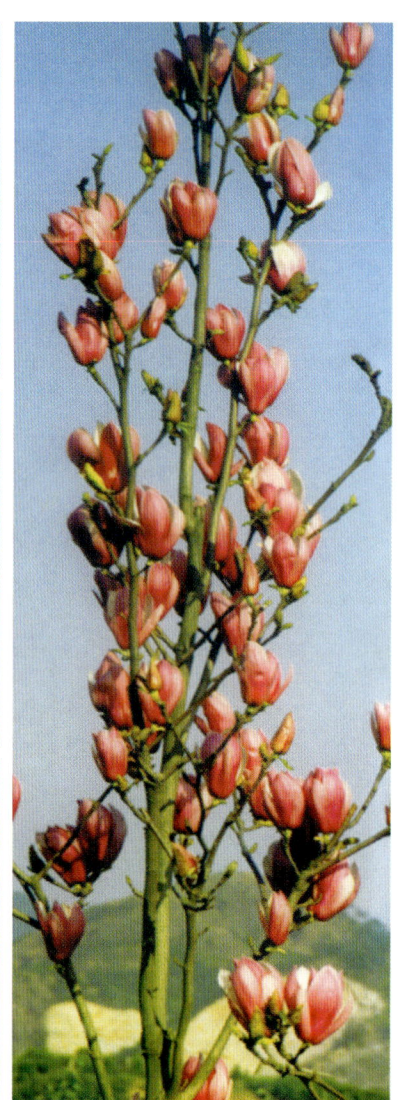

本草纲目附方

鼻塞

将辛夷研末，加麝香少许，以葱白蘸入鼻中，几次即见效。

治鼻渊

辛夷半两，苍耳子二钱半，香白芷一两，薄荷叶半钱，并晒干研细末。每服二钱，用葱、茶清食后调服。

治鼻炎、鼻窦炎

1. 辛夷三钱，鸡蛋三个，同煮，吃蛋饮汤。
2. 辛夷四份，鹅不食草一份。用水浸泡四至八小时后蒸馏，取芳香水，滴鼻。

李时珍说：

"鼻气通于天。天，在人体就是指头部，属于肺脏。肺开窍于鼻，而阳明经胃脉环绕鼻而上行。脑是元神之府，而鼻是命门之窍。若人的中气不足，清阳之气气不升，头就会偏斜，九窍不利。辛夷的辛温能行气进入肺脏，其体轻浮，能助胃中清阳之上行而通达于肺及头部，所以能温中，治疗头面眼鼻九窍的病。在轩辕黄帝和岐伯之后，能知道这个道理的，只有东垣李杲一人而已。"

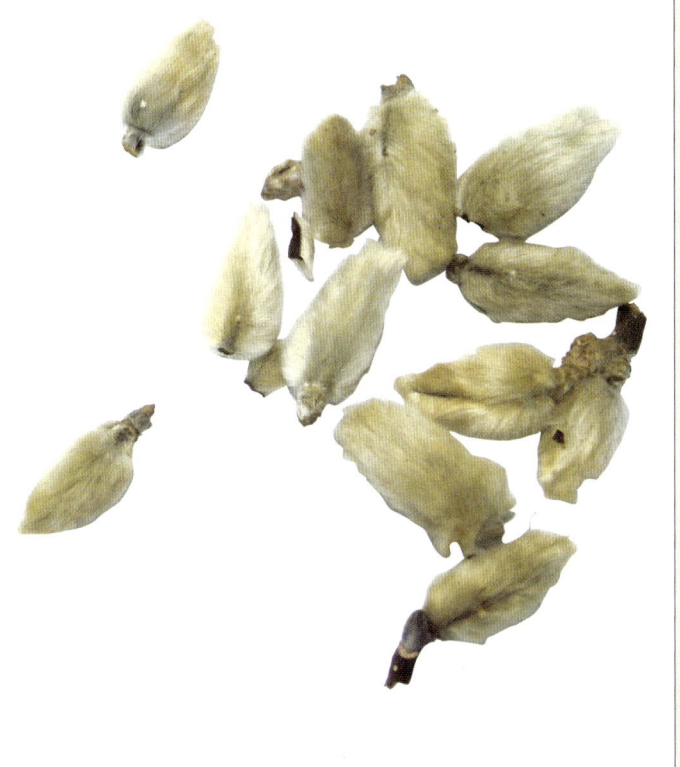

国医传世药方

辛夷散

方选源流：《重订严氏济生方》解表方。

中药组成： 辛夷、细辛、藁本、升麻、川芎、防风、羌活、炙甘草、木通、白芷各9克。

炮制方法： 上为细末，每服6克，食后用茶清调服。亦可改作汤剂煎服，各药用量按常规剂量酌定。

功能主治： 疏散风寒，通利鼻窍。适用于感受风寒，鼻内壅塞，涕出不已，气息不通，不闻香臭。

四季药膳养生

辛夷花茶

辛夷花3克，苏叶6克。春季采剪未开放的辛夷花蕾，晒到半干，堆起，待内部发热后再晒到全干；苏叶切碎。上药拌匀，白开水冲泡。每天1剂，代茶饮用。▶适用于鼻塞流涕，感冒头痛，急慢性鼻窦炎，过敏性鼻炎等症。

辛夷煮鸡蛋

辛夷花16克，鸡蛋2个。辛夷入沙锅内，加清水2碗，煎取1碗；鸡蛋煮熟去壳，刺小孔无数个，与药汁同煮片刻。饮汤食蛋，常服有效。▶功能滋养扶正，通窍止涕。适用于流脓浊涕，慢性鼻窦炎，体弱不任寒凉等。

玉兰花茶

玉兰花6克。开水冲泡。代茶饮。也可稍加白糖。▶适用于血管痉挛性头痛，高血压病。

葱　拉丁学名：Allium fistulosum L.

科属　百合科植物葱、香葱，其新鲜鳞茎入药。葱属植物全世界约有490多种，分布于北半球。中国约有109种。可入药用约有12种。

地理分布　1.葱　全国各地都有栽植。
2.香葱　海拔2000～2600米草甸、河谷以及潮湿山坡多有生长。产于内蒙古以及新疆，北温带有分布。

采收加工　夏、秋季采挖，除去须根、叶及外膜，鲜用。

用法用量　煎服，3～10克，或煮酒。外用，捣敷、炒熨、煎水洗或塞耳、鼻窍中。

药理作用　促进消化液分泌；抗菌，抗原虫；保护胃黏膜；驱虫；镇静，镇痛等。

性味归经　辛，温。归肺、胃经。

功能主治　通阳散寒，发散解表，解毒散结。用于风寒感冒，四肢厥逆，下利清谷，尿闭便秘，产后无乳，皮肤瘙痒，痈疽跌仆。

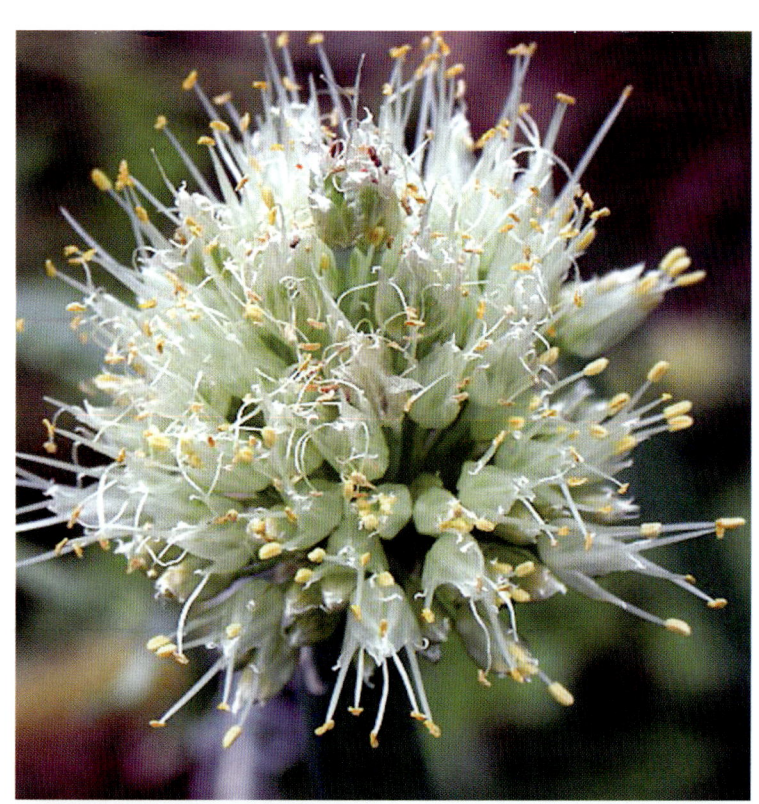

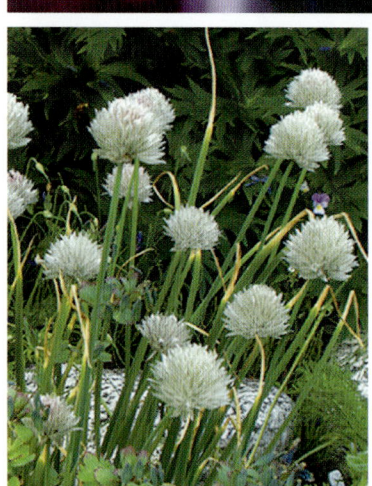

【葱白】

别名／葱茎白・葱白头

◎《本草纲目》及文献记载葱白：

主治作汤，治伤寒寒热，中风面目浮肿，能出汗。伤寒骨肉碎痛，喉痹不通，安胎，归目益目睛，除肝中邪气，安中利五脏，杀百药毒。根：治伤寒头痛。主天行时疾，头痛热狂，霍乱转筋，及奔豚气，脚气，心腹痛，目眩，止心迷闷。通关节，止衄血，利大小便。治阳明下痢，下血，达表和里，止血。除风湿，身痛麻痹，虫积心痛，止大人阳脱，阴毒腹痛，小儿盘肠内钓，妇人妊娠溺血，通乳汁，散乳痈，利耳鸣，涂猘犬伤，制蚯蚓毒。杀一切鱼、肉毒。

本草纲目附方

感冒风寒
葱白一把、淡豆豉半合，泡汤服，发汗。《濒湖集简方》

伤寒头痛
连须葱白半斤，生姜二两，水煮，温服。《南阳活人书》

大小便闭结
将葱白捣烂，用醋调和，封贴在小腹上，同时在封药处灸七壮。《外台秘要》

阴囊肿痛
取葱白、乳香捣涂患处，即时痛止肿消。

跌打损伤
将葱白连叶煨熟，捣烂敷伤处。药冷即换。

小儿猝死
无缘无故地猝死时，把葱白纳入下部和两鼻孔中，气通或者打喷嚏了，就会活过来。《陈氏经验方》

小便溺血
把葱白一把、郁金香一两，用一升水煎成二合，趁温服下，一日三次。《普济方》

乳痛初起
把一升葱汁一顿服下，就能立即消散。《千金方》

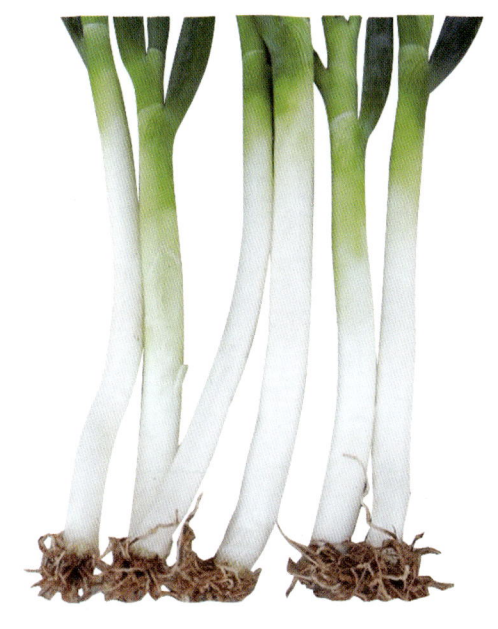

国医传世药方

葱白七味饮

方选源流：《外台秘要》解表方。
中药组成：葱白9克、新豉6克、葛根9克、麦门冬6克、干地黄6克、生姜6克、劳水800毫升。
炮制方法：上药用劳水煎服。现代多用水煎服。
功能主治：通阳散寒，养血解表。适用于病后阴血亏虚，调摄不慎，感受外邪；或失血之后，风寒感冒，头痛身热，微寒无汗，四肢厥逆，下利清谷，尿闭便秘。

四季药膳养生

发汗豉粥

葱白7茎(切)，荆芥、豆豉、麻黄、栀子、生姜(切)各10克，葛根15克，生石膏30克，粳米100克。先煎各味药，去渣取汁，后入米煮稀粥，空腹食。服后卧床温覆，得微汗出为度。▶功能祛风清热。适用于内有蕴热，外感寒邪，而见恶寒，壮热，无汗，口渴，头痛，身痛，舌红苔黄，喜饮，脉浮数等症。

葱白粥

葱白30克，粳米60克，生姜6克，米醋6毫升。糯米和生姜煮粥，半熟的时候加入葱白，粥成加米醋，取汁。趁热食。▶功能温中止痛，解表散寒。

葱白酒

葱白(连须)6根，好酒2500毫升。葱白在砂盆内研磨成细末，放酒中共煮到1000毫升。随个人酒量饮，阳气即回。▶适用于脱阳。

石香薷　　拉丁学名：Mosla chinensis Maxim.

科属　唇形科植物石香薷，其干燥地上部分入药。石荠苎属植物全世界约有21种，分布于中国、朝鲜半岛、日本、印度、马来西亚及亚洲南部。中国约有11种。入药用约有7种。

地理分布　草坡和林下多有野生，海拔至1400米。分布于华东、中南以及台湾、贵州。

采收加工　夏、秋季当花开或者果实成熟的时候割取地上部分，除去残根以及杂质，干燥。

用法用量　煎服，3~9克。

药理作用　镇痛，镇静；解热；抗病毒；抗菌；抑制肠蠕动；增强免疫功能等。

性味归经　辛，微温。归肺、胃经。

功能主治　和中化湿，发汗解表，利水消肿。用于暑湿感冒，头痛无汗，恶寒发热，小便不利，腹痛吐泻。

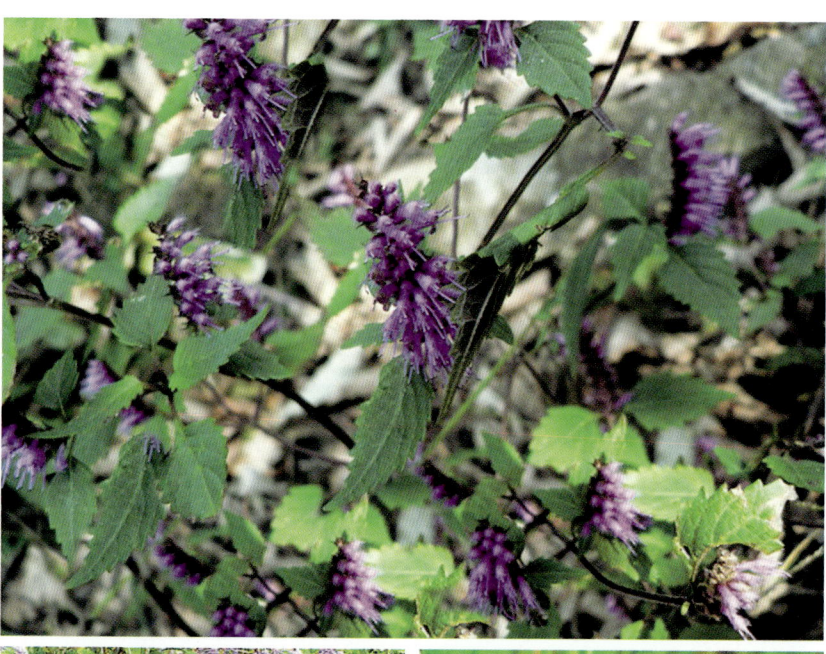

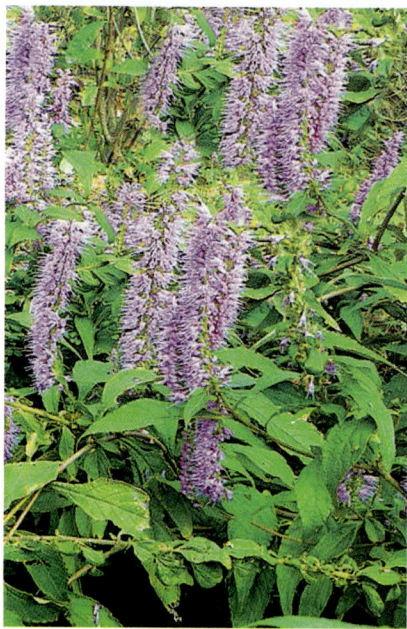

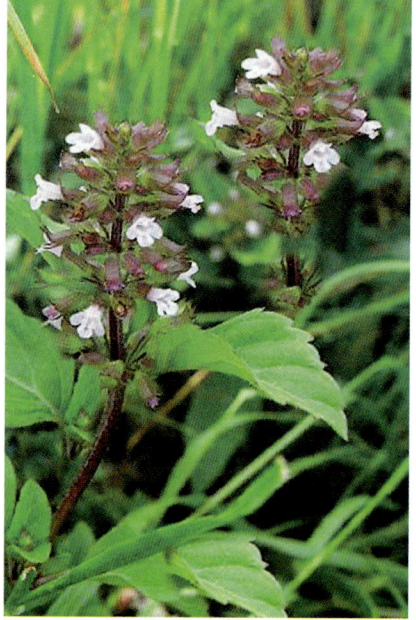

香薷

别名／香薷草·香草·石香薷·细叶香薷·青薷·香茹草·痧药草·七星剑

◎《本草纲目》及文献记载香薷：

主治霍乱腹痛吐下，散水肿。去热风。卒转筋者，煮汁顿服半升，即止。为末水服，止鼻衄。下气，除烦热，疗呕逆冷气。含汁漱口，去臭气。主脚气寒热。春月煮饮代茶，可无热病，调中温胃。

本草纲目附方

水肿
1.干香薷五十斤，锉入锅中，加水久煮，去渣再浓煎至膏状，即做成丸子，如梧子大。每次服五丸，一天服三次，药量可以逐日渐增以小便通畅为愈。（苏颂《图经本草》）
2.香薷叶一斤，水一斗，熬烂去渣，再熬成膏，加白术末七两制成丸，如梧子大。每次服十丸，米汤送下，白天服五次，晚上服一次。《外台秘要》

鼻血不止
香薷研末，水冲服一钱。《圣济总录》

舌上出血，好象钻孔般
香薷煎汁，服一升，每日服三次。《肘后方》

口中臭气
一把香薷，煎汁含漱。《千金方》

小儿发迟
二两陈香薷，一盏水，煎汁取三分，加入半两猪油，调匀，每天涂抹头上。《永类钤方》

白秃惨痛
用上方加入胡粉，和匀，涂抹患处。《子母秘录》

四时伤寒，不正之气
取水香薷研为末，用热酒调服一、二钱，让病人出汗。《卫生易简方》

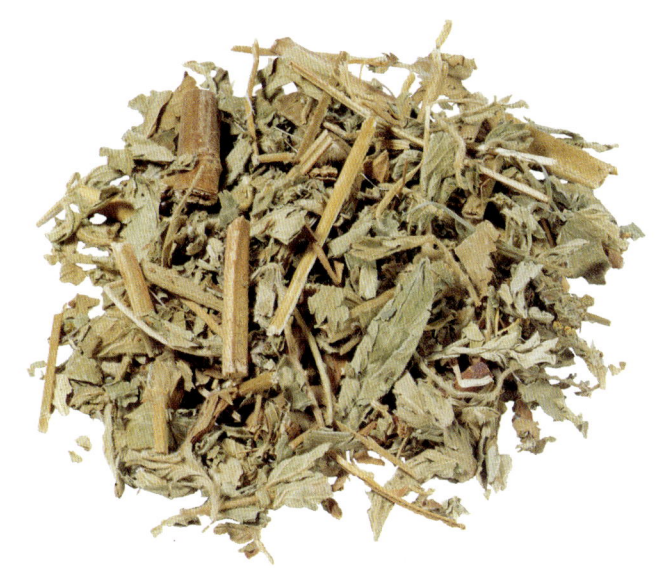

国医传世药方

香薷散
方选源流：《太平惠民和剂局方》解表方。
中药组成：香薷300克、厚朴150克、白扁豆150克。
炮制方法：上药研为粗末。每服9克，水煎服，各药用量按剂量酌定。
功能主治：祛暑解表，化湿和中。适用于暑月乘凉饮冷，外感于寒，内伤于湿，恶寒发热，无汗，头重头痛，胸闷，四肢倦怠，腹痛吐泻，舌苔白腻，脉浮濡。

四季药膳养生

感冒茶
香薷15克，梅叶、狗肝菜、五指柑叶各20克，岗甘草、青蒿、崩大碗各15克。洗净晒干（宜用当年新药，隔年药效较差），粉碎，混匀，分装于纸袋中，每袋6克。成人每次1包，每天3次，开水泡饮，小儿酌减。预防用可每包冲开水600毫升代茶饮。▶适用于感冒，可使病者退热快，出汗少，头痛减轻。

扁豆香薷汤
香薷15克，白扁豆40克。取白扁豆、香薷，加水2碗，小火煎25分钟取汤。每天3次，温热服用。▶功能清暑利湿和中。适用于小儿夏伤暑湿，身热无汗，呕吐泄泻，脘腹胀痛等症。

香薷茶
干香薷15克。全草切碎，放入杯中，沸水冲泡后频频饮服，代茶饮。▶功能发汗解表，驱散寒邪。适用于感冒不适者。

柽柳　　拉丁学名：Tamarix chinensis Lour.

科属　柽柳科植物柽柳，其干燥细嫩的枝叶入药。

地理分布　喜生于河流冲积地、潮湿盐碱地、海滨、滩头和沙荒地。辽宁、山东、河北、安徽、江苏、河南等地多有野生；我国东部到西南部各地有栽培。

采收加工　春季未开花的时候采下，阴干。

用法用量　煎服，3~9克；或研末为散。外用，煎水洗。

药理作用　抗肝损伤；抗菌；解热；镇咳等。

性味归经　辛、甘、平。归肺、胃、心经。

功能主治　透疹，散风，解表，用于风湿痹痛，麻疹不透。

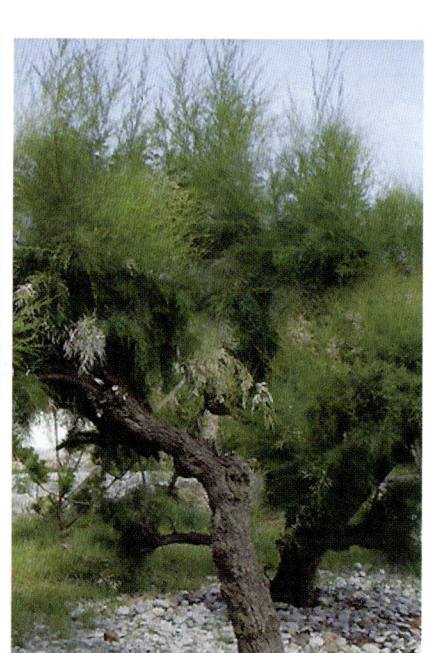

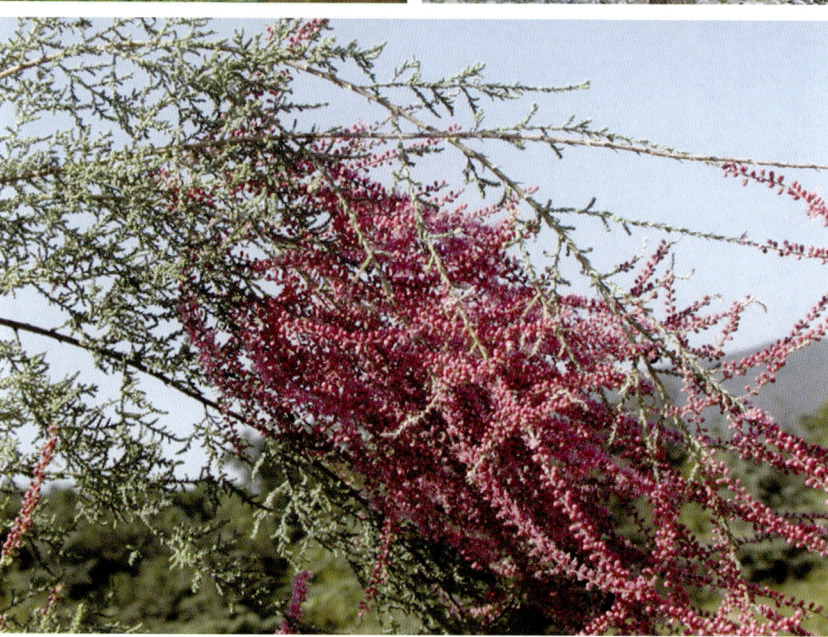

西河柳

别名／柽·河柳·殷柽·雨师·人柳·赤柽木·三春柳·春柳

◎《本草纲目》及文献记载西河柳：主治剥驴马血入肉毒，取木片火炙熨之，并煮汁浸之。枝叶：消痞，解酒毒，利小便。

本草纲目附方

腹中痞积
用柽柳枝煎汤,露天放置一夜。五更时空腹饮几次,痞积自然消去。《卫生简易方》

各种风疾
柽柳枝或叶半斤切细,加荆芥半斤,以水五升,煮取二升,澄清后,再加白蜜五合,竹沥五合,封入瓶中,放锅内隔水煮过。每次服一小碗,一天服三次。《普济方》

解酒毒
将柽柳枝晒干,研为末,每次服一钱,温酒调下。《卫生易简方》

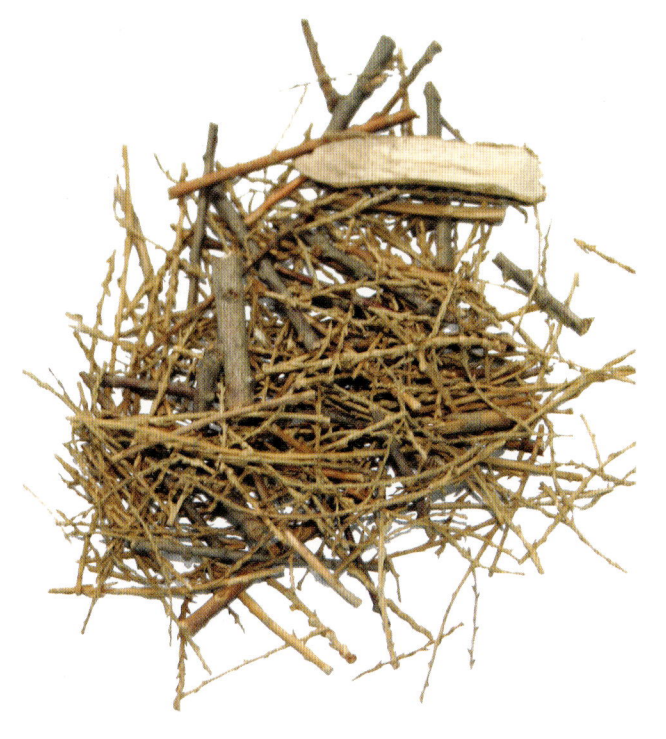

解表药·辛温解表药

国医传世药方

竹叶柳蒡汤
方选源流:《先醒斋医学广笔记》解表方。
中药组成:西河柳15克、炒牛蒡6克、竹叶30片、荆芥穗3克、葛根4.5克、蝉蜕6克、薄荷6克、甘草3克、知母3克、玄参6克、麦门冬9克。
炮制方法:水煎服。
功能主治:透疹解表,清泻肺胃。适用于痧疹透发不出,咳嗽喘急,咽喉肿痛,烦闷躁乱。

西河柳虎杖汤
方选源流:《奇方本草》解表方。
中药组成:西河柳、虎杖根、十大功劳叶各28克,豨莶草、威灵仙、赤芍各13克,秦艽、防己、地鳖虫、当归各9克。
炮制方法:加水煎沸15分钟,滤出药液,再加水煎20分钟,去渣,两煎药液调匀,分服,每天1剂。
功能主治:散风,解表。适用于类风湿性关节炎。

四季药膳养生

西河柳茶饮
西河柳10克,银花10克。水煎当茶饮。▶功能解表透疹。适用于疹出不透,麻疹初起者。

竹叶柳蒡汤
西河柳15克,荆芥穗、蝉蜕、薄荷、甘草、知母(蜜炙)各3克,炒牛蒡子、葛根各6克,玄参6克,麦门冬10克,竹叶30片。水煎服。▶功能透疹解毒,清宣肺胃。适用于痧疹透发不出,咳嗽喘急,烦闷躁乱,咽喉肿痛等症。

桑叶生姜汤
西河柳15克,生姜5片,冬桑叶15克。将上3味水煎,代茶饮。▶功能疏风散热。适用于小儿风热感冒,发热较高,微恶风寒,汗出,鼻塞无涕,咽喉肿痛等症。

薄荷　　拉丁学名：Mentha haplocalyx Briq.

科属　唇形科植物薄荷，其干燥地上部分入药。薄荷属植物全世界约有29种，分布于北半球温带地区。中国约有11种。入药用约有7种。

地理分布　溪沟旁、路边以及山野湿地多有生长，海拔可高达3500米。华中、华南、华北、华东以及西南各地多有分布。

采收加工　大部分产区每年收割两次。第一次在小暑至大暑期间，第二次在寒露至霜降期间。广东、广西等温暖地区一年可收割三次。晾干后可使用。

用法用量　煎服，3～6克，入煎剂宜后下。

药理作用　解热；镇痛；促进汗腺分泌；兴奋中枢神经；消炎，止痛，止痒；抗肝损伤；解除肠道平滑肌痉挛；抗早孕；促进胆汁分泌；促进透皮吸收；祛痰；抗微生物等。

性味归经　辛，凉。归肺、肝经。

功能主治　清头目，宣散风热，透疹。对于风热感冒，风温初起，喉痹，口疮，头痛，目赤，麻疹，风疹，胸胁胀闷有疗效。

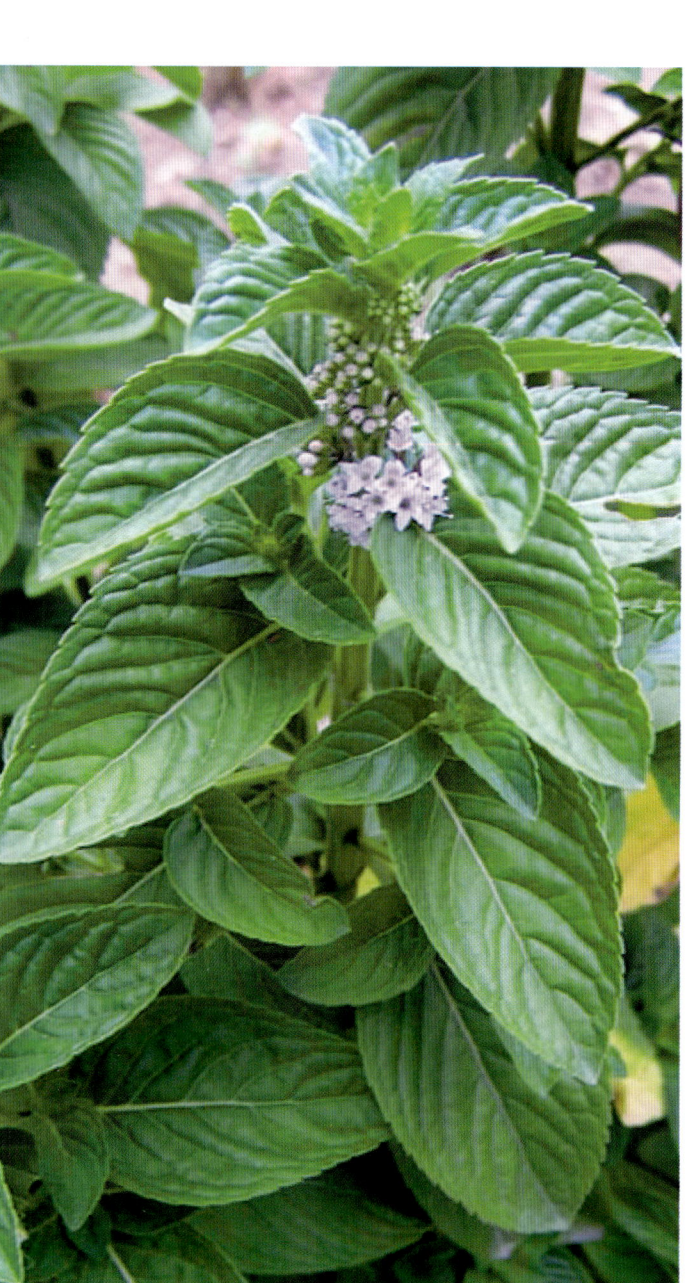

薄荷

别名／蕃荷菜·南海荷·猫儿薄荷·升阳菜·薄苛·夜息花·仁丹草·见肿消·土薄荷

◎《本草纲目》及文献记载薄荷：

主治贼风伤寒发汗，恶气心腹胀满，霍乱，宿食不消，下气，煮汁服之，发汗，大解劳乏，亦堪生食。作菜久食，却肾气，辟邪毒，除劳气，令人口气香洁。煎汤洗漆疮。通利关节，发毒汗，去愤气，破血止痢。疗阴阳毒，伤寒头痛，四季宜食。治中风失音吐痰。主伤风头脑风，及小儿风涎，为要药。杵汁服，去心脏风热。清头目，除风热。利咽喉，口齿诸病。治瘰疬，疮疥，风瘙隐疹。捣汁含漱，去舌苔语涩；挪叶塞鼻，止衄血，涂蜂螫蛇伤。

本草纲目附方

清热化痰，利咽膈，治风热
薄荷研细，炼蜜制成丸，如芡子大。每次含一丸。用白砂糖调丸亦可。《简便单方》

蜂虫螫伤
揉搓薄荷叶，敷贴于患处。《外台秘要》

眼睑红烂
薄荷在生姜中浸一夜，取出晒干，研为末。每次取一钱，以开水炮制后洗眼。《明目经验方》

鼻血不止
薄荷汁滴入鼻中，或以干薄荷水煮，以棉球裹汁塞鼻。（许学士《本事方》）

风气瘙痒
大薄荷、蝉蜕各等份，制成细末，每次用温酒服下一钱。《永类钤方》

舌胎语蹇
用薄荷自然汁，白蜜、姜汁调和，涂擦舌上。《医学集成》

瘰疬结核（已溃破或未溃破）
用二斤新鲜薄荷，捣取汁；一挺皂荚，用水浸去皮，捣取汁，一同放入银石器内熬成膏。加入半两连翘末，连白青皮、陈皮、黑牵牛（半生半炒）各一两，一两半皂荚仁，一同捣和做成梧桐子大的药丸。每次服三十丸，煎连翘汤送下。《济生方》

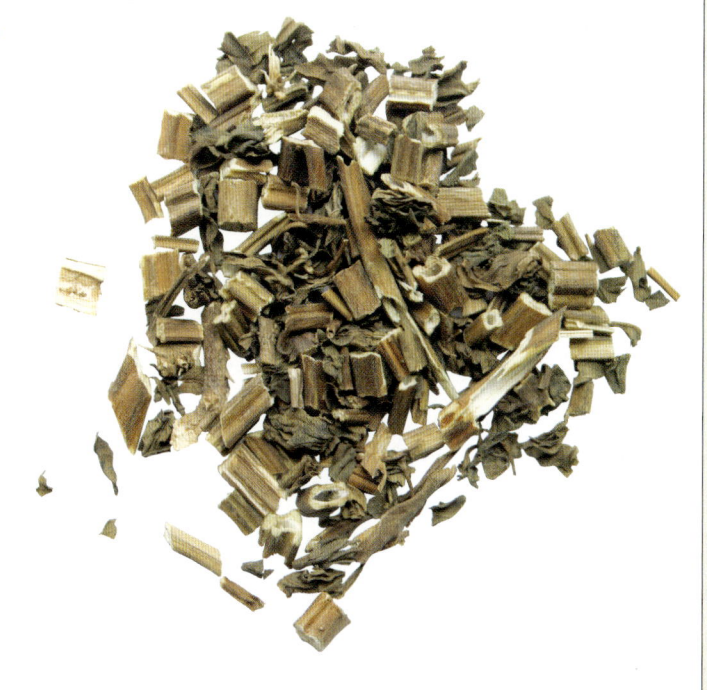

国医传世药方

川芎茶调散

方选源流：《太平惠民和剂局方》治风方。

中药组成： 薄荷240克、川芎120克、白芷50克、羌活50克、甘草60克、防风40克、荆芥120克、细辛30克。

炮制方法： 上药研细末。每服6克，日服2次，清茶调下。亦可水煎服，用量按原方比例酌减。

功能主治： 疏风止痛。适用于外感风邪头痛，偏正头痛或巅顶作痛，恶寒发热，目眩鼻塞，舌苔薄白，脉浮。

四季药膳养生

薄荷叶茶
薄荷叶30片，人参5克，生石膏30克，生姜2片，麻黄2克。上述药一同研磨为粗末，水煎，滤汁。代茶饮。▶适用于体虚或者年老者风热感冒，症见咽喉肿痛，发热头痛，咳嗽不爽等。

薄荷叶糖
薄荷60克，白糖500克，植物油少量。白糖加水少许，小火煎稠，加薄荷粉调匀，继续熬到用筷子挑起糖液呈丝状时(以不粘手为度)，停火。倒入涂有植物油的盘内，稍凉，切成小块。放在口中含化，涂咽。▶功效清利咽喉，辛凉解表。适用于风热感冒，咽喉肿痛等症。

薄荷粳米粥
薄荷5克，粳米50克。先煮粳米粥，候熟，放入薄荷，几沸，出香气，空腹食。▶功效疏散风热。适用于风热外感而见头目不清，发热恶风，咽痛口渴者。

牛蒡　　拉丁学名：Arctium lappa L.

科属　菊科植物牛蒡，其干燥成熟果实入药。牛蒡属植物全世界约有11种。分布于欧洲和亚洲温带地区。中国有2种，均可入药。

地理分布　常有栽培。野生的较多，多生于沟边、山野路旁、荒地、山坡向阳草地、村镇附近和林边。分布于黑龙江、吉林、河南、山西、辽宁、河北、宁夏、陕西、甘肃、青海、江苏、安徽、新疆、山东、江西、浙江、湖北、四川、湖南、广西、云南、贵州等地。

采收加工　秋季果实成熟的时候采收果序，晒干，打下果实，除去杂质后，再晒干。

用法用量　煎服，6～11克。

药理作用　降血糖；降血压；抗菌；抗病毒；抗诱变；抗肿瘤；促进生长等。

性味归经　辛、苦，寒。归肺、胃经。

功能主治　宣肺透疹，疏散风热，解毒利咽。用于风热感冒，麻疹，风疹，咳嗽痰多，痄腮丹毒，咽喉肿痛，痈肿疮毒。

牛蒡子

别名／牛子·恶实·鼠粘子·黍粘子·大力子·万把钩·弯巴钩子·鼠尖子

◎《本草纲目》及文献记载牛蒡子：

主治明目补中，除风伤。风毒肿，诸瘘。炒研煎饮，通利小便。消斑疹毒。治风湿瘾疹，咽喉风热，散诸肿疮疡之毒，利凝滞腰膝之气。

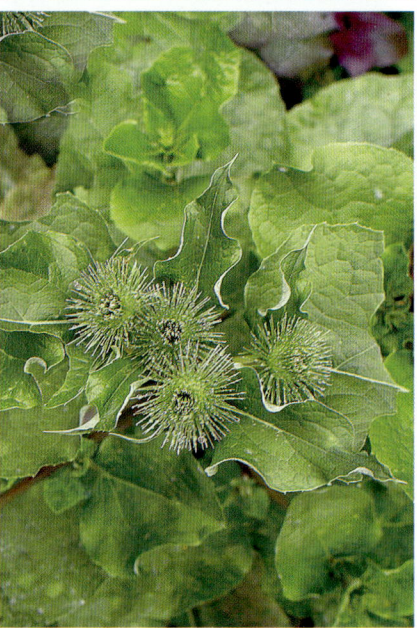

本草纲目附方

风水身肿欲裂
用牛蒡子二两，炒过，研细。每服二钱，温水送下。一日服三次。《圣惠方》

风热浮肿，咽喉闭塞
用牛蒡子一合，炒半生半熟，研细。每服一匙，热酒送下。《经验方》

头痛连睛
用牛蒡子、石膏，等分为末，茶调服。《医方摘要》

风热痘疹
用牛蒡子（炒）、浮萍，等分为末。每服二钱，以薄荷汤送下，一日服两次。《古今录验》

妇女吹乳
用牛蒡子二钱、麝香少许，温酒送下。《袖珍方》

痰厥头痛
用炒牛蒡、旋覆花各等份，研成末，用腊茶清服下一钱，一日服两次。《圣惠方》

风龋牙痛
把炒鼠粘子用水煎后含到口里，变冷后吐出来。《延年方》

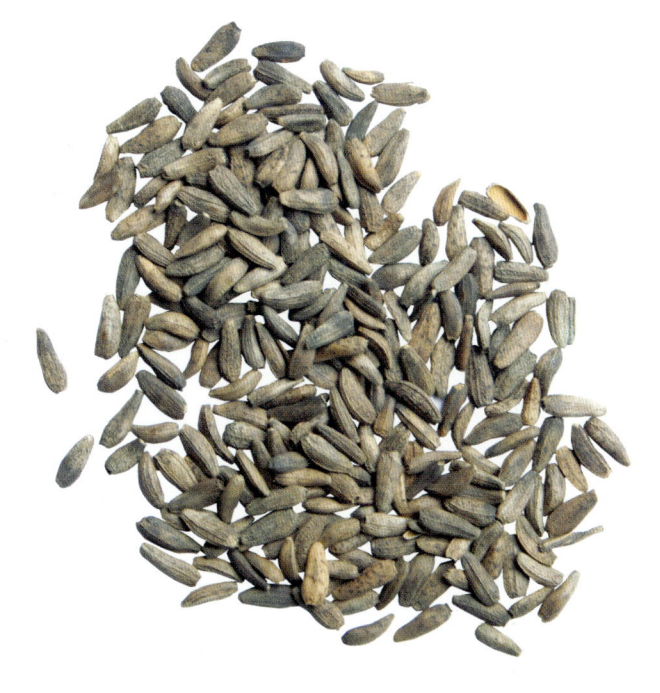

国医传世药方

消风清热散
方选源流：《外科正宗》治风方
中药组成：牛蒡子3克、荆芥3克、蝉蜕3克、防风3克、当归3克、生地3克、知母3克、胡麻3克、苍术3克、石膏3克、甘草1.5克、木通1.5克。
炮制方法：水煎服。
功能主治：疏风养血，清热除湿。适用于风疹、湿疹，皮肤疹出红色，全身云片斑点，破后渗出津水，瘙痒，苔白或黄，脉浮数有力。

四季药膳养生

牛蒡子茶
　　牛蒡子200克。拣去杂质，放于锅内，用小火炒到微鼓起，外面呈微黄色并略有香气，取出放凉，研成细末。每服10克，用开水冲泡，当茶慢饮。▶功效清热解表。适用于发热偏重，外感风热，微恶风寒，咳嗽痰少，咽红肿痛，色黄黏稠，鼻塞头痛的热毒不太严重者。

牛蒡子粳米粥
　　牛蒡子15克，冰糖适量，粳米80克。牛蒡子加水煎汤，去渣后放入粳米、冰糖，再加水煮到米花粥稠。每天2次，温热服食。▶功效清热解表。适用于外感风热，咳痰不爽，感冒咳嗽，麻疹透发不畅，咽喉肿痛等症。凡胃寒、气虚、便溏者慎用。

野葛　　拉丁学名：Pueraria lobata (Willd.) Ohwi

科属　豆科植物野葛及甘葛藤，其干燥根入药。葛属植物全世界约34种，分布于马来西亚、日本和印度。中国约有8种。入药用约4种。

地理分布　1.野葛　生于山坡、路边草丛中及较阴湿的地方。除新疆、西藏外，全国大部分地区均有分布。

2.甘葛藤　栽培或野生于山石灌木丛和疏林中。分布于广东、广西、四川、云南等地。

采收加工　春、秋季采挖，除去杂质，洗净，润透，切厚片，晒干。

用法用量　煎服，9~15克。

药理作用　解热；抗心肌缺血；抗心律失常；扩张血管，改善循环；降血压；β受体阻断作用；抗血小板聚集；降血糖；降血脂；促进学习记忆；抗肿瘤；抗氧化等。

性味归经　甘、辛，凉。归脾、胃经。

功能主治　解肌退热，生津，透疹，升阳止泻。用于外感发热头痛，项背强痛，口渴，消渴，麻疹不透，热痢，泄泻，高血压，颈项强痛。

葛根

别名／干葛·甘葛·粉葛·葛麻茹·黄葛藤根·葛子根·葛条根

◎《本草纲目》及文献记载葛根：

主治消渴，身大热，呕吐，诸痹，起阴气，解诸毒。疗伤寒中风头痛，解肌发表出汗，开腠理，疗金疮，止胁风痛。治天行上气呕逆，开胃下食，解酒毒。治胸膈烦热发狂，止血痢，通小肠，排脓破血。散郁火。

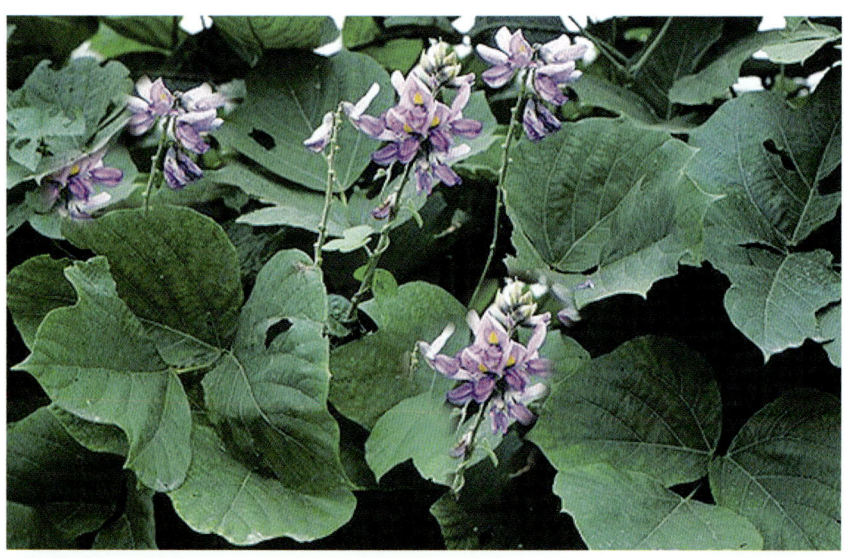

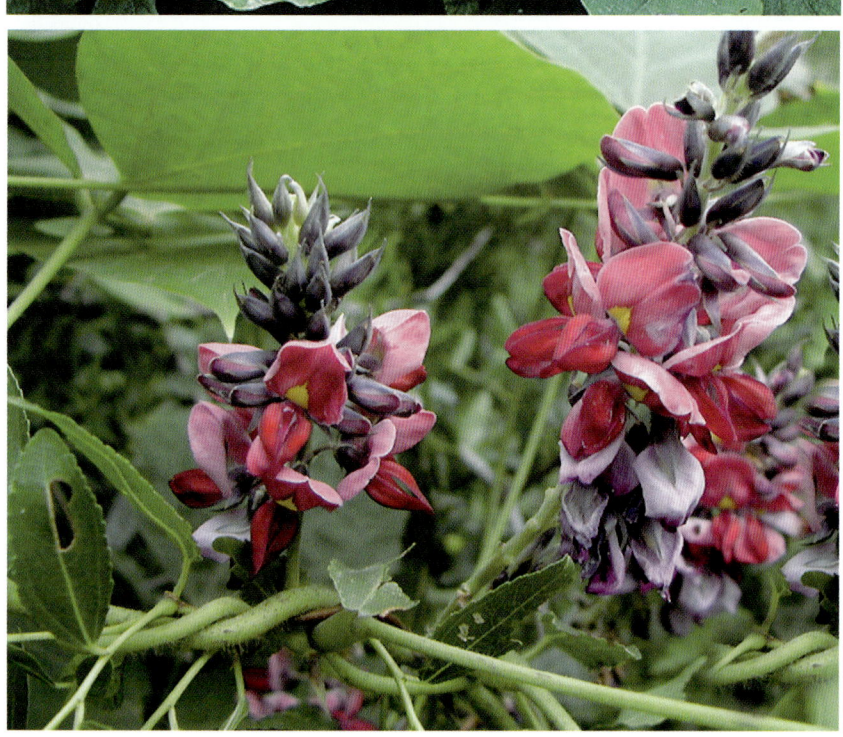

本草纲目附方

伤寒（初觉头痛，内热脉洪）
葛根四两，加水二升、豆豉一升，同煮取汁半升饮服。加生姜汁更好。《伤寒类要》

烦躁热渴
先用水浸泡粟米半升，一夜后取水待用；葛根粉四两，拌入泡过粟米的水中，煮熟，加米汤同服。《圣惠方》

酒醉不醒
饮生葛根汁二升便愈。《千金方》

时气头痛，壮热
将生葛根洗净，捣取汁一大盏，加豆豉一合，煎六分，去掉渣分服，出汗以后病即治愈，如果不出汗再服一次。如果心热，加入栀子仁十枚。《圣惠方》

心（此处指胃）热吐血
生葛根捣汁半升，一次服完。《广利方》

诸菜中毒，中毒后发狂烦闷，呕吐下利，欲死
用葛根煮汁服饮。《肘后方》

小孩热渴，长时间不止
取葛根半两，用水煎服。《圣惠方》

解中鸩毒，中毒后，气将绝的
用葛粉三合，加水三盏调和后服用。如口紧闭不开，灌服。《圣惠方》

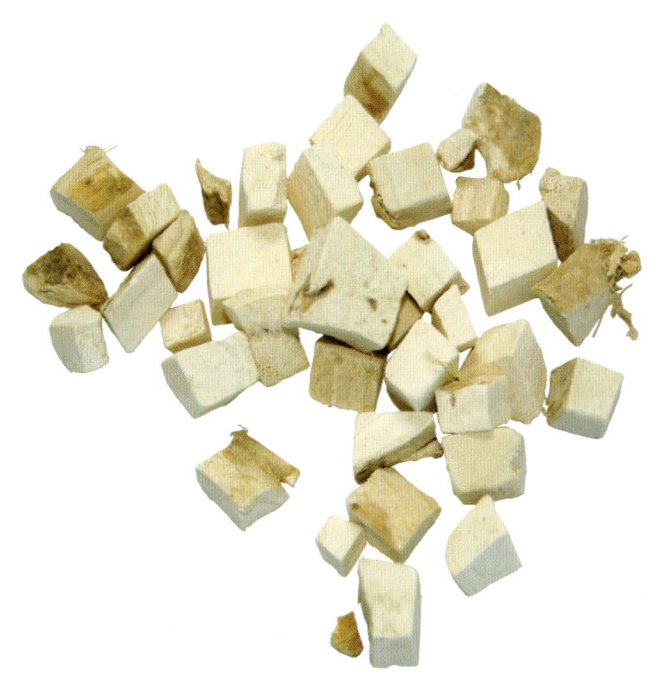

国医传世药方

升麻葛根汤

方剂源流：《阎氏小儿方论》解表方。
中药组成：升麻、葛根、甘草、芍药各等分。
炮制方法：上为粗末，每服8克，水煎服。亦可作汤剂煎服，用量按原方比例酌情增减。
功能主治：辛凉解肌，透疹解毒。麻疹初起未发，发而未透，发热恶风，头痛，喷嚏，咳嗽，目赤流泪，口渴，肢体痛，舌红苔干，脉象浮数。亦治瘟疫。

四季药膳养生

葛粉羹

葛粉250克，豆豉150克，荆芥穗50克。葛粉制成面条；荆芥穗、豆豉共煮沸，去渣留汁，葛粉面条放药汁中煮熟。空腹食。▶功能滋肝息风开窍。适用于中风，神昏，言语謇涩，手足不遂，及老年人脑血管硬化，预防中风。

葛根粳米粥

葛根粉30克，粳米100克。煮粥，做早晚餐或点心服食。▶功能清热生津，降血压，止渴。适用于高血压，心绞痛，老年性糖尿病，冠心病，脾虚泄泻，或发热期间口干烦渴，以及感冒初起，发热头痛，小儿麻疹初起未透。

柴胡　　拉丁学名：Bupleurum chinense DC.

狭叶柴胡　　拉丁学名：Bupleurum scorzonerifolium Willd.

科属　伞形科植物柴胡、狭叶柴胡，其干燥根入药。柴胡属植物全世界约有99种，分布于北半球的温带、亚热带地区。中国约有40种。入药用约有19种。

地理分布　1.柴胡　生于向阳旱荒山坡、林缘灌丛、路边以及草丛中。西北、华东、东北、华北和华中地区多有分布。

2.狭叶柴胡　生于干燥草原，向阳山坡以及灌木林缘等处。东北、华北以及陕西、山东、甘肃、江苏、广西、安徽等地多有分布。

采收加工　春、秋季采挖，除去杂质以及残茎，干燥。

用法用量　煎服，3~9克。

药理作用　镇静，抗惊厥；解热；镇咳；镇痛；抗炎；抗肝损伤；降压；降血脂；抗菌，抗病毒；抑制胃液分泌，抗胃溃疡；抗肿瘤等。

性味归经　苦，微寒。归肝、胆经。

功能主治　疏肝解郁，疏散退热，升举阳气。对于感冒发热，胸胁胀痛，寒热往来，月经不调，脱肛，子宫脱垂有疗效。

柴胡

别名／地熏·茈胡·山菜·茹草·柴草

◎《本草纲目》及文献记载柴胡：

主治心腹，去肠胃中结气，饮食积聚，寒热邪气，推陈致新。久服轻身明目益精。除伤寒心下烦热，诸痰热结实，胸中邪逆，五脏间游气，大肠停积水胀，及湿痹拘挛，亦可作浴汤。补五劳七伤，除烦止惊，益气力，消痰止嗽，润心肺，添精髓，健忘。治阳气下陷，平肝、胆、三焦，包络相火，及头痛眩晕，目昏赤痛障翳，耳聋鸣，诸疟，及肥气寒热，妇人热入血室，经水不调，小儿痘疹余热，五疳羸热。

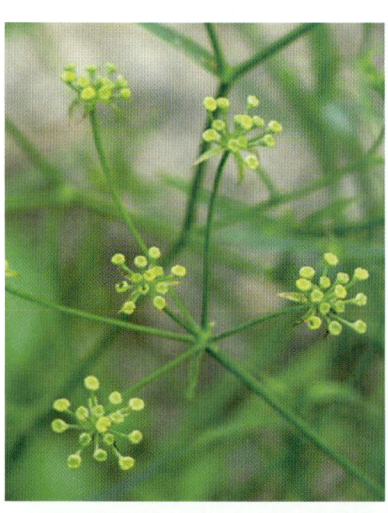
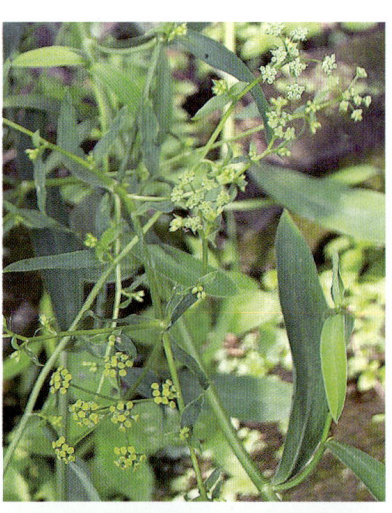
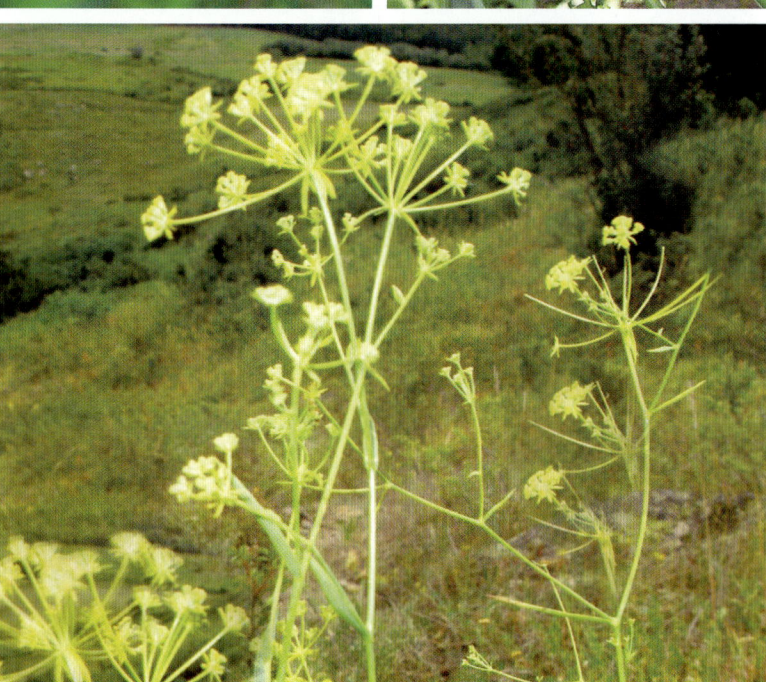

本草纲目附方

伤寒余热（伤寒之后，体瘦肌热）
柴胡四两、甘草一两，每次取二钱，煎服。（许学士《本事方》）

小儿骨热（15岁以下小儿遍身如火，盗汗、咳嗽、烦渴，日渐黄瘦）
柴胡四两、朱砂三钱，共研为末，用猪胆汁拌匀放在米饭上蒸熟，做成丸，如绿豆大。每次服一丸，桃仁、乌梅汤送下，一天服三次。《圣济总录》

眼目昏暗
柴胡二钱半、决明子七钱半，共研为末，用人乳调匀，敷眼上。《千金方》

虚劳发热
柴胡、人参各等份，每次服三钱，用生姜、大枣加水一起煎服。《澹寮方》

湿热黄疸
一两柴胡，二钱半甘草，作为一剂药，用一碗水，一把白茅根，煎至七分，随意时时服下，一天服尽。（孙尚《药秘宝方》）

积热下痢
柴胡、黄芩各等份，用一半酒和一半水煎七分，浸冷后，空腹服用。《济急方》

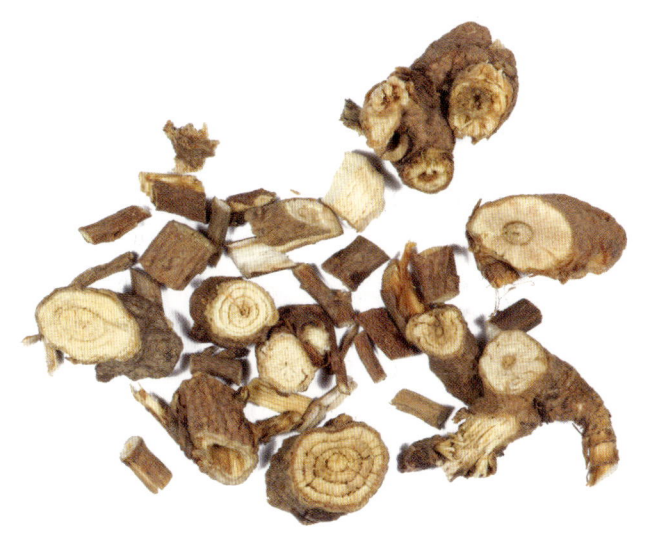

国医传世药方

柴胡桂枝汤

方选源流：《伤寒论》和解方。
中药组成：柴胡9克、桂枝4克、人参4克、芍药4克、炙甘草3克、半夏7克、大枣6枚、生姜5克、黄芩4克。
炮制方法：水煎服。
功能主治：升举阳气，疏肝解郁，疏散退热，和解少阳。适用于少阳病兼太阳表证，发热，微恶风寒，肢体关节烦痛，轻微呕吐，心下支撑闷结，舌苔白，脉浮弦。

四季药膳养生

千金茶

柴胡、陈皮、羌活、紫苏、桔梗、荆芥、广藿香、香薷、枳壳、半夏、香附、贯众、川芎各50克，甘草、苍术、薄荷、茶叶各100克，石菖蒲30克，厚朴80克，玉叶金花100克。将上药研成黄褐色粗粉，每包12克。每次1包，水煎数沸，每天2次，儿童减半，代茶饮。▶功效清热解毒。适用于四季伤风感冒，腹痛身酸痛，中暑发热，呕吐泄泻。

柴胡粳米粥

柴胡9克，海藻、郁金各15克，佛手9克，粳米60克，红糖适量。将前4味煎汤，去渣后入粳米、红糖共煮作粥。每天1剂。连续服15剂。▶功效舒肝解郁。适用于甲状腺功能亢进见肝郁气滞者。

大三叶升麻　　拉丁学名：Cimicifuga heracleifolia Komar.

科属　毛茛科植物大三叶升麻、兴安升麻和升麻，其干燥根茎入药。升麻属植物全世界约有17种，分布于北温带。中国约有7种。入药用约有5种。

地理分布　1.大三叶升麻　生于山坡草丛和灌木丛中。分布于黑龙江、吉林、辽宁。
2.兴安升麻　生于海拔300～1200米的山地林缘、林中和山坡草地。分布于黑龙江、吉林、辽宁、内蒙古、河北、河南、山西、湖北。
3.升麻　生于海拔1700～2300米的山地林缘，林中和路旁草丛中。分布于河南西部、山西、陕西、甘肃、青海、湖北、四川、云南、西藏。

采收加工　秋季采挖，除去泥沙和须根，干燥。
用法用量　煎服，3～9克。
药理作用　解热，降温；抗炎；镇痛，镇静，抗惊厥；抗肝损伤；解除肠道平滑肌痉挛等。
性味归经　辛、微甘、微寒。归肺、脾、胃、大肠经。
功能主治　发表透疹，清热解毒，升举阳气。用于风热头痛，齿痛，口疮，咽喉肿痛，麻疹不透，阳毒发斑，脱肛，子宫脱垂。

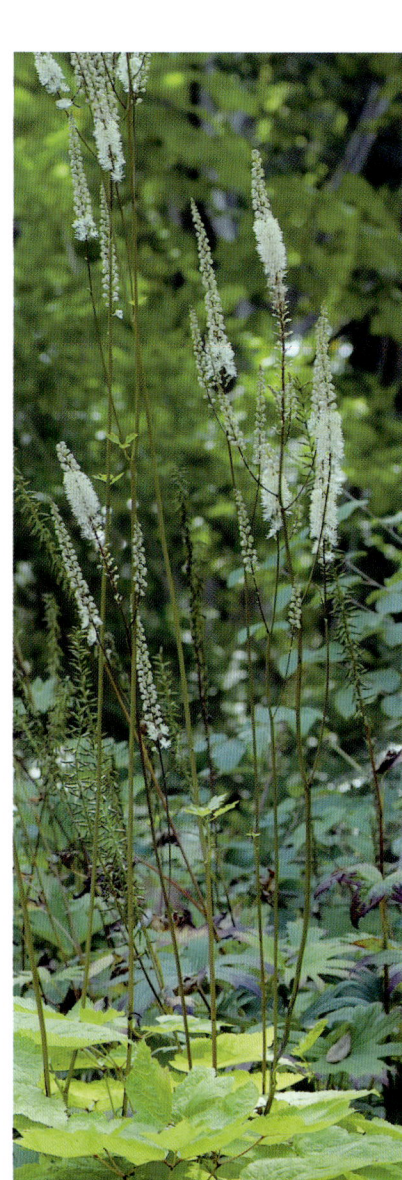

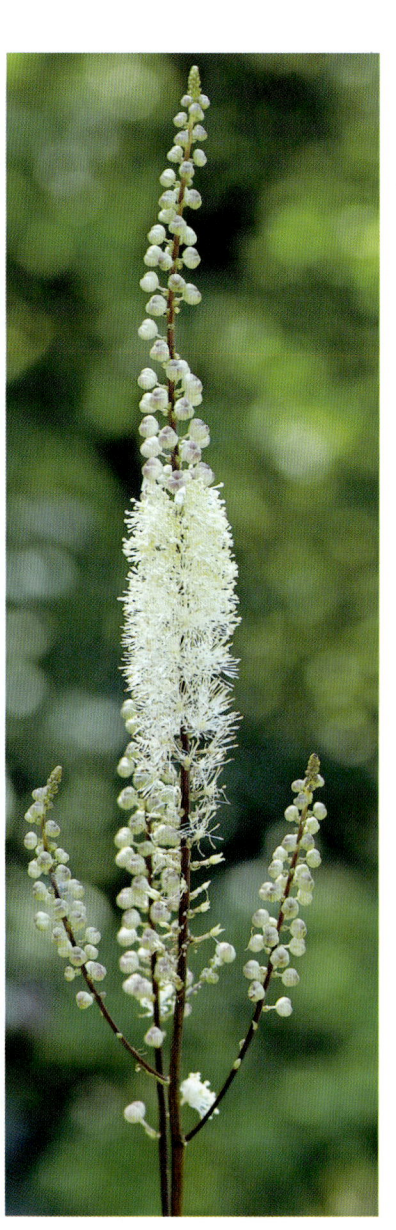

升麻

别名／周升麻·周麻·鸡骨升麻·鬼脸升麻·绿升麻

◎《本草纲目》及文献记载升麻：

主治解百毒，杀百精老物殃鬼，辟瘟疫瘴气邪气，蛊毒入口皆吐出，中恶腹痛，时气毒疠，头痛寒热，风肿诸毒，喉痛口疮。久服不夭，轻身长年。小儿惊痫，热壅不通，疗痈肿豌豆疮，水煎绵沾拭疮上。治阳明头痛，补脾胃，去皮肤风邪，解肌肉间风热，疗肺痿咳唾脓血，能发浮汗。牙根浮烂恶臭，为疮家圣药。消斑疹，行瘀血。治阳陷眩运，胸胁虚痛，久泄，下痢后重，遗浊。带下，崩中，血淋，下血，阴痿足寒。

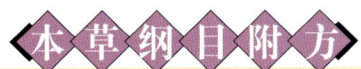

本草纲目附方

胃热牙痛
用升麻煎汤,热漱并咽下。亦可加生地黄。《直指方》

口舌生疮
升麻一两、黄连三分,共研为末,以棉包裹药末含在口中,咽下涎液。《本事方》

痱子热痒
用升麻煎汤饮服,并外洗痱子。《千金方》

产后恶血不尽
升麻三两,清酒五升,煮取二升,分两次服下。《千金翼方》

豌豆斑疮
近年有患流行病发斑疮的,头部面部和身体,很快向四周扩散,形状象火烧疮,都带有白浆,随处破裂,随处又生出,不及时治疗,数天后一定会致人死命,病愈后留下的瘢痕颜色深暗,一年后才减退,这是恶毒之气所导致的。据说晋元帝时,这种病从西北地区开始流传,名叫虏疮。用蜜煎升麻,经常内服;并用用水煮升麻,拿棉花蘸水后擦洗。(葛洪《肘后方》)

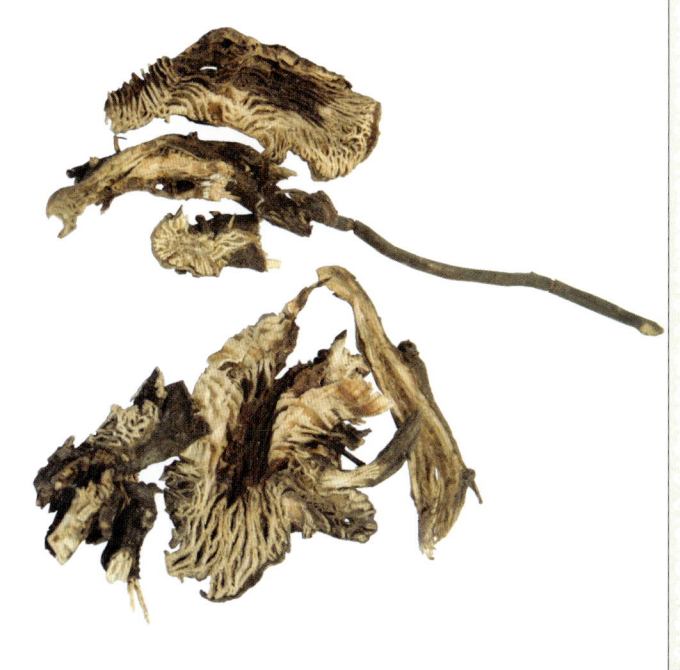

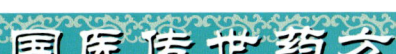

升麻犀角清热汤

方选源流:《普济本事方》治风方。
中药组成:升麻25克、犀角30克、防风25克、羌活20克、白芷15克、川芎15克、黄芩15克、白附子15克、炙甘草8克。
炮制方法:上药均研粗末。每服12克,水煎服。日服3~4次。亦可作汤剂,水煎服,用量按原方比例酌减。
功能主治:疏风清热,凉血解毒,祛风止痛。适用于风毒侵袭阳明,风热头痛,齿痛,咽痛,口唇、发际、颊车皆痛,口疮,不可开口,咽喉肿痛。

四季药膳养生

升麻黄芪炖鸡肉

升麻10克,黄芪16克,鸡1只。将鸡去内脏洗净后,腹内纳入黄芪、升麻,加水一碗半,上笼旺火蒸熟,食肉喝汤。每天2次。▶功能补益气血,升提阳气。适用于面白乏力,子宫脱垂等症。

升麻芝麻炖猪大肠

升麻16克,黑芝麻150克,猪大肠一段(28厘米长),调料适量。黑芝麻、升麻装入洗净之猪大肠内,两头扎紧,放入沙锅内,加姜、葱、黄酒、盐、清水适量,文火炖3小时,至猪大肠熟透。每天服2次。▶功能补虚润肠。升提中气。适用于子宫脱垂,脱肛及便秘等症。

桑　拉丁学名：Morus alba L.

科属　桑科植物桑，其干燥叶入药。桑属植物全世界约有15种，分布于北温带。中国约有10种，入药用约有4种。

地理分布　丘陵、村旁、山坡、田野等处多有生长，多为人工栽培。分布于全国各地。

采收加工　10~11月霜降后采收，除去杂质，搓碎，去柄后，筛去灰屑。

用法用量　煎服，5~9克。

药理作用　降血糖；抗菌；降血脂；促进蛋白质合成等。

性味归经　甘、苦，寒。归肺、肝经。

功能主治　清肺润燥，疏散风热，清肝明目。对于风热感冒，肺热燥咳，头晕头痛，目赤昏花有疗效。

桑叶

别名／黄桑·家桑·铁扇子·荆桑·蚕叶

◎《本草纲目》及文献记载桑叶：

主治除寒热，出汗。汁：解蜈蚣毒。煎浓汁服，能除脚气水肿，利大小肠。炙熟煎饮，代茶止渴。煎饮，利五脏，通关节，下气。嫩叶煎酒服，治一切风。劳热咳嗽，明目，长发。

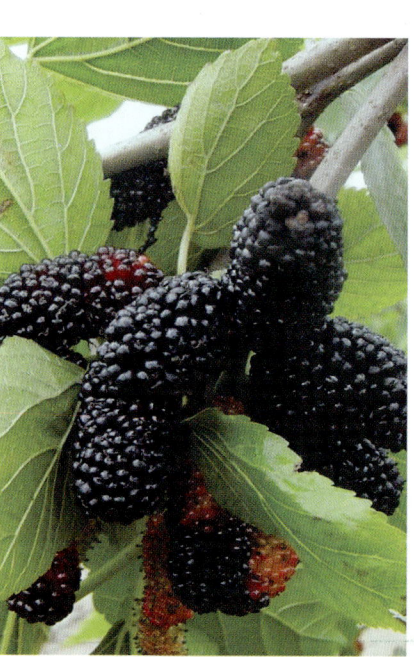
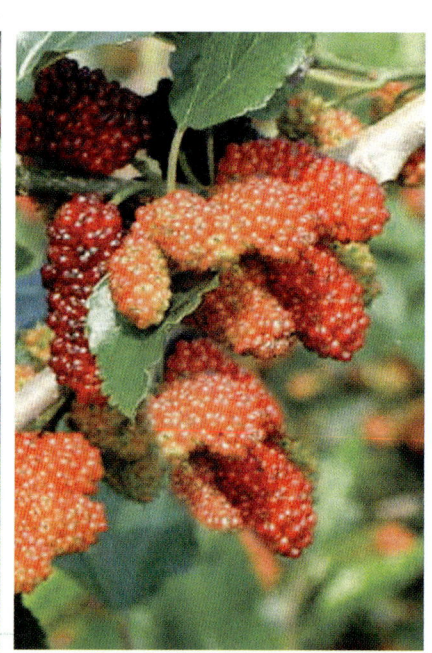
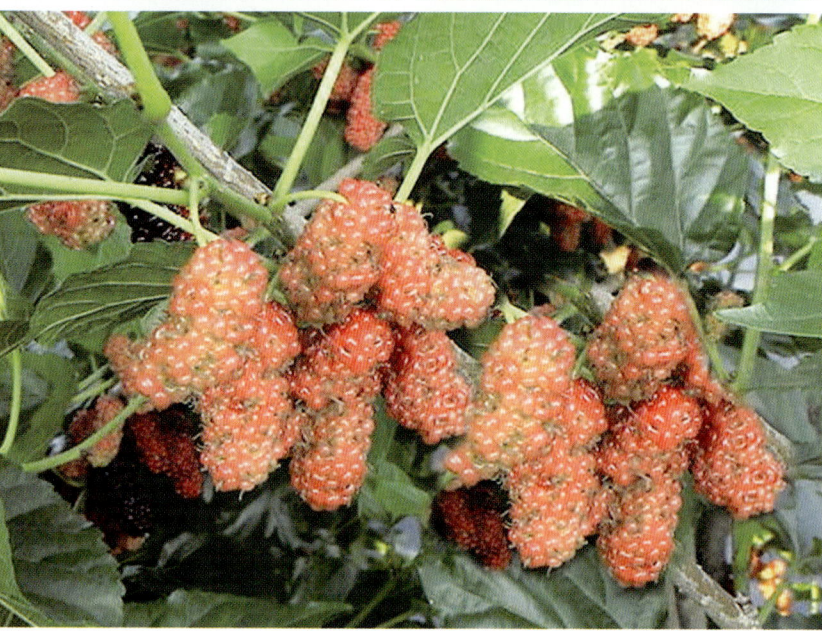

本草纲目附方

风眼流泪
取冬季不落的桑叶,每日煎汤温洗;或加芒硝亦可。《集简方》

头发不长
桑叶、麻叶用淘米水煎煮后洗头。七次后,发即速长。《千金方》

青盲
取青桑叶焙干研细,煎汁趁热洗目,长期坚持必效。《普济方》

手足麻木,不知痛痒
用霜降后的桑叶煎汤频洗。《救急方》

痈口不收
将经霜黄桑叶研末涂敷患处。《直指方》

赤眼涩痛
桑叶研末,用纸卷起来烧烟熏鼻即可见效。此为海上方。《普济方》

吐血不止
晚落的桑叶焙干研末,用凉茶送服三钱。只服用一次就停止,以后用补肝肺的药物治疗。《圣济总录》

大肠脱肛
黄皮桑树叶三升,用水煎熬过,趁温热用桑叶覆盖并将脱出的直肠还纳回去。《仁斋直指方》

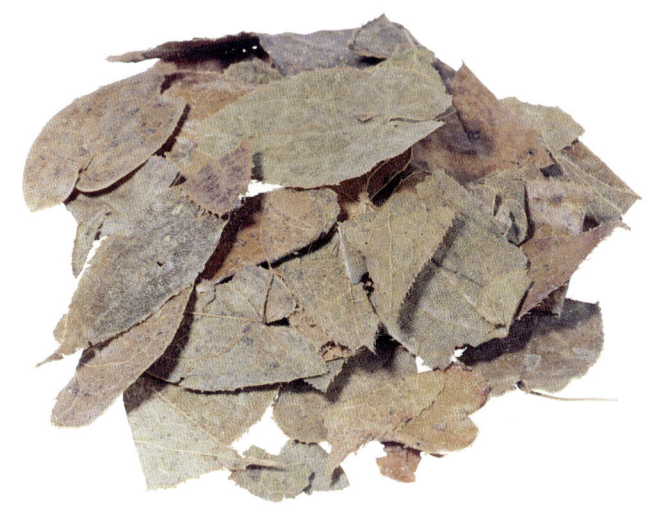

国医传世药方

桑麻丸

方选源流:《医方集解》补益方。

中药组成:桑叶300克、黑芝麻120克、白蜜200克。

炮制方法:将芝麻捣碎,熬成浓汁和蜂蜜炼至滴水成珠,入桑叶末为丸。每次服10克,早晚温水服用。

功能主治:清肺润燥,疏散风热,滋肝肾,清头目,除风湿。适用于阴虚血燥,头晕眼花,久咳不愈,津枯便秘,风湿麻痹,肌肤干燥等。

四季药膳养生

桑叶菊花杏仁粳米粥

桑叶10克,菊花8克,甜杏仁10克,粳米80克。前2味煎汤,去渣后入杏仁、粳米煮粥。每天1剂,连服数剂。▶适用于风热所致的慢性鼻炎。

桑菊竹叶茶

桑叶、菊花各8克,白茅根、苦竹叶各40克,薄荷4克,白糖20克。开水浸泡10分钟,或煎煮5分钟,入糖。频饮。▶适用于恶寒发热,头痛身疼,或鼻塞流涕,腮部肿胀不堪,局部红肿,舌苔薄白,脉浮数。

桑仁糯米粥

桑仁50克,糯米80克,薏米40克,大枣10个,冰糖8克。先将桑仁浸泡片刻,洗净后与糯米、薏米同入沙锅煮粥,煮熟加冰糖溶化即可。▶功效益肝补肾,养血明目。适用于肝肾阴虚引起的头晕目眩,视力减退,耳鸣,腰膝酸软,须发早白,以及肠燥便秘等症。每日3次空腹食,可经常食用,但平素大便稀溏或泄泻者忌用。忌用铁器蒸煮。

菊 拉丁学名：Chrysanthemum morifolium Ramat.

科属　菊科植物菊，其干燥头状花序入药。菊属植物全世界约有29种，分布于俄罗斯、朝鲜半岛、日本和中国。中国约有16种。入药用约有4种。

地理分布　为栽培种，培育的品种极多，头状花序多变化，形色各异。全国各地均有栽培。药用菊花以安徽、河南、浙江栽培最多。

采收加工　9～11月当花盛开时采集。药材按产地和加工方法的不同，分为滁菊、亳菊、杭菊、贡菊。亳菊系将花枝折下，捆成小把，倒挂阴干，然后剪下花头；滁菊系摘取头状花序，经硫黄熏过，晒到六成干时，用筛子筛，使花序成圆球形，再晒干；贡菊系摘下头状花序，上蒸笼蒸过，晒干；杭菊用炭火烘干。

用法用量　煎服，5～9克；或泡茶，入丸、散剂。

药理作用　抗菌；增加冠脉流量，扩张冠脉；抗肝损伤等。

性味归经　甘、苦，微寒。归肺、肝经。

功能主治　平肝明目，散风清热。用于头痛眩晕，目赤肿痛，风热感冒，眼目昏花。

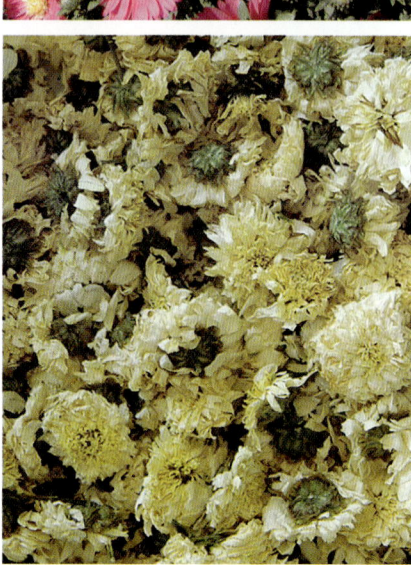

菊花

别名／节花·金精·日精·甘菊·真菊·金蕊·家菊·馒头菊·簪头菊·甜菊花·药菊

◎《本草纲目》及文献记载菊花：

主治诸风头眩肿痛，目欲脱，泪出，皮肤死肌，恶风湿痹。久服利血气，轻身耐老延年。疗腰痛去来陶陶，除胸中烦热，安肠胃，利五脉，调四肢。头目风热，风旋倒地，脑骨疼痛，身上一切游风令消散，利血脉，并无所忌。

本草纲目附方

风热头痛
菊花、石膏、川芎各三钱,共研为末。每次服一钱半,茶调下。《简便方》

膝风疼痛
菊花、陈艾叶制作成护膝,敷在膝部,长期用有效。《扶寿方》

妇女阴肿
甘菊花捣烂煎汤,趁热先熏后洗。《危氏得效方》

眼目昏花
甘菊花一斤、红椒(去子)六两,共研为末。加鲜地黄汁和丸,如梧子大。每次服五十丸,临睡时以茶送下。《瑞竹堂方》

癍豆入目,致生翳障
用白菊花、谷精草、绿豆皮各等份,制成细末。每次取一钱,用一枚干柿饼、一盏粟米泔水,放在一起煮,等到泔水煮完,吃柿饼,每日吃三枚。病轻的用五至七天见效,病重的要用半个月才能见效。《仁斋直指方》

病后生翳
白菊花、蝉蜕,各等份,做成散剂。每次取二、三钱,加入少许蜂蜜,用水煎服。大人小儿都适宜,多次试用,每次都灵验。《救急方》

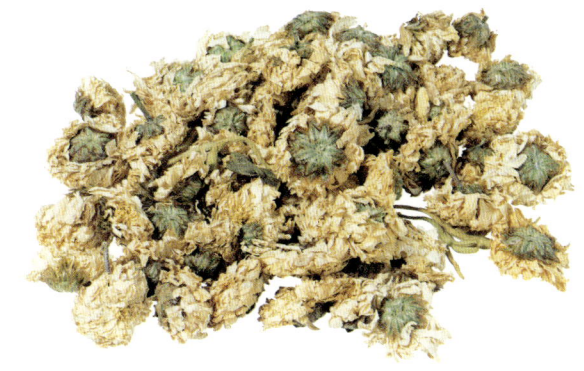

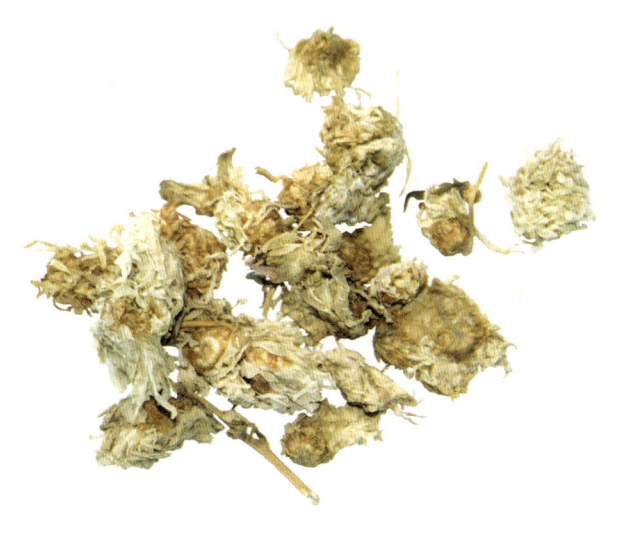

国医传世药方

桑菊解表饮
方选源流:《温病条辨》解表方。
中药组成:菊花6克、桑叶8克、杏仁6克、连翘5克、薄荷3克、桔梗6克、甘草3克、苇根3克。
炮制方法:水煎服。
功能主治:散风清热,宣肺止咳。适用于风温初起,头痛眩晕,目赤肿痛,咳嗽,身热不甚,口微渴,舌苔薄白黄,脉浮数。

四季药膳养生

桑菊连翘酒
　　菊花、连翘、桑叶各30克,薄荷、甘草各10克,桔梗20克,杏仁30克,芦根35克,江米酒1000克。上药捣碎,浸泡酒中,密封,5天后去渣取汁,备用。每次15毫升,早晚各1次。▶适用于风温初起,邪客上焦,发热不重,微恶风寒,咳嗽鼻塞较重,口微渴。

桑菊薄竹饮
　　菊花、桑叶各6克,薄荷4克,白茅根、苦竹叶各28克,开水浸泡10分钟,或煎煮5分钟,代茶频饮。▶功能辛凉解表,清热散结。适用于风热感冒,发热头痛,目赤咽痛有效;小儿痄腮恶寒身热,头身疼痛,腮部肿胀等症。小儿用可调入白糖适量。

单叶蔓荆　　拉丁学名：Vitex trifolia L.var.

蔓荆　　拉丁学名：Vitex trifolia L.

科属　马鞭草科植物单叶蔓荆及蔓荆，其干燥成熟果实入药。牡荆属植物全世界约有240种，分布于温带和热带地区。中国有13种。入药有4种。

地理分布　1.单叶蔓荆　生于海滨沙滩地以及湖畔，也有栽培。分布于山东、江苏、辽宁、河北、浙江、安徽、江西、台湾、广东、福建。
2.蔓荆　海边、河边、沙滩、平原以及村寨附近多有生长。分布于广东、广西、福建、台湾、云南。

采收加工　秋季果实成熟的时候采收晒干，除去杂质。
用法用量　煎服，5~9克。
药理作用　抗病原微生物；镇痛；抗炎；抗凝血；降血压；平喘；祛痰等。
性味归经　辛、苦，微寒。归膀胱、肝、胃经。
功能主治　清利头目，疏散风热。对于风热感冒头痛，齿龈肿痛，目暗不明，目赤多泪，头晕目眩等有疗效。

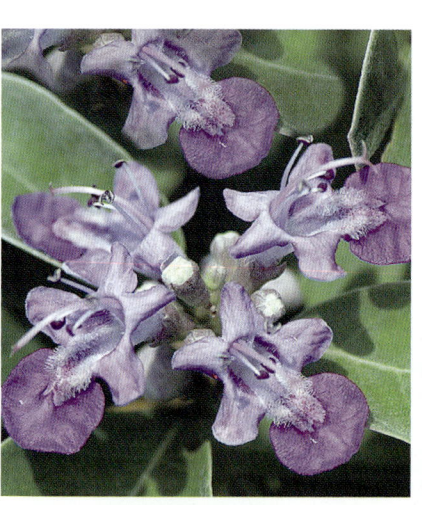
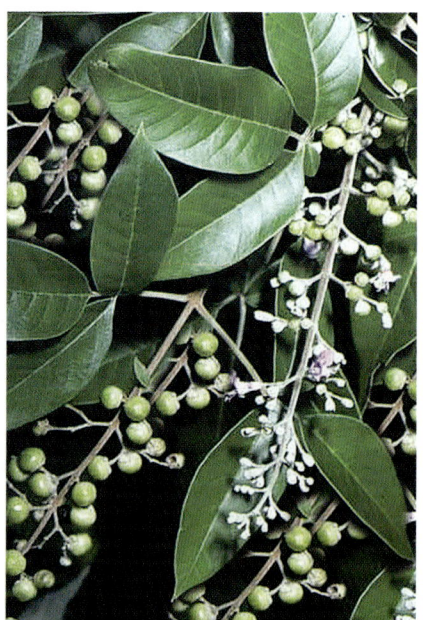
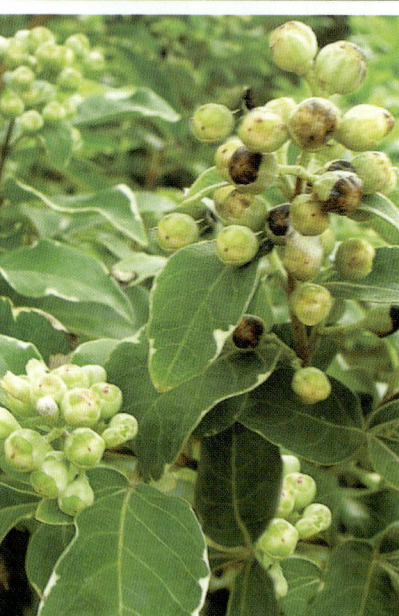
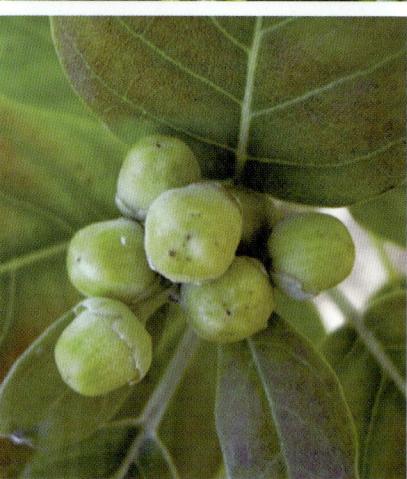

蔓荆子

别名／荆子·蔓荆实·万荆子·蔓青子

◎《本草纲目》及文献记载蔓荆子：

主治筋骨间寒热，湿痹拘挛，明目坚齿，利九窍，去白虫。久服，轻身耐老。小荆实亦等。风头痛，脑鸣，目泪出，益气，令人光泽脂致。治贼风，长髭发。利关节，治痫疾，赤眼。太阳头痛，头沉昏闷，除目暗，散风邪，凉诸经血，止目睛内痛。搜肝风。

《本草纲目》附方

令发变黑
蔓荆子、熊脂等分,醋调涂。《太平圣惠方》

头风作痛
蔓荆子一升研末,绢袋盛,浸一斗酒中七日。温饮三合,每日三次。《千金方》

乳痈初起
蔓荆子炒,研末。酒服方寸匕,渣敷。(危亦林《世医得效方》)

▲苏恭说:
"蔓荆生在水边。苗茎蔓延长一丈多。春天凭借旧枝而生小叶,五月叶子长成,象杏叶。六月开花,呈红白色,黄蕊。九月结实,果实上有黑斑,象梧桐子一样但虚轻。冬天叶了了凋落。如今人们误认为小荆是蔓荆,于是就将蔓荆当作牡荆。"

▲李时珍说:
"一般只去掉膜打碎使用。"

▲李时珍说:
"蔓荆气清味辛,体轻而浮,上行而散。所以它所主治的,都是头面风虚的病证。"

▲张元素说:
"味辛温,气清。是阳中之阴。入太阳经。胃虚的人不可服用,恐生痰疾。"

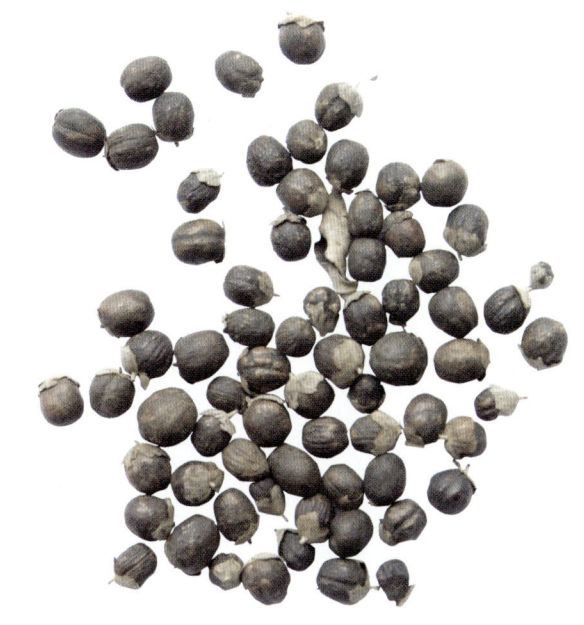

国医传世药方

益气聪耳明目汤

方选源流:《脾胃论》补益方。
中药组成:蔓荆子10克、黄芪15克、葛根6克、升麻6克、人参9克、炙甘草5克、白芍9克、黄柏6克。
炮制方法:水煎服。
功能主治:益气升清,清利头目,聪耳明目。适用于脾胃气虚,中气不足,清阳不升,风热上扰,头晕目眩,目暗不明,目赤多泪,耳鸣耳聋,视物不清,口苦,舌淡苔薄,脉濡细。

四季药膳养生

蔓荆子茶

1. 蔓荆子6克,石楠叶9克。煎汤,代茶饮。▶适用于头风痛。

2. 蔓荆子6克。水煎,代茶常饮。▶适用于外感风热、头风痛。

蔓荆子酒

蔓荆子200克,醇酒500毫升。蔓荆子捣碎,浸酒中,密封7天,去渣取汁。每次饮15毫升,每天3次。▶适用于外感风热所致头昏、头痛及偏头痛。

蔓荆酒

蔓荆子(微炒)1000克。以酒2升浸,寒7天,暑3天,去渣。随意饮,虽久聋亦瘥。▶适用于耳聋。

木贼　　拉丁学名：Equisetum hiemale L.

科属　木贼科植物木贼，其干燥地上部分入药。木贼属植物全世界约有24种，分布于世界各地。中国约有9种。入药用约有5种。

地理分布　山坡林下阴湿处，溪边、河岸湿地多有生长。有时也生于杂草地。华北、东北、西北、华中、西南多有分布。

采收加工　夏、秋季采割，除去杂质，阴干或者晒干。

用法用量　煎服，3~9克。外用适量，煎汤浸洗。

药理作用　镇静，抗惊厥；降压；降血脂；抗疟；止血；抗菌，抗病毒；抑制血小板聚集等。

性味归经　甘、苦，平。归肺、肝经。

功能主治　退目翳，散风热。对于风热目赤，目生云翳，迎风流泪有疗效。

木贼

别名／木贼草·锉草·节节草·节骨草·接骨叶·无心草·响草·笔杆草·笔筒草·笔头草·笔管草

◎《本草纲目》及文献记载木贼：

主治目疾，退翳膜，消积块，益肝胆，疗肠风，止痢，及妇人月水不断，崩中赤白。解肌，止泪，止血，去风湿，疝痛，大肠脱肛。

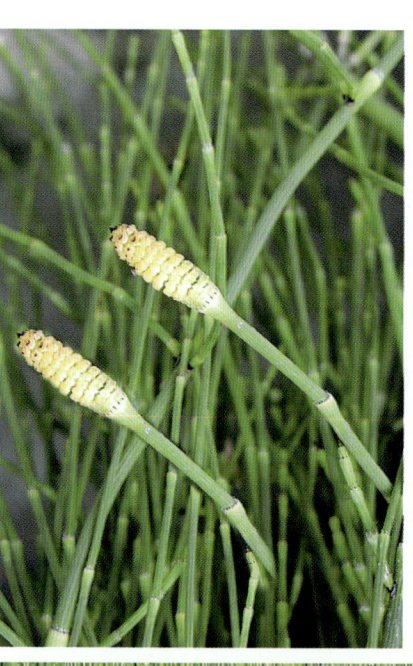
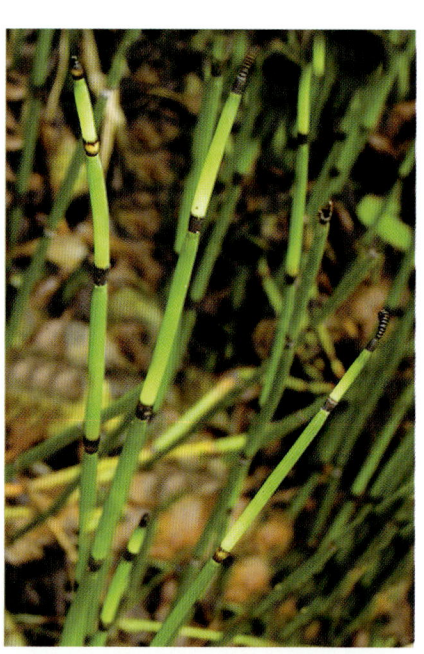
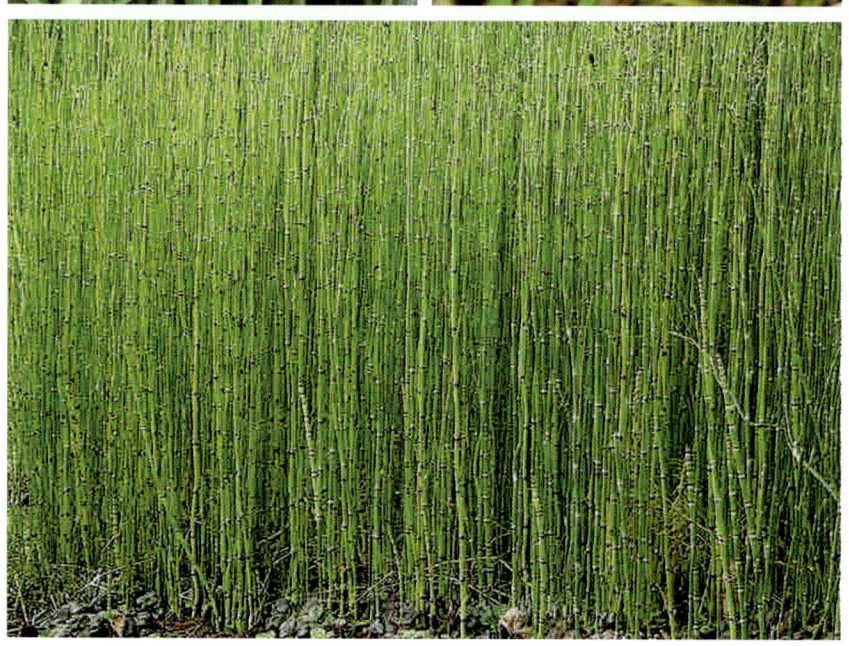

本草纲目附方

目昏多泪
木贼（去节）、苍术（淘米水泡过）各一两，共研为末。每次服二钱，茶调下。或炼蜜为丸吞服。

急喉痹塞
将木贼在牛粪火上烧存性，每次服一钱，冷水送下，血出即安。《圣惠方》

血痢不止
木贼五钱，水煎温服。一天服一次。《圣惠方》

肠痔下血
木贼、枳壳各二两，干姜一两，大黄二钱半，一起在锅内炒黑存性，研细。每次服二钱，粟米汤送下。甚效。（苏颂《图经本草》）

妇人血崩
血气痛得不能忍受，多年或近日不好的。用雷氏木贼散主治。一两木贼，一两香附子，半两朴消，研成末，每次服三钱；色黑的，用一盏酒煎服；色红赤的，用一盏水煎后连渣服用，一天两次。脐下疼痛的，加乳香、没药、当归各一钱，一起煎。忌生冷硬物，猪鱼、油腻、酒面。《医垒元戎》

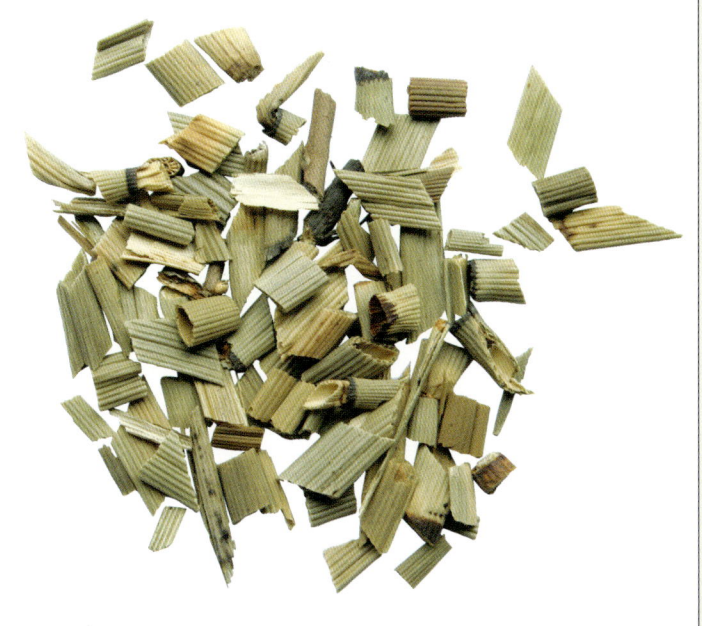

国医传世药方

明目通络汤

方选源流：《奇方本草》解表方。

中药组成：木贼、赤芍药、白芍药、羌活、银柴胡、当归、白术、防风、蝉蜕、茯苓各8克，丹参15克，甘草2克。

炮制方法：加水煎沸15分钟，滤出药液，再加水煎20分钟，去渣，两煎药液兑匀，分服，每天1剂。

大便溏稀加苍术；大便燥结加番泻叶；出血吸收慢加三七粉。用量据症酌情加减。

功能主治：退目翳，散风热。适用于视网膜炎，视网膜静脉血栓症。

四季药膳养生

木贼蝉衣茶

木贼18克、蝉衣15克，煎汤取汁，代茶饮，每天1剂。▶适用于退翳明目。

治扁平疣外洗方

木贼60克，香附、莪术各120克，大青叶、板蓝根各60克。上药加水2升，浸泡20分钟后煎沸10分钟，取汁待凉。以药液用力搓洗患处，再浸泡患处30分钟。一剂可用4天，重复使用，10天为一疗程。

木贼蒸羊肝

木贼6克。羊肝60克可与蒸食。▶适用于各种目暗不明，尤以夜盲症。

羊肝丸

木贼200克、夜明砂250克、当归120克、蝉蜕100克、羊肝600克组成，制成蜜丸，每次服10克，每天2次，▶对于各种夜盲症均有疗效。

山芝麻　　拉丁学名：Helicteres angustifolia L.

科属　梧桐科植物山芝麻，其根或者全株入药。

地理分布　生于路旁、山坡以及丘陵地。福建、江西、湖南、台湾、海南、广东、云南、广西等地多有分布。

采收加工　全株全年可采，洗净，切段后，晒干。

用法用量　煎服，9~15克，鲜品30~60克。外用捣敷适量。

药理作用　抑制绿脓杆菌等，杀灭金黄色葡萄球菌。

性味归经　辛、微苦，凉。归心、肺、大肠经。

功能主治　解毒消肿，解表清热，祛风除湿。对于风热感冒，痈肿，毒蛇咬伤，咳嗽，麻疹，痄腮，痔疮，痢疾，风湿痛，湿毒疮有疗效。

山芝麻

别名／岗油麻·岗脂麻·田油麻·仙桃草·野油麻·芝麻头·牛釜尾·山野麻·油麻甲·野麻甲·苦麻·山脂麻·假油麻·野芝麻·狗屎树·假芝麻·山麻·假

◎《岭南采药录》及文献记载山芝麻：

主治拔毒生肌，清热解毒。

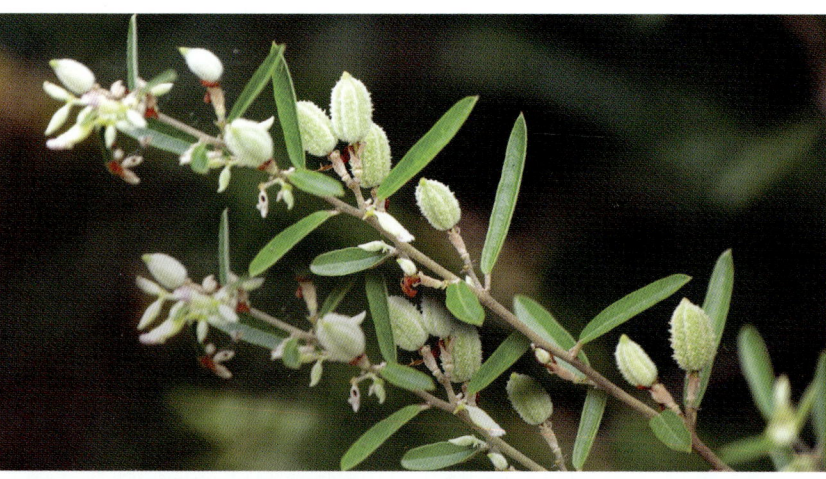

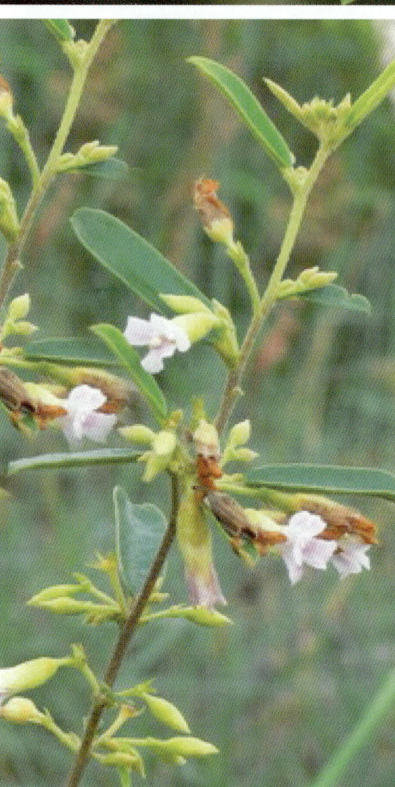

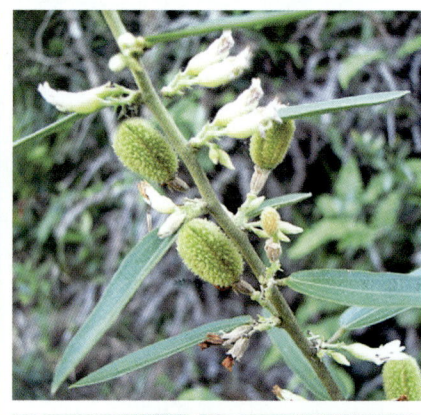

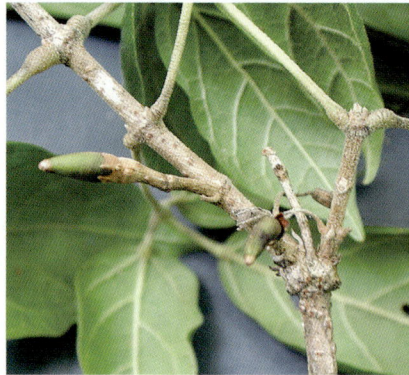

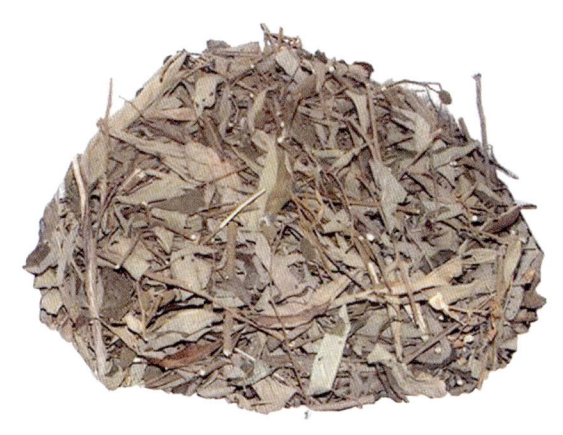
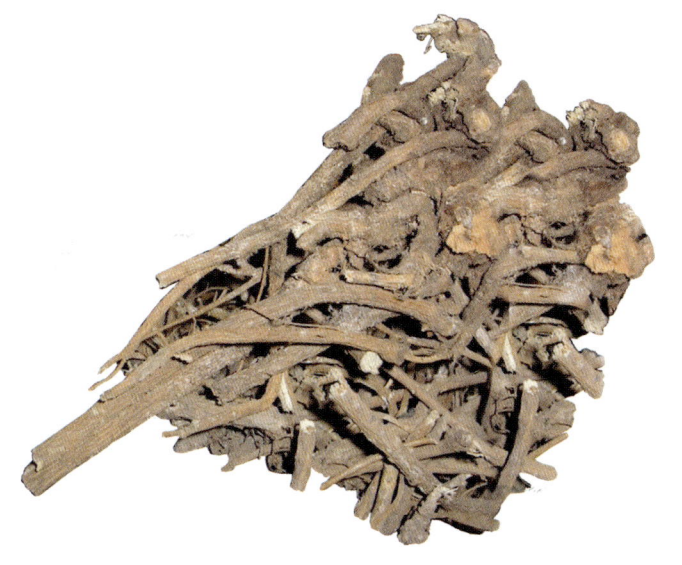

国医传世药方

芝麻秆茶
方选源流：《民间验方》解表方。
中药组成：芝麻秆适量。
炮制方法：芝麻秆切碎熬水，漱口，每日数次。
功能主治：清热解毒。适用于牙周炎。

解毒解表方
方选源流：《奇方本草》解表方。
中药组成：山芝麻、古羊藤根、两面针各等分。
炮制方法：共研末，每次服3克，开水送下，每天3次。
功能主治：清热解毒，消肿止痛。适用于痧气。

解表清热方
方选源流：《奇方本草》解表方。
中药组成：山芝麻15克，岗梅40克，金钱风10克，土牛膝、毛冬青各30克。
炮制方法：水煎服，待凉后含服。
功能主治：清热解毒，消肿止痛。适用于风热邪毒。

四季药膳养生

芝麻白糖糊
芝麻、白糖适量。芝麻炒香，研为细末，加白糖适量，开水冲服。每次用2汤匙。▶功效养阴血，补肝肾，乌须发，填精气，长肌肉。适用于肝肾阴虚，须发早白，老人便秘，肺燥干咳，皮肤干涩等症。常人服用，可补益强壮，抗早衰。

芝麻核桃糊
黑芝麻、桑葚子、核桃肉各等分。核桃肉捣烂；黑芝麻、桑葚子一起研为细末；混合后用蜂蜜调匀。每次20毫升，每天3次。▶功效明目，补肝益肾，润肠。适用于肝肾阳虚，精血不足，头晕眼花，肠燥便秘等症。肠燥便秘者，可每次服50毫升。

芝麻擂白糖
芝麻适量、白糖。将芝麻拣净杂质，略炒，待冷，入瓶备用。每次用芝麻2汤匙、白糖适量，擂烂，开水冲服。▶功效补肝肾，益阴血。适用于肺燥咳嗽，肝肾不足，身体虚弱，半身不遂，四肢软弱麻痹，皮肤干燥等症。

飞廉

拉丁学名：Carduus crispus L.

科属 菊科植物飞廉，其干燥地上部分入药。
地理分布 生于路旁、田野以及山地草丛中。我国大部分省区有分布。
采收加工 春、夏季采收全草，待秋季挖根，鲜用或者除花阴干，其余切段晒干。
用法用量 煎服，9～15克，鲜品30～60克。外用捣敷适量。
药理作用 止血；抗菌；降压等。
性味归经 苦、辛，凉。归肺，膀胱、肝经。
功能主治 凉血散瘀，祛风清热，解毒消肿。对于风热感冒，皮肤瘙痒，风热痹痛，月经过多，尿血，瘀血，烧伤，恶疮，疔疮均有疗效。

飞廉

别名／漏卢・飞轻・天荠・伏猪・飞雉・木禾・飞廉蒿・老牛锉・红花草・刺打草・雷公菜・大力王・枫头棵・飞帘・红马刺

◎《本草纲目》及文献记载飞廉：

主治骨节热，胫重酸疼。久服令人身轻。头眩顶重，皮间邪风，如蜂螫针刺，鱼子细起，热疮痈疽痔，湿痹，止风邪咳嗽，下乳汁。久服益气明目不老，可煮可干用。主留血。疗疳蚀，杀虫。小儿疳痢，为散，浆水服，大效。治头风旋运。

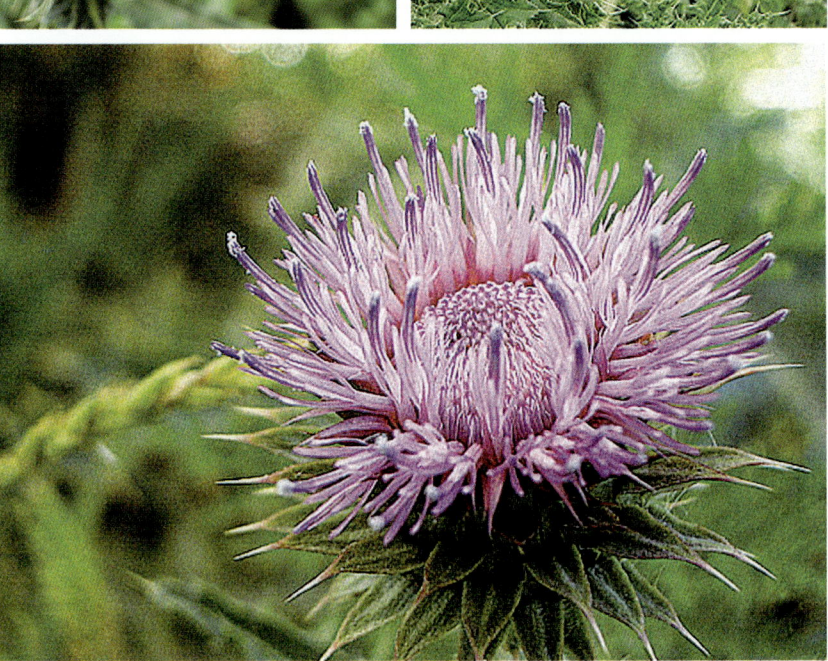

本草纲目附方

痔墨蚀口及下部

用飞廉蒿烧成灰捣后过筛，用两钱匕灰敷在痛处。如果很痛，就忍住；若不痛，就不是痔了。下部的虫象马尾大，相缠出无数。十日后病情减轻，二十日后完全康复。《千金翼方》

▲ **李时珍说：**

"飞廉，是神鸟的名字，它的形状是鹿身豹纹，雀头蛇尾，有角，能招致风气。这种草，它茎上有附皮象箭上的羽毛，又因为它可以治疗风邪，所以有飞廉、飞雉、飞轻的名称。"

▲ **李时珍说：**

"葛洪的《抱朴子》说，单独服飞廉可以轻身延年。又说，服飞廉煎剂，可以行远路走的快，力气比平常人大数倍。《神农本草经》、《名医别录》都把它列为良药，但后人却不知道用它，这是为什么呢？"

▲ **苏恭说：**

"这种草有两种：一种是陶弘景所说的，长在平川沼泽中，叶子上有许多刻缺，叶下面有附茎，茎上的皮稍微隆起，象箭上的羽毛，花呈紫色，一般药方中几乎没有用它的，但道家却服用它的枝茎，可以得到长生高寿，也被收入神枕方。另一种长在山冈上，叶子很相象，只是没有刻缺，而有许多毛，茎上也没有羽，根径直向下，更没有分枝，鲜品时候是白肉黑皮，里面有黑脉，晒干后则黑得象玄参，用它的茎、叶及根，可以用于痔蚀杀虫，和产于平泽的飞廉一样灵验。现今民间把苦芙的马蓟当做漏卢，这并不对。"

▲ **雷敩说：**

"大凡使用飞廉不要错用为赤脂蔓，它与飞廉形状很相似，只是赤脂蔓遇见酒后颜色便变得血红，凭此可以做为识别二者的标志。"
"大凡用根，先刮掉粗糙的表皮，捣碎，用苦酒拌后放一晚上，捞出晒干后捣碎用。"

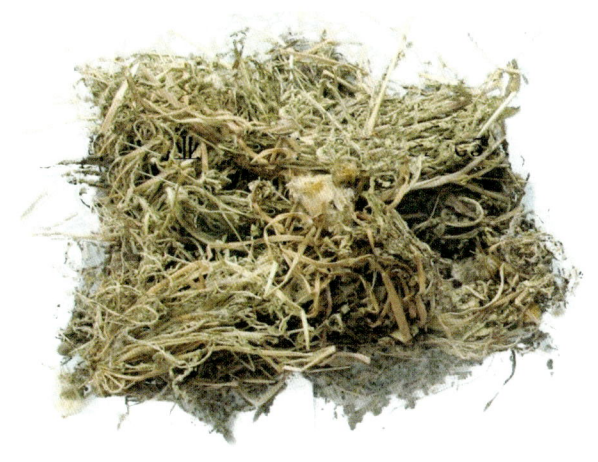

国医传世药方

散淤汤

方选源流：《奇方本草》解表方

中药组成：飞廉草50克，萹蓄30克，茯苓、凤尾草、菟丝子、熟地黄各15克。

炮制方法：加水煎沸15分钟，滤出药液，再加水煎20分钟，去渣，两煎药液兑匀，分服，每天1剂。

功能主治：凉血散淤，解毒消肿。适用于乳糜尿。

四季药膳养生

飞廉茶

飞廉28克，白糖适量。飞廉以水煎汤，取汁，入白糖。代茶频饮，连用5天。▶适用于乳糜尿，白带病。

飞廉分清汤

飞廉草40克，萹蓄30克，凤尾草、茯苓、菟丝子、熟地各15克。水煎服，每天1剂，分2次服。▶功能清利湿热，健脾益肾。适用于脾肾不足，湿热内蕴。

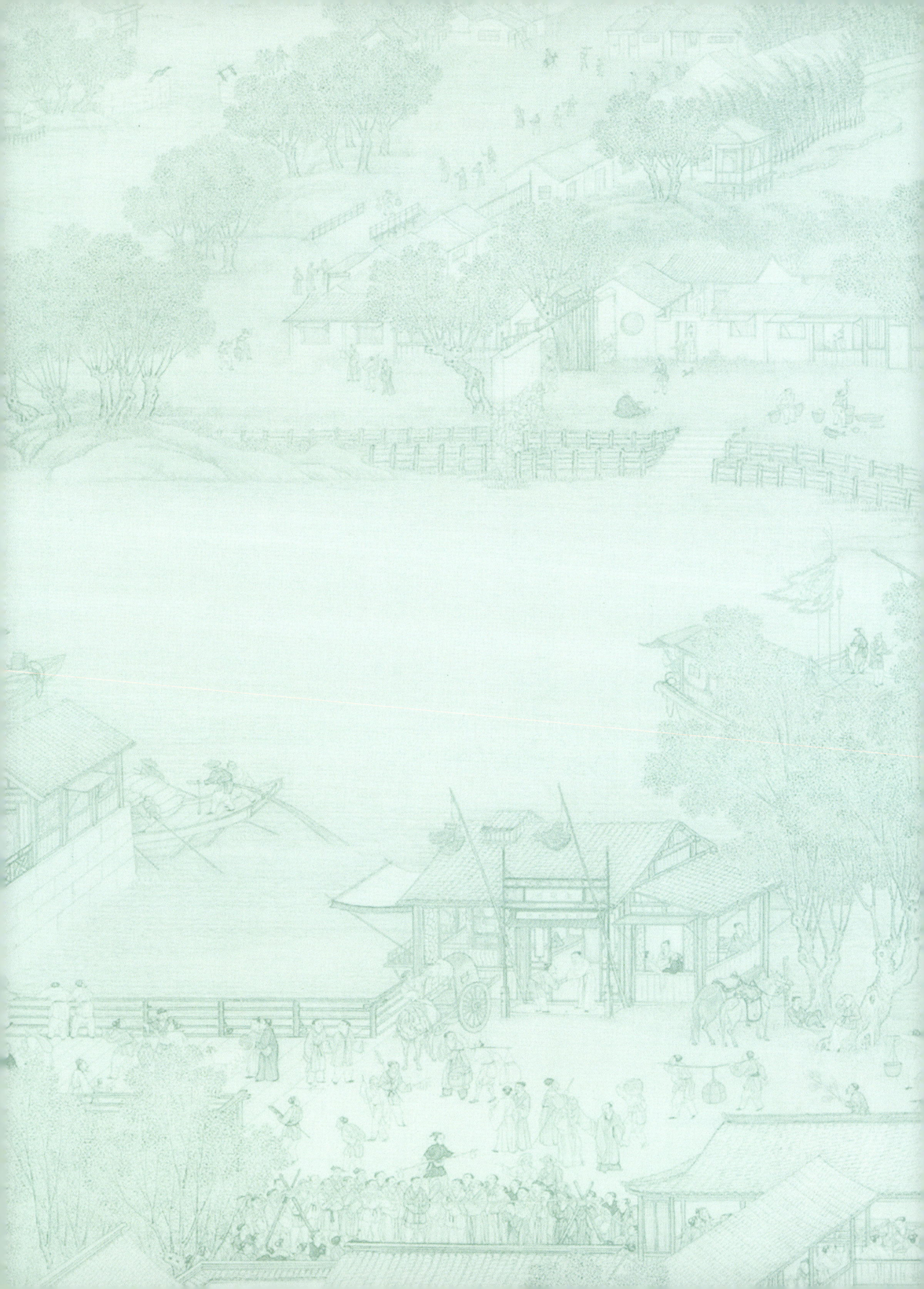

清热药

【概念】

在中医药理论中,凡是以清解里热,泄除里热证为主要作用的药物,称为清热药。

【功效】

清热药多寒凉,具有解毒、清热泻火、清虚热、凉血等功效。

【药理作用】

中医科学研究表明,清热药主要具有抗病毒,抗菌,抗毒素,抗病原虫,抗肿瘤,解热,抗炎,增强免疫功能的作用。

【适用范围】

清热药主要用于不恶寒反恶热、发热、口渴、呼吸急促、心烦口苦、大便干结、小便短赤,或者兼便秘、腹胀、苔黄的里热证。对现代临床称谓的感染性发热、急性传染病、白血病、某些变态反应性疾病、某些心血管疾病等有一定的治疗作用。

【药物分类】

清热药根据性能不同,主要分为清热泻火药、清热燥湿药、清热解毒药、清热凉血药、清虚热药五类。

清热泻火药,以清泄气分邪热为主。主要用于口渴、高热、烦躁、汗出、严重的脉洪大、神昏谵语的气分实热证。这类药物各有不同的作用部位,分别适用于胃热、肺热,如芦根、花粉、淡竹叶、竹叶、西瓜翠衣、鸭跖草、谷精草、决明子、寒水石、夜明砂、猪胆汁、密蒙花、青葙子、苦丁茶。

清热燥湿药,药性苦寒。苦能燥湿,寒能清热,因此具有清热燥湿的作用,并能清热泻火。主要用于身热不扬、胸膈痞闷、舌苔黄腻的湿温、小便短赤或暑温夹湿证;用于痞满吐利的湿热蕴结脾胃证;用于泄泻、痢疾、痔瘘肿痛的湿热壅滞大肠证;用于耳肿流脓、黄疸尿赤的湿热蕴蒸肝胆证;用于带下色黄或热淋灼痛的湿热下注证,关节红肿热痛的湿热流注关节证;用于湿疮、湿疹的湿热浸淫肌肤证;用于各脏腑火热证。中医药方常用的清热燥湿药有黄连、黄芩、黄柏、秦皮、白鲜皮、龙胆、苦参、三棵针、苦豆子、马尾连。

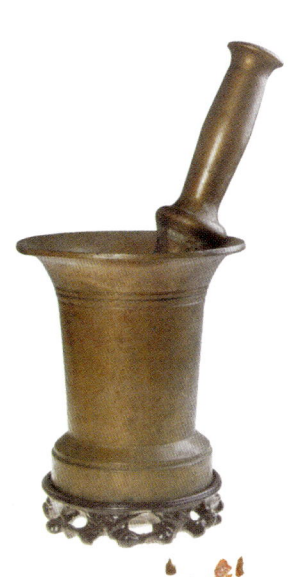

清热解毒药,以清热解毒为主。主要用于丹毒、瘟毒发斑、痈肿疔疮、痄腮、热毒下利、咽喉肿痛、虫蛇咬伤、水火烫伤、癌肿的火热壅盛证以及其他急性热病。中医药方常用的清热解毒药有忍科藤、金银花、连翘、蒲公英、紫花地丁、金莲花、野菊花、苦地丁、甜地丁、天葵子、大青叶、板蓝根、重楼、拳参、青黛、鱼腥草、金荞麦、白头翁、马齿苋、大血藤、败酱草、鸦胆子、马勃、广豆根、委陵菜、射干、北豆根、青果、锦灯笼、金果榄、土茯苓、白蔹、木蝴蝶、冬凌草、千里光、四季青、漏芦、穿心莲、白花蛇舌草、半边莲、熊胆、山慈姑、地锦草、绿豆、翻白草、马鞭草。

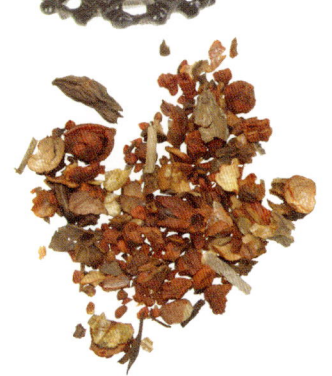

清热凉血药,药性咸寒。咸能入血,寒能清热,因此具有清血分热邪、清解营分的作用。主要用于身热夜甚、心烦不寐、舌绛、脉细数,甚至斑疹隐隐、神昏谵语的热入血分证;用于舌謇肢厥、神昏谵语、舌质红绛的邪陷心包证;用于吐血衄血、舌色紫绛、尿血便血、躁扰不宁、斑疹紫暗,甚或昏狂的热入血分证;也可用于其他疾病引起的血热出血证。中医药方常用的清热凉血药有玄参、牡丹皮、地黄、赤芍、紫草、水牛角。

清虚热药,以清虚热、退骨蒸为主。主要用于午后发热、骨蒸潮热、虚烦不寐、手足心热、盗汗遗精、舌红少苔、脉细而数的肝肾阴虚,虚火内扰证;用于热退无汗、夜热早凉、脉象细数、舌质红绛的温病后期,邪热未尽,伤阴劫液证。中医药方常用的清虚热药有白薇、青蒿、地骨皮、胡黄连、银柴胡。

知母　　拉丁学名：Anemarrhena asphodeloides Bge.

科属　百合科植物知母，其干燥根茎入药。知母属植物全世界仅1种，分布于朝鲜半岛和中国。

地理分布　向阳干燥山坡、丘陵草丛中以及草原地带，常成群生长。陕西、宁夏、东北、华北、甘肃、江苏、山东等地多有分布。

采收加工　春、秋季采挖，除去须根、枯叶和泥土，晒干称为毛知母。趁鲜剥去外皮，晒干为知母肉。

用法用量　煎服，6～12克。

药理作用　降血糖；解热；抗病原微生物；抗血小板聚集等。

性味归经　苦、甘，寒。归肺、胃、肾经。

功能主治　生津润燥，清热泻火。对于外感热病，高热烦渴，肺热燥咳，内热消渴，骨蒸潮热，肠燥便秘等症均有疗效。

知母

别名／连母·水参·贷母·韭逢·东根·苦心·儿草·兔子油草·山韭菜·虾草

◎《本草纲目》及文献记载知母：

主治消渴热中，除邪气，肢体浮肿，下水，补不足，益气。疗伤寒久疟烦热，胁下邪气，膈中恶，及风汗内疸。多服令人泄。心烦躁闷，骨热劳往来，产后蓐劳，肾气劳，憎寒虚烦。热劳传尸疰病，通小肠，消痰止嗽，润心肺，安心，止惊悸。凉心去热，治阳明火热，泻膀胱，肾经火，热厥头痛，下痢腰痛，喉中腥臭。安胎，止子烦，辟射工，溪毒。泻肺火，滋肾水，治命门相火有余。

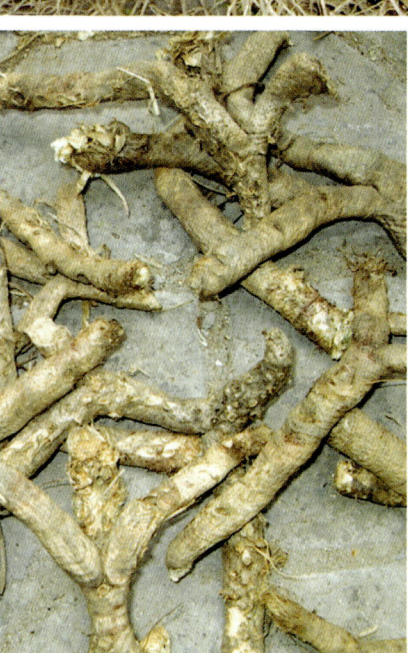
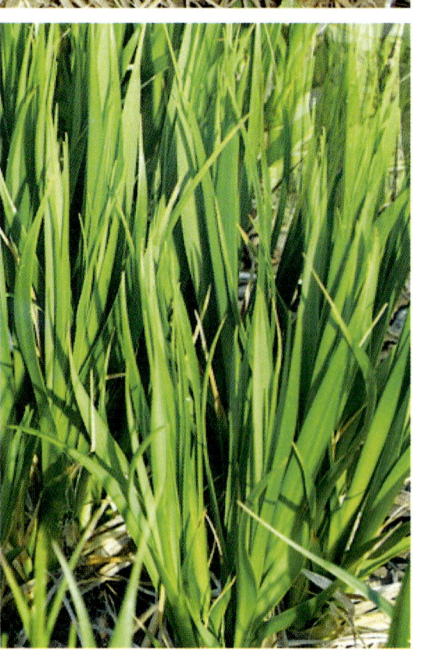

本草纲目附方

久嗽气急
用知母五钱（去毛切片，隔纸炒过）、杏仁五钱（姜水泡，去皮尖，焙过），同煎服。另以萝卜、杏仁等分，研为末，加米糊做成丸。每次服五十丸，姜汤送下，以绝病根。《杂兴方》

妊娠腹痛
知母二两，研细，和蜜成丸，如梧子大。每次服二十丸，米粥送下。《圣惠方》

嵌甲肿痛
知母烧存性，研末敷患处。《多能方》

紫癜风疾
用醋磨知母涂搽。《卫生易简方》

妊娠腹痛，不足月，如同将要生产的样子
把二两知母制成细末，用蜂蜜做成梧桐子大的药丸，每次用米粥送下二十丸。《圣惠方》

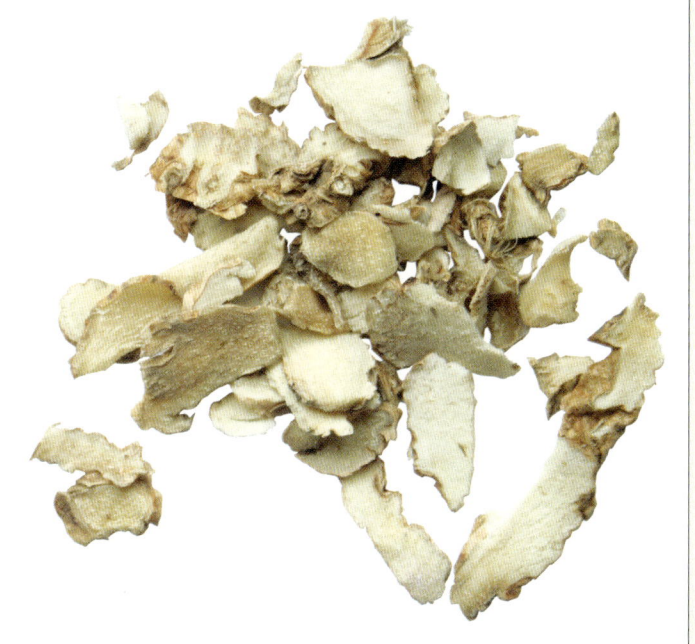

清热药·清热泻火药

国医传世药方

二母散
方选源流：《医方考》化痰方。
中药组成：知母12克、贝母12克。
炮制方法：上药共研细末，每服3～6克。亦可作汤剂，水煎服。
功能主治：滋阴润燥，清热润肺，化痰止咳。适用于肺热燥咳，痰稠难出，咳嗽痰多，黄稠。

白虎加人参汤
方选源流：《伤寒论》清热方
中药组成：知母9克、生石膏30克、粳米9克、炙甘草3克、人参10克。
炮制方法：水煎服。
功能主治：清热泻火，益气生津。发热汗多，脉大无力，高热烦渴，肺热燥咳，内热消渴，骨蒸潮热，阳明经证气津两伤；暑病津气两伤，汗出背微恶寒，身热而渴。

四季药膳养生

二母蒸鳖
知母、贝母各6克，柴胡、前胡、杏仁各4克，黄酒适量，元鱼(鳖)1只(约重500克)，食盐少许。将元鱼去头及内脏，洗净，切块，放大碗中，加入5味药及黄酒、食盐，再加水浸过肉，切，上笼蒸1小时，趁热分顿食用。▶功效滋阴退热。适用于妇女长期低热不退者。

二母团鱼汤
知母、贝母各16克，甜杏仁、银柴胡各13克。将鳖洗净，取肉切块，与四药同入锅内，加适量水，煎煮至肉熟。饮汤食肉，也可加食盐少许调味。另亦可将药焙研为末，以鳖骨、甲煎汤，取汁合丸用。▶功效滋阴清热，润肺止咳。适用于肺肾阴虚，手足心热，骨蒸潮热，咳嗽，盗汗，咽干等症；或肺结核患者属阴虚发热者。

栀子　拉丁学名：Gardenia jasminoides Ellis

科属　茜草科常绿灌木栀子，其干燥成熟果实入药。栀子属植物全世界约有245种，分布于热带、亚热带地区。中国有5种，均可入药。

地理分布　丘陵山地以及山坡灌木林中多有生长。西南、中南以及江苏、浙江、安徽、福建、江西、台湾等地多有分布。

采收加工　10月中下旬，果皮变为红黄色的时候采收，除去果柄杂物。直接将其晒干或者烘干。

用法用量　煎服，6～9克。外用生品适量，研末调敷。

药理作用　抗肝损伤，促进胆汁分泌，促进胰液分泌；泻下；抗菌；抗炎；镇静；降血压等。

性味归经　苦，寒。归心、肺、三焦经。

功能主治　清热利尿，泻火除烦，凉血解毒。对于热病心烦，血淋涩痛，黄疸尿赤，目赤肿痛，血热鼻衄，火毒疮疡有疗效；外治扭挫伤痛均有疗效。

别名／木丹·鲜支·卮子·越桃·山栀子·黄荑子·黄栀子

◎《本草纲目》及文献记载栀子：

主治五内邪气，胃中热气，白癞赤癞疮疡。疗目赤热痛，胸心大小肠大热，心中烦闷。去热毒风，除时疾热，解五种黄病，利五淋，通小便，解消渴，明目。主中恶。解玉支毒。主喑哑，紫癜风。泻三焦火，清胃脘血，治热厥心痛，解热郁，行结气。治吐血衄血，血痢下血，血淋，损伤瘀血及伤寒劳复，热厥头痛，疝气，汤火伤。

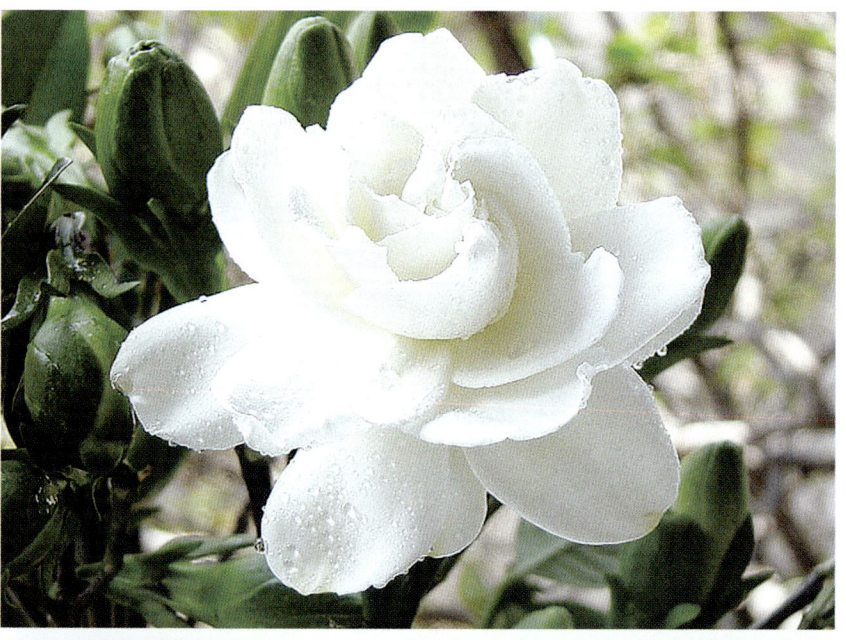

本草纲目附方

小便不通
栀子十四枚、独头蒜一个、盐少许，捣烂贴脐上，过一会即通。《普济方》

风痰头痛，难以忍受
把栀子末与蜂蜜调和，浓敷舌上，呕吐后即止痛。《兵部手集》

伤折肿痛
将栀子、白面一同捣烂，涂敷痛处，很有效。《集简方》

汤烫火烧
将栀子末和鸡蛋清调匀敷涂患处。《救急方》

胃脘火痛
用大栀子七枚炒焦，加水一碗，煎取七成，加入生姜汁喝下，立即止痛。若是复发，再服必定效果不佳，需加玄明粉一钱，方能止痛。《丹溪纂要》

血淋涩痛
生山栀子末、滑石各等份，用葱汤送服。《经验良方》

冷热腹痛
山栀子、川乌头等份，生研为末，用酒糊成丸如梧桐子大，每次服十五丸，用生姜汤送下。小腹痛，用茴香汤送下。《博济方》

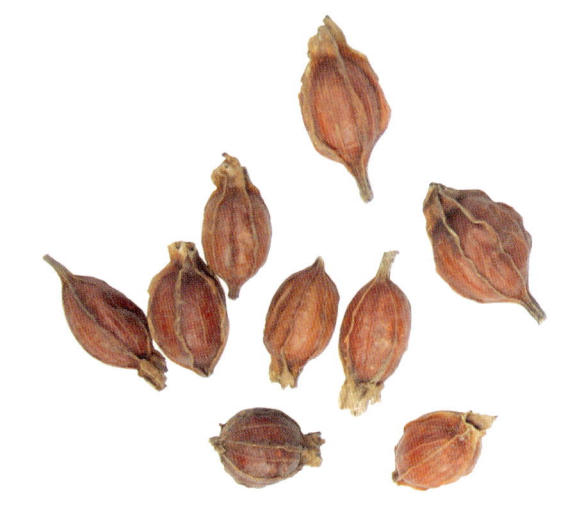

国医传世药方

抽薪清热饮
方选源流：《景岳全书》清热方。
中药组成：栀子10克、黄芩10克、石斛10克、木通6克、黄柏6克、枳壳6克、泽泻10克、甘草6克。
炮制方法：水煎服。
功能主治：清热泻火。适用于火热炽盛，心烦口渴，面红目赤，狂言乱语，小便赤涩，舌红苔黄，脉数。

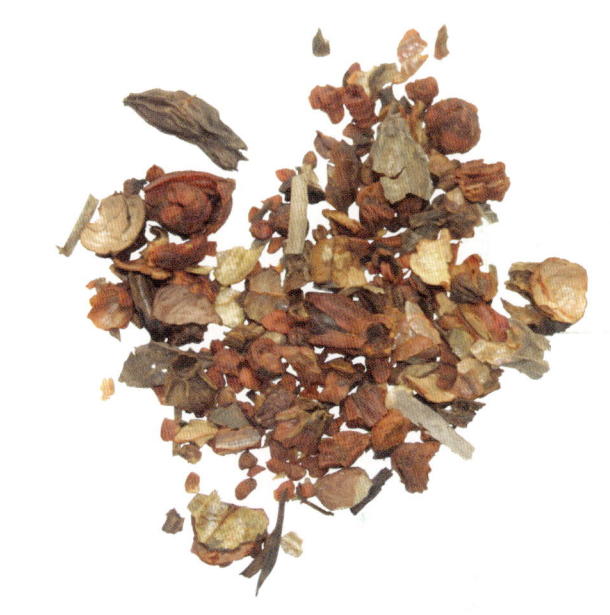

四季药膳养生

栀子粳米粥
　　栀子仁10克，粳米80克，共煮成粥。▶功能镇静、利胆、降压、抑制真菌。适用于目赤肿痛、香豆黄、乳腺炎、急性黄疸型肝炎、肾炎水肿、腮腺炎等。

栀子豆豉汤
　　栀子仁7枚、豆豉20克，加水1碗，煎取七成服下。▶适用于小儿狂躁，蓄热在下，身热狂躁，昏迷不食，或吐或不吐。

栀子丸
　　将栀子14枚，去皮，捣为末，炼蜜为丸，如梧子。每次服3丸，一天服3次，疗效显著。亦可用水煎服。▶适用于热毒血痢。

夏枯草　　拉丁学名：Prunella vulgaris L.

科属　唇形科植物夏枯草，其干燥果穗入药。夏枯草植物全世界约有14种，分布于欧洲热带、温带地区及北美洲和非洲西北部。中国有4种，入药用有2种。

地理分布　路旁、荒地以及山坡草丛中多有生长。全国大部分地区均有分布。

采收加工　夏季果穗呈棕红色的时候采收，除去杂质后，晒干。

用法用量　煎服，9~15克。

药理作用　调节免疫功能；降血糖；降压；抗炎；抗菌，抗病毒等。

性味归经　辛、苦，寒。归肝、胆经。

功能主治　明目，清肝火，消肿，散结。对于目赤肿痛，目珠夜痛，瘰疬，瘿瘤，头痛眩晕，乳痈肿痛；淋巴结结核，甲状腺肿大，乳腺增生，高血压有疗效。

夏枯草

别名／夕句·乃东·铁色草·棒槌草·灯笼草·牛低头·六月干

◎《本草纲目》及文献记载夏枯草：

主治寒热瘰疬鼠瘘头疮，破癥，散瘿结气，脚肿湿痹，轻身。夏枯草治目疼，用沙糖水浸一夜用，取其能解内热，缓肝火也。

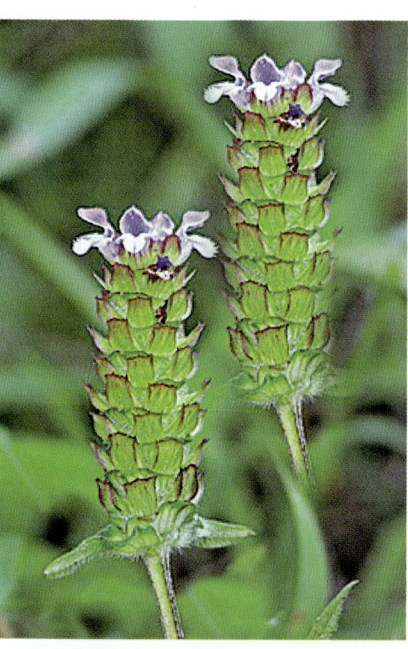
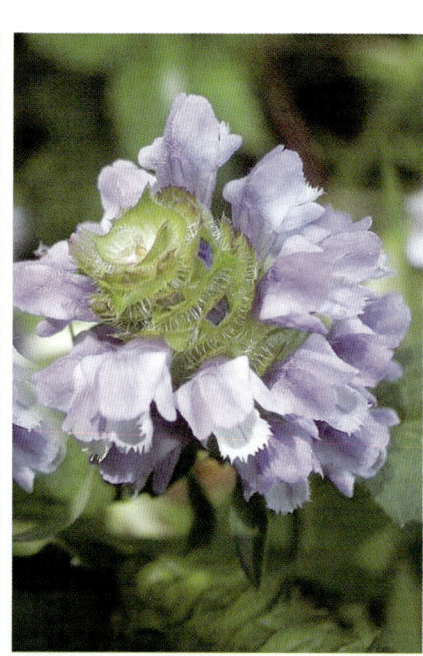
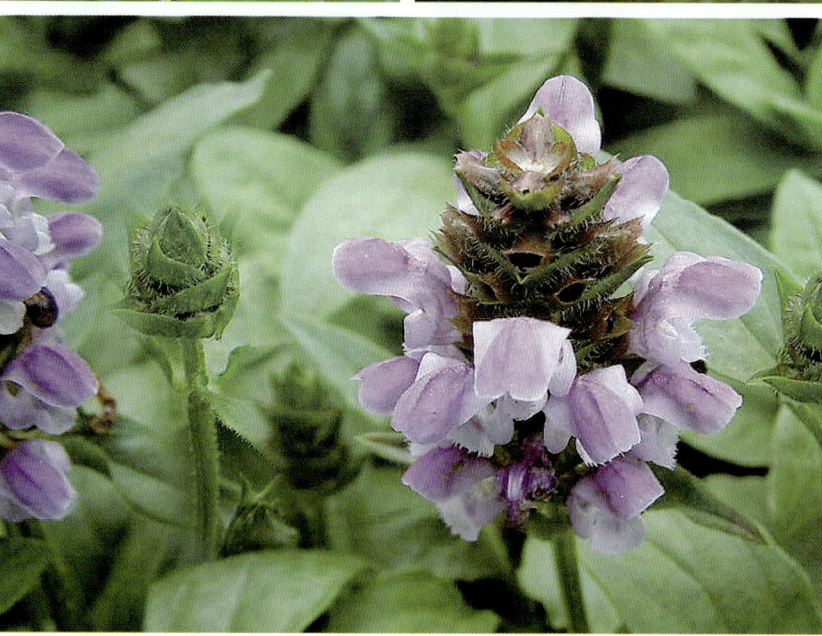

本草纲目附方

明目补肝，肝虚目痛，冷泪不止，筋脉疼，眼睛畏光
夏枯草半两、香附子一两，共研为末。每次服一钱，用腊茶汤调和后服下。《简要济众》

打伤、刀伤
把夏枯草捣碎或嚼碎后敷在伤处。《卫生简易方》

赤白带下
夏枯草开花时采来，阴干，研为末。每次服二钱，饭前以米汤送下。《徐氏家传方》

血崩
夏枯草研为末，每次服一小匙，米汤调下。《圣惠方》

产后血晕
夏枯草捣烂，绞汁服一碗，极有效。《徐氏家传方》

汗斑白点
用夏枯草熬成浓汁，每天外洗患处。《乾坤生意》

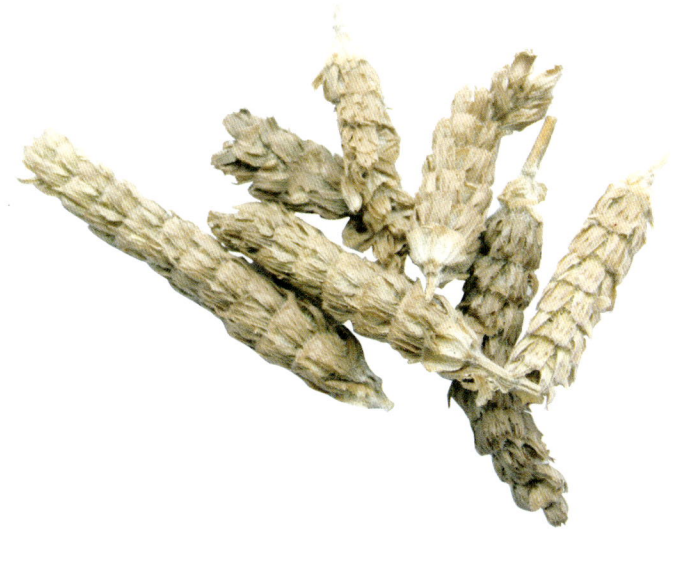

国医传世药方

内消瘰疬散结丸

方选源流：《病医大全》化痰方。

中药组成：夏枯草240克、玄参150克、海藻30克、川贝母30克、薄荷叶30克、青盐100克、天花粉30克、海蛤粉30克、白蔹30克、桔梗30克、连翘30克、当归30克、枳壳30克、硝石30克、熟大黄30克、生甘草30克、生地黄30克。

炮制方法：上药共研细末，酒糊为丸，如梧桐子大。每服6~9克，日服2次，温开水送服。

功能主治：软坚散结，清肝火，化痰消肿。适用于痰凝气滞而致的瘰疬痰核，淋巴结结核，甲状腺肿大，瘿瘤，肿痛。

四季药膳养生

夏枯草露

夏枯草500克。夏枯草浸2小时，洗净，放入蒸馏器中，蒸馏得芳香蒸馏液。每服30毫升，每天3次。▶功能化痰散结，清肝明目。适用于肝阳上亢，头目眩晕，早期高血压，目赤肿痛，急性黄疸型传染性肝炎，菌痢等症。

夏枯草煲猪肉

夏枯草25克，猪瘦肉60克。猪肉切成薄片；夏枯草装纱布袋中、扎口，一起放入锅内，加水，小火炖至肉熟烂，弃药袋，调味。食肉饮汤。每天1剂，分2次。▶功能清肝热，散郁结。适用于肝经有热或肝阳上亢头痛眩晕，结核，瘰疬等症。

夏枯草荷叶茶

夏枯草10克，荷叶12克（新鲜荷叶半张）。一起煎汤，取汁。代茶饮。▶适用于肝肾阴虚风火上亢，或头晕耳鸣，平素常头痛目眩，突然发生口眼歪斜，舌强言謇，半身不遂，手足重滞，苔黄，舌质红，脉弦滑数等症。

栝楼 拉丁学名：Trichosanthes kirilowii Maxim.

科属 葫芦科植物栝楼，其干燥根入药。栝楼属植物全世界约有49种。分布于中国、韩国、日本、澳大利亚北部、马来西亚及东南亚。中国有34种，入药用约有10种。

地理分布 海拔200～1800米的山坡林地、灌木丛中、草地和村旁田边均有生长。分布于华东、华北、中南以及辽宁、甘肃、陕西、贵州、四川、云南。

采收加工 秋末采挖，除去须根，刮去外皮，纵向剖成2～4瓣，粗大者再横切成数段和斜片晒干。也有不刮皮、切瓣、切段而直接晒干的。

用法用量 煎服，10～15克。

药理作用 抗肿瘤；引产，抗早孕；同时具有免疫刺激和免疫抑制作用；抗艾滋病病毒等。

性味归经 甘、微苦，微寒。归肺、胃经。

功能主治 消肿排脓，清热生津。对于热病烦渴，肺热燥咳，疮疡肿毒，内热消渴均有疗效。

天花粉

别名／栝楼根·白药·瑞雪·天瓜粉·花粉·屎瓜根·蒌粉

◎《本草纲目》及文献记载天花粉：

主治消渴身热，烦满大热，补虚安中，续绝伤。除肠胃中痼热，八疸身面黄，唇干口燥短气，止小便利，通月水。治热狂时疾，通小肠，消肿毒，乳痈发背，痔瘘疮疖，排脓生肌长肉，消扑损瘀血。

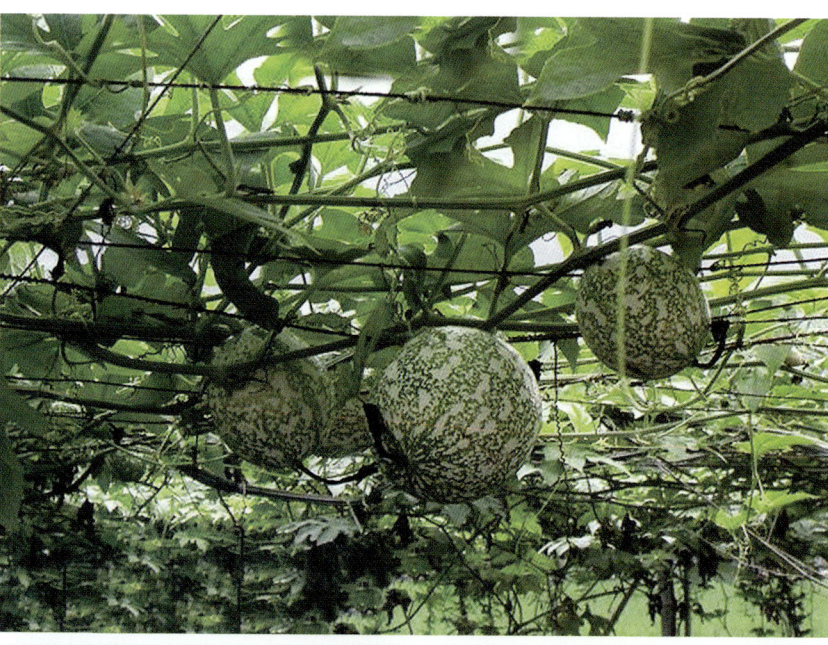

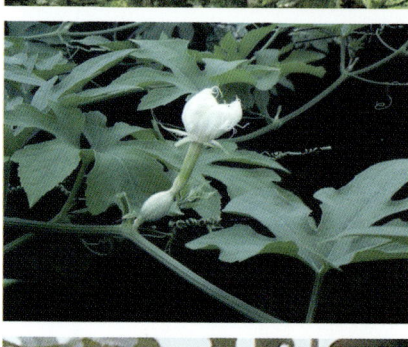

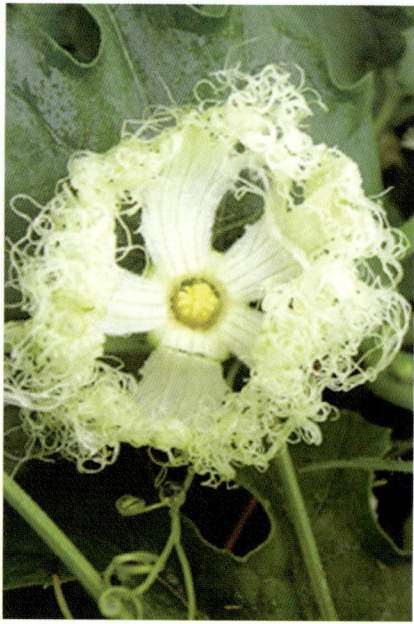

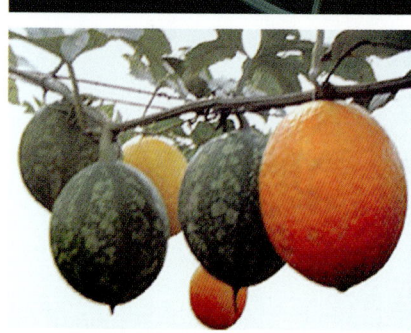

本草纲目附方

消渴饮水
制作天花粉的方法是：将大瓜蒌根除去皮，切成一寸，放在水中浸泡五天，每天换水，然后取出捣研成末，过滤后将澄淀粉晒干，每次服用一方寸匕，用水化服，每天服三次。也可以放入米汤或乳酪中食。《千金方》

黑疸危疾
取瓜蒌根一斤，捣碎取汁六合，一次服完。随后就会黄水从小便中排出，如果不排出黄水，再服一次。（杨起《简便方》）

天泡（疱疹）湿疮
用天花粉、滑石等份，研为粉末，用水调和，搽在患处。《普济方》

痰咳不止
栝楼仁一两、文蛤七分，共研为末，以浓姜汁调成丸，如弹子大，噙在口中将汁咽下。《摘玄方》

肺痿咳血
栝楼（连瓤瓦焙）五十个、乌梅肉（焙过）五十个、杏仁（去皮尖，炒）二十一个，共研为末；另将猪肺切薄片，每片掺入一小撮药末，炙熟，冷嚼咽下，一天两次。《圣济总录》

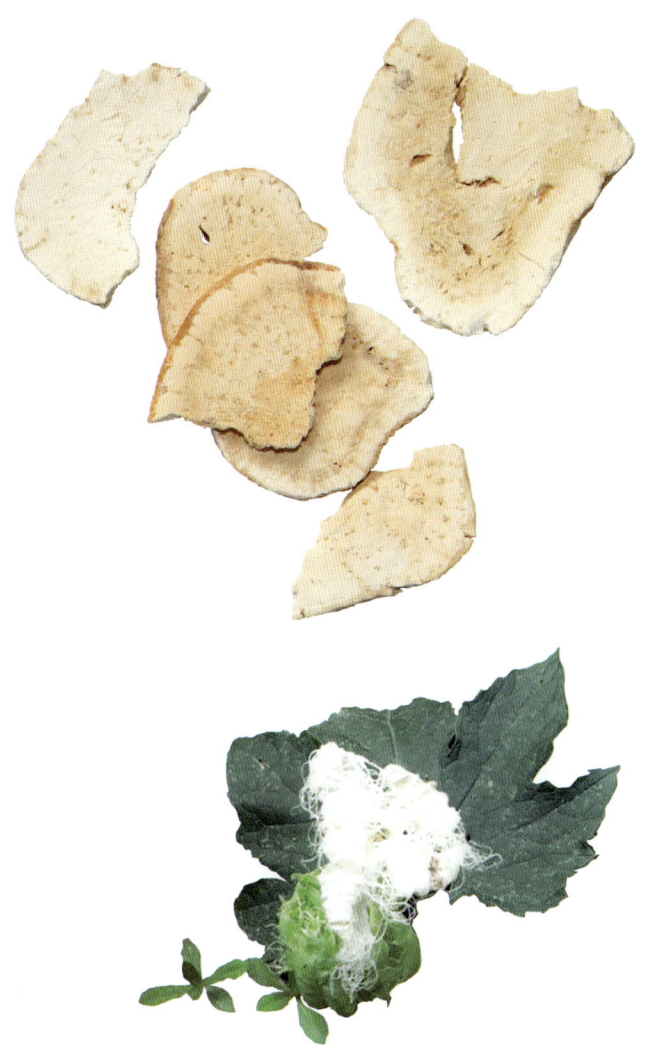

国医传世药方

消渴生津方
方选源流：《丹溪心法》治燥方。
中药组成：天花粉末15克、黄连末2克、藕汁50毫升、生地汁30毫升、生姜汁3滴、人乳(或牛乳)80毫升、蜂蜜10毫升。
炮制方法：上药搅拌成膏，开水送服。
功能主治：清热生津，滋阴润燥。适用于消渴，口渴引饮，口干舌燥，多食易饥，舌红苔燥，脉细数。

四季药膳养生

天花粉山药粥
鲜天花粉(干品亦可)16克，鲜山药(干品亦可，但不可炒)80克。天花粉切成骨牌片，一起放锅内，加水适量，小火慢煮至烂熟。淡食为佳，亦可入少许酱油或食盐调味服食。▶功能固肾安中，生津止渴。适用于消渴之口干舌燥，尿频量多等症。

天花粉粳米粥
天花粉30克，粳米100克。先煎天花粉，去渣，取汁，入米煮粥，随意食用。▶功能清肺，止渴，生津。适用于消渴及肺热咳嗽等症。

芦苇 拉丁学名：Phragmites communis Trin.

科属　禾本科植物芦苇，其新鲜或干燥根茎入药。芦苇属植物全世界约有9种，分布于非洲、大洋洲、亚洲热带地区。中国有3种，入药用有2种。

地理分布　河流、池沼岸边浅水中多有生长。全国大部分省区都有分布。

采收加工　一年四季均可采挖，除去芽、须根以及膜状叶，鲜用或者晒干。

用法用量　煎服，15~30克，鲜品用量加倍，或捣汁用。

药理作用　增强免疫功能等。

性味归经　甘，寒。归肺、胃经。

功能主治　除烦，止呕，清热生津，利尿。对于热病烦渴，肺热咳嗽，胃热呕哕，热淋涩痛，肺痈吐脓有疗效。

芦根

别名／芦苇根·苇根·芦茹根·芦柴根·芦通·苇子根·芦芽根·甜梗子·芦头

◎《本草纲目》及文献记载芦根：

主治消渴客热，止小便利。疗反胃呕逆不下食，胃中热，伤寒内热，弥良。解大热，开胃，治噎哕不止。寒热时疾烦闷，泻痢人渴，孕妇心热。

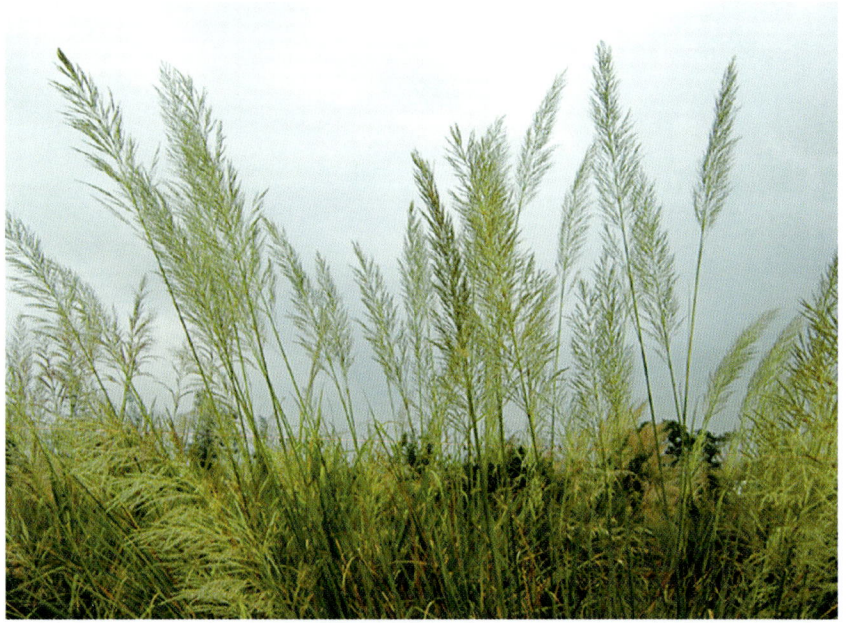

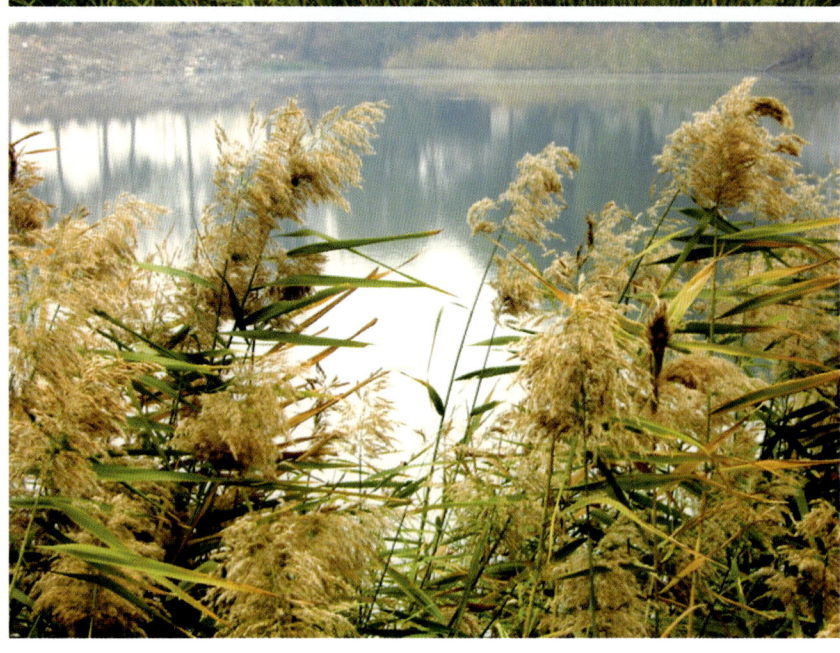

本草纲目附方

骨蒸肺痿（肺结核）
芦根、麦门冬、地骨皮、生姜各十两，橘皮、茯苓各五两，加水二斗，煮取八升，去渣。分五次服，得汗即愈。《外台秘要》

胸膈气滞，烦闷不下食
芦根五两锉小，加水三大碗，煮取二碗，去渣温服。《金匮玉函方》

背疮溃烂
将陈芦叶捣碎研为末，先以葱椒汤洗净患处，然后把药末敷上。《乾坤秘韫》

呕哕不止，厥逆者
三斤芦根切细，用水煮成浓汁，频饮二升。《必效方》说，如果用童便煮服，不超过三次就好了。《肘后方》

反胃上气
芦根、茅根各二两，四升水，煮取二升，分两次服下。《千金方》

霍乱烦闷
三钱芦根，一钱麦门冬，用水煎煮后服。《千金方》

中鱼、蟹毒
用芦根煮汁饮服。《肘后方》

食狗肉毒
心下坚，或腹胀口干，忽发热妄语。药方同上。《梅师方》

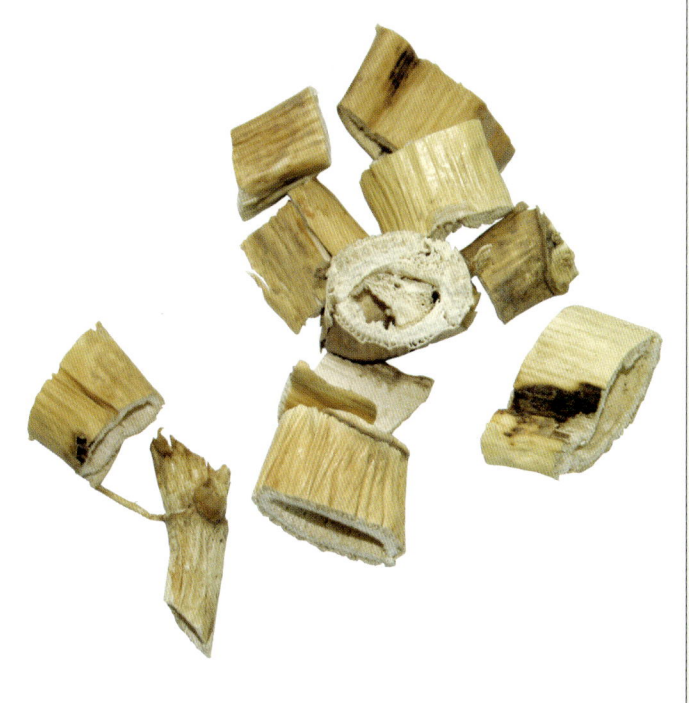

国医传世药方

五汁生津饮

方选源流：《温病条辨》补益方。

中药组成：鲜芦根汁、麦冬汁、藕汁、梨汁、荸荠汁。

炮制方法：上五味临时斟酌多少，和匀凉服，或隔水炖温服。

功能主治：清热生津，除烦止呕。适用于温病热邪损伤津液，口中燥渴，咽干唇燥，咳吐白沫，黏稠不爽，舌红苔少，脉虚细数。

四季药膳养生

芦根茶

1. 芦根50克，鲜萝卜200克，青橄榄8个，葱白7段，水煎，代茶饮。▶适用于流行性感冒。

2. 芦根。水煎。代茶饮。▶适用于牙龈出血。

芦根竹茹汤

鲜芦根100克，竹茹30克，蜜糖适量。前二药水煎取汁去渣。加蜜糖调匀服。▶功能和胃止呕。适用于呃逆，胃热呕吐等症。

芦根绿豆粥

芦根100克，绿豆100克，苏叶10克，生姜10克。先煎生姜、芦根、苏叶，去渣取汁，入绿豆，煮粥，随意食用。▶功能和胃止呕，利尿解毒。适用于小便赤涩，湿热呕吐及热病烦渴，解河豚或其他鱼、蟹中毒等症。

淡竹 拉丁学名：Phyllostachys nigra(Lodd.ex Lindl) Munro var.henonis(Mitf.)Stapf ex Rehdle

科属 禾本科乔木或灌木淡竹，其干燥叶入药。淡竹属植物全世界有2种，分布于东南亚。中国有2种，均可入药。

地理分布 通常栽植于庭园，分布于山东、河南以及长江流域以南各地区。

采收加工 夏季未抽穗前采割，晒干。

用法用量 煎服，6~15克，鲜品15~30克。

药理作用 抗氧化；升高血糖；提高巨噬细胞吞噬能力等。

性味归经 甘、辛、淡，寒。归心、胃、小肠经。

功能主治 生津利尿，清热除烦。对于热病烦渴，口疮尿赤，邪陷心包，神昏谵语有疗效。竹叶卷心用于温热病多有疗效。

竹叶

别名／淡竹叶·苦竹叶

◎《本草纲目》及文献记载竹叶：

主治胸中痰热，咳逆上气。吐血，热毒风，止消渴，压丹石毒。消痰，治热狂烦闷，中风失音不语，壮热头痛头风，止惊悸，温疫迷闷，妊妇头旋倒地，小儿惊痫天吊。喉痹，鬼疰恶气，烦热，杀小虫。凉心经，益元气，除热缓脾。煎浓汁，漱齿中出血，洗脱肛不收。

本草纲目附方

上气发热（急热之后饮冷水引起）
竹叶三斤、橘皮三两，加水一斗，煮取五升，细细饮服。三天服一剂。《肘后方》

牙齿出血
用淡竹叶煎浓汁含漱。（李时珍）

脱肛不收
用淡竹叶煎浓汁热洗。（李时珍）

时行发黄
竹叶（切细）五升、小麦七升、石膏三两，加水一斗半，煮取七升，细细饮服。服尽一剂可愈。《肘后方》

▲**苏颂说：**
"竹到处都有。竹的种类繁多，可是入药只用篁竹、苦竹、淡竹三种，人们大多不能细致地区分。按照《竹谱》记载：篁竹竹干坚硬，竹节短促，体形浑圆，质地劲挺，皮白如霜，大的可以用来作篙撑船，细小的可以用来制成笛子。苦竹有白皮的、有紫皮的。甘竹与篁竹相似而枝叶繁茂，即就是淡竹。苦竹有两种：一种出自江西、闽中，竹干很粗大，竹笋味道特别苦而不能食用；另一种出自江浙一带，皮肉厚实，竹叶又长又宽，竹笋稍带有苦味，人们习惯上叫它为甜苦笋。现在南方人入药烧沥（即用火烧新鲜的木本药材使其汁液滴出），只用上等淡竹，其肉质薄并且竹节中间有粉沫的。"

国医传世药方

竹叶清热汤

方选源流：《伤寒论》清热方。
中药组成： 竹叶30克、生石膏20克、麦门冬15克、半夏9克、人参5克、甘草3克、粳米15克。
炮制方法： 水煎服。
功能主治： 清热生津，益气和胃。适用于伤寒、温热、暑病之后，余热未清，气津两伤，心胸烦闷，气逆欲呕，身热多汗，口干喜饮，或虚烦不寐，脉虚数，舌红苔少。

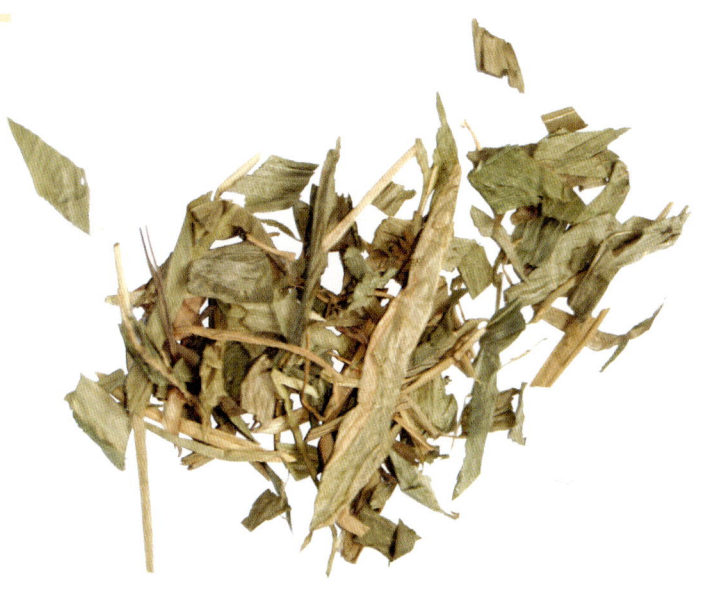

四季药膳养生

竹叶茶

鲜竹叶芯60克，夏枯草15克，槐花15克。煎汤，代茶饮。▶适用于高血压，头痛，面赤，烦渴，夜不安眠者。

淡竹叶粳米粥

1.淡竹叶20克，粳米150克，生石膏、砂糖各30克。先煎石膏、竹叶，去渣取汁，后下米煮粥，候熟，入糖搅匀，空腹食用。▶功能解毒消肿，清热生津。适用于热病，口渴及发背痈疽，诸热肿毒。

2.竹叶20克，粳米150克，栀子15克。先煎竹叶、栀子，去渣，取汁，入米煮粥，下盐，随意食用。▶功能清心解暑。适用于夏秋月中暑口渴。

淡竹叶酒

1.淡竹叶适量煎汁，如常法酿酒。适量饮。▶有治诸风热病，清心畅意之效。

2.淡竹叶250克，曲、米适量。淡竹叶煎汁，同曲、米如常法酿酒。▶适用于治小便赤涩，呕哕，热痛，心烦口渴，口舌生疮等症。

西瓜　拉丁学名：Citrullus lanatus (Thunb.)Mansfeld

科属　葫芦科植物西瓜，其干燥果皮入药。
地理分布　全国各地均产。
采收加工　夏季收集西瓜皮，削去内层柔软的部分，洗净后，晒干。
用法用量　煎服，10～30克；或焙干研末。外用，烧存性研末撒。

药理作用　消除黄疸；利尿等。
性味归经　甘，凉。归脾、胃经。
功能主治　止渴，清暑解热，利小便。对于小便短少，水肿，暑热烦渴，口舌生疮有疗效。

西瓜翠衣

别名／西瓜青·西瓜翠

◎《本草纲目》及文献记载西瓜翠衣：主治口、舌、唇内生疮，烧研噙之。

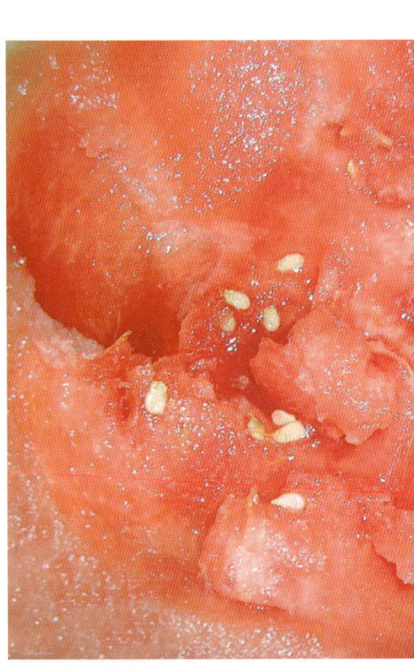
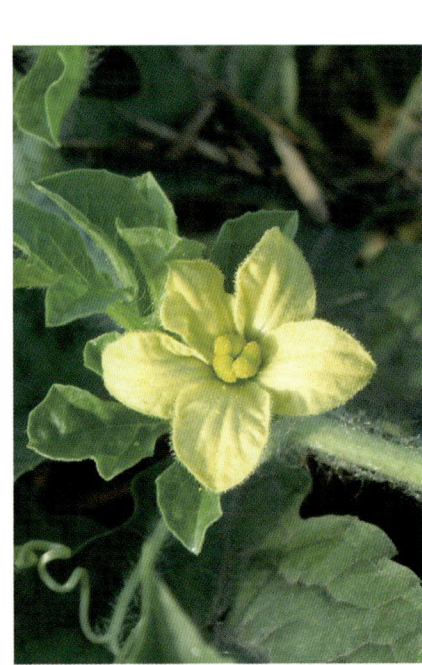
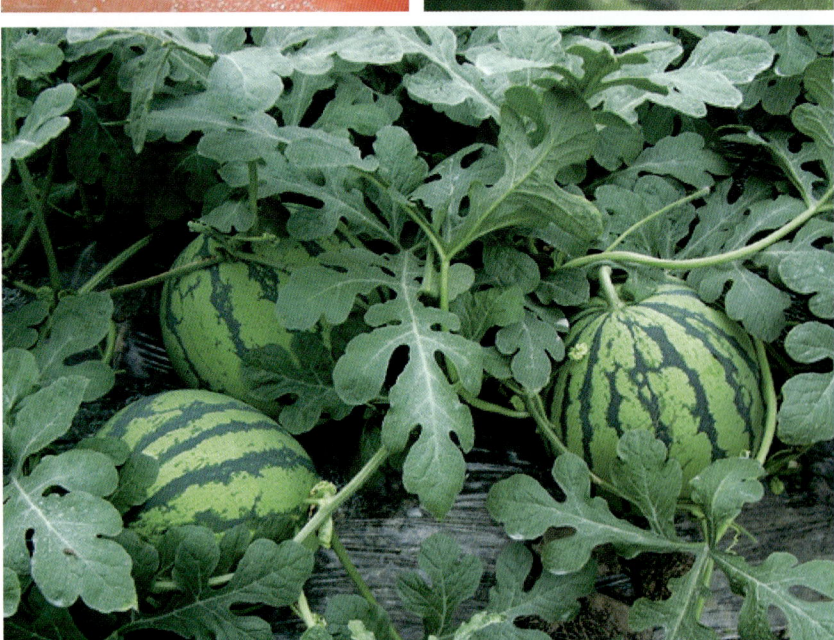

本草纲目附方

口舌生疮
将西瓜皮烧后研末,放口内含噙。

闪挫腰痛
将西瓜青皮阴干,研为末,盐酒调服三钱。《摄生众妙方》

吃瓜过多而受伤害者
用瓜皮煎汤饮服可解。其它的瓜都一样。《事林广记》

▲**李时珍说:**
"西瓜、甜瓜属性都生冷。平常之人以为吃它如醍醐从头顶灌下,甘露洒在心上一般凉爽,贪图一时的痛快,而不知道西瓜瓤伤脾助湿的害处。真西山《卫生歌》中说:'瓜、桃均属生冷之物,应当少吃,免得到了秋季而发疟疾之病。'又据李鹏飞《延寿书》中写道:防州太守陈逢原,避暑时吃西瓜太多,到了秋天忽然感到腰腿疼痛,不能屈伸活动。遇到某商人帮助给,教给他治疗的方法,用该法治,病才好。这都是吃瓜的害处,所以写在这里,使人们引以为戒。又据洪忠宣《松漠纪闻》中说:有人患了眼病,一人教他把西瓜切成片晒干,每日服用,结果眼病就治好了,这是因为西瓜性冷能降火的原因。"

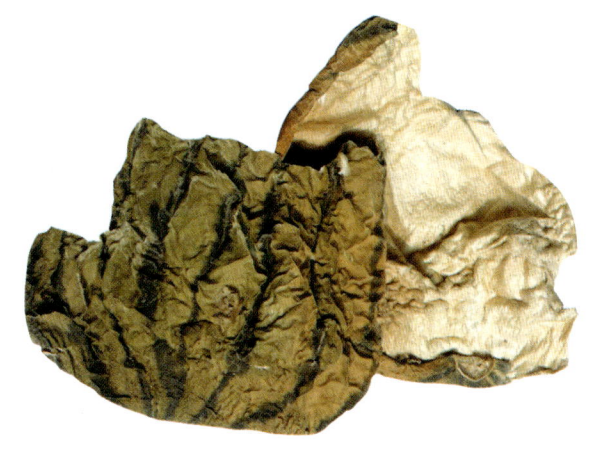

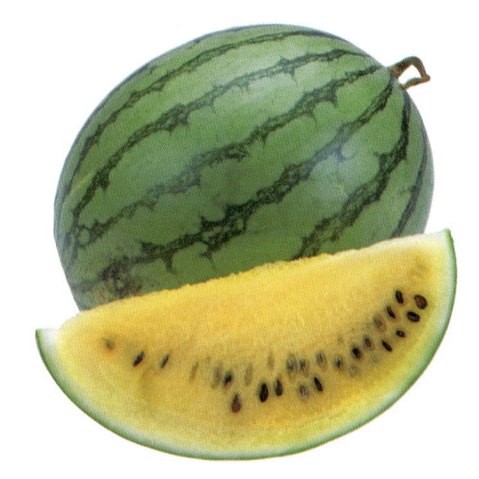

国医传世药方

西瓜翠衣清络饮
方选源流:《温病条辨》清热方。
中药组成:西瓜翠衣30克、丝瓜皮6克、鲜银花9克、鲜荷叶边6克、鲜扁豆花6克、鲜竹叶心6克。
炮制方法:水煎服。
功能主治:清暑解热。适用于暑热伤肺,邪在气分。身热口渴,口舌生疮,头目不清,昏眩微胀,舌淡红,苔薄白。

西瓜皮汤
新鲜西瓜皮,白糖适量。西瓜外层绿色薄皮,切碎,水煮30分钟,去渣取汁,加适量白糖搅匀,凉后代茶饮,当天饮完。▶功能清凉防暑。

西瓜番茄茶
西瓜、番茄适量。西瓜取瓤,去子,绞汁;番茄沸水烫,剥皮,去子,用纱布绞汁。二汁合并,代茶饮。▶功能清解暑热。适用于食欲不佳以及消化不良等症。

西瓜子仁糯米粥
西瓜子50克,糯米30克。西瓜子和水捣烂,煎水去渣取汁,入米煮稀粥,随意食用。▶功能清肺润肠,和中止渴。

决明　　拉丁学名：Cassia obtusifolia L.

小决明　　拉丁学名：Cassia tora L.

科属　豆科植物决明和小决明，其干燥成熟的种子入药。决明属植物全世界约有590种，分布于热带和亚热带地区，少数分布在温带地区。中国约有10种。入药用约19种。

地理分布　1.决明　路边、丘陵、山坡疏林下、荒山处多有生长。我国南部各省均有分布。
2.小决明　生于山坡、河边。中南、西南、华东以及辽宁、河北、山西、吉林等地多有分布。

采收加工　秋季采收成熟果实，打下种子，晒干，除去杂质。

用法用量　煎服，9～15克。

药理作用　抗菌；泻下；降血脂；降血压；抗肝损伤；抗血小板聚集；促进胃液分泌等。

性味归经　甘、苦、咸，微寒。归肝、大肠经。

功能主治　润肠通便，清热明目。对于羞明多泪，目赤涩痛，目暗不明，头痛眩晕，大便秘结有疗效。

决明子

别名／草决明·羊明·羊角·还瞳子·假绿豆·马蹄子·羊角豆·野青豆·蓝豆·羊尾豆

◎《本草纲目》及文献记载决明子：

主治青盲，目淫肤，赤白膜，眼赤痛，泪出。久服益精光，轻身。疗唇口青。助肝气，益精。以水调末涂，消肿毒。又贴脑心，止鼻洪。作枕，治头风明目，胜于黑豆。治肝热风眼赤泪。益肾，解蛇毒。叶作菜食，利五脏明目，甚良。

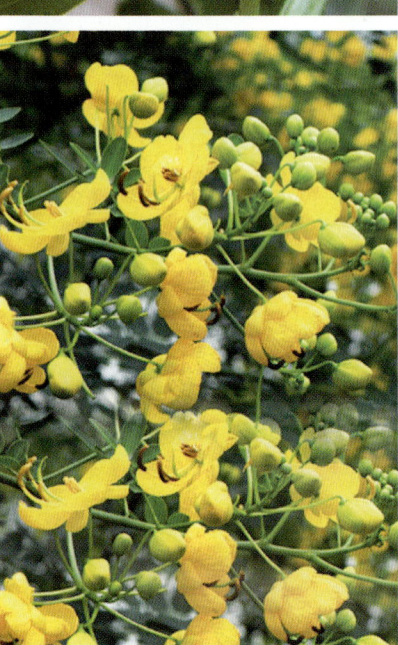
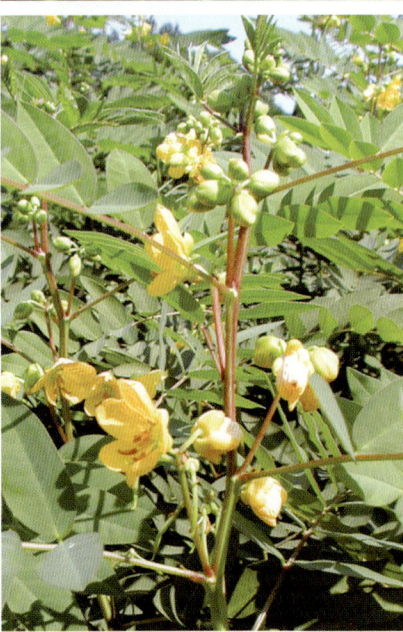

本草纲目附方

多年失明
决明子二升研为末，每次服一匙，饭后以稀粥送下。《外台秘要》

青盲、雀目
青盲是眼睛外观正常，但看不见；雀目即夜盲。决明一升、地肤子五两，共研为末，加米汤做成丸，如梧子大，每次服二三十丸，米汤送下。《普济方》

癣疮蔓延
决明子一两研为末。加水银、轻粉少许，研至极细，看不到一星的水银程度，将疮擦破，将药粉撒于癣疮上，很快就好。这是苏东坡的家藏方。《奇效良方》

补肝明目
取一个决明子，二升蔓菁子，用五升酒煮，晒干研末，每次服二钱，用温水送服，一天两次。《圣惠方》

眼睛红肿
决明子炒后研细，加茶调匀敷于太阳穴处，药干即换，一夜就好。《医方摘玄》

头风热痛
药方同上。

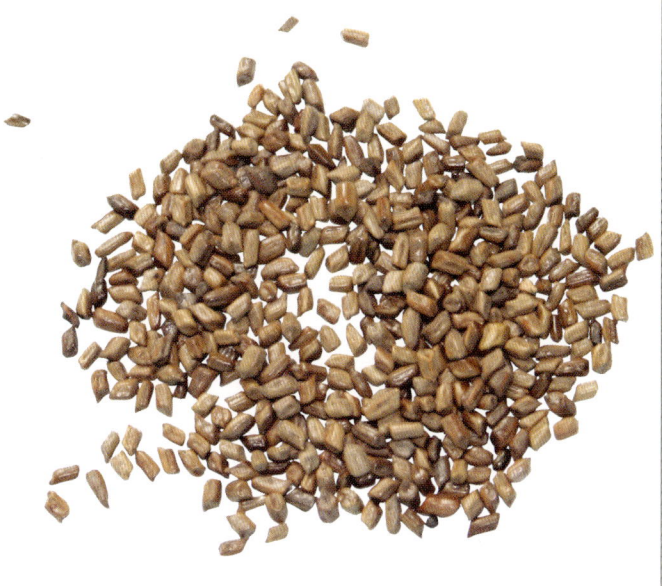

国医传世药方

明目凉血方

方选源流：《奇方本草》清热方。

中药组成：决明子、茯苓、生地黄、生石决明各20克，丹参、茺蔚子各15克，牛膝、钩藤、地龙、黄柏、知母、夏枯草各10克，木贼6克。

炮制方法：加水煎沸15分钟，滤出药液，再加水煎20分钟，去渣，两煎药液兑匀，分早晚两次服，每天1剂。

功能主治：清热明目。适用于视网膜炎，中心视网膜静脉阻塞。视力骤减，甚至仅辨明暗，耳鸣耳聋，头痛眩晕，心烦易怒，面部烘热，失眠多梦，口燥咽干，舌红绛，脉弦细或细数。

四季药膳养生

决明子粥

炒决明子16克，白菊花10克，粳米150克，冰糖少许。先煎炒决明和白菊花，去渣取汁，再入粳米煮粥，加冰糖少许。▶功能清肝降火，平肝潜阳。适用于肝火上炎、目赤肿痛、肝阳上扰之头晕，高血压病，头痛，高脂血症及便秘。

决明烧茄子

草决明30克，豆油250克，茄子500克。决明子捣碎加水适量，煎30分钟，去渣缩浓汁至2汤匙待用。茄子洗净切斜片，放热油中炸至两面焦黄，捞出控油。将锅内余油留下的3克放火上，用蒜片炝锅后把炸好的茄片入锅，把姜、葱等和用草决明汁调匀的淀粉倒入锅内翻炒，点几滴明油颠翻。每天2次，佐餐食。▶功能清肝降逆，润肠通便。适用于高脂血症，高血压病，冠心病。

鸭跖草　　拉丁学名：Commelina communis L.

科属　鸭跖草科植物鸭跖草,其干燥地上部分入药。鸭跖草属植物全世界约有95种,分布于世界各地。中国约有7种,入药用约有4种。

地理分布　野生于山坡丛林下。现多栽培于海拔800~1000米的土丘缓坡上以及山脚斜坡。广西、云南、贵州、四川、湖北、江西等地为主产地。

采收加工　夏秋季采收,鲜用或者晒干。

用法用量　煎服,3~9克；研粉吞服,一次1~3克。外用适量。

药理作用　抗菌。

性味归经　甘、微苦,凉。归肝、胃经。

功能主治　消肿定痛,散淤止血。对于吐血,咯血,衄血,便血,外伤出血,崩漏,跌打损伤,胸腹刺痛,淤血肿痛均有疗效。

鸭跖草

别名／鸡舌草・碧竹子・竹鸡草・翠蝴蝶・竹叶菜・竹节菜・碧蝉花・耳环草・水竹子・露草・帽子花・竹叶兰・蓝姑草

◎《本草纲目》及文献记载鸭跖草：

主治寒热瘴疟,痰饮丁肿,肉癥涩滞,小儿丹毒,发热狂痫,大腹痞满,身面气肿,热痢,蛇犬咬,痈疽等毒。和赤小豆煮食,下水气湿痹,利小便。消喉痹。

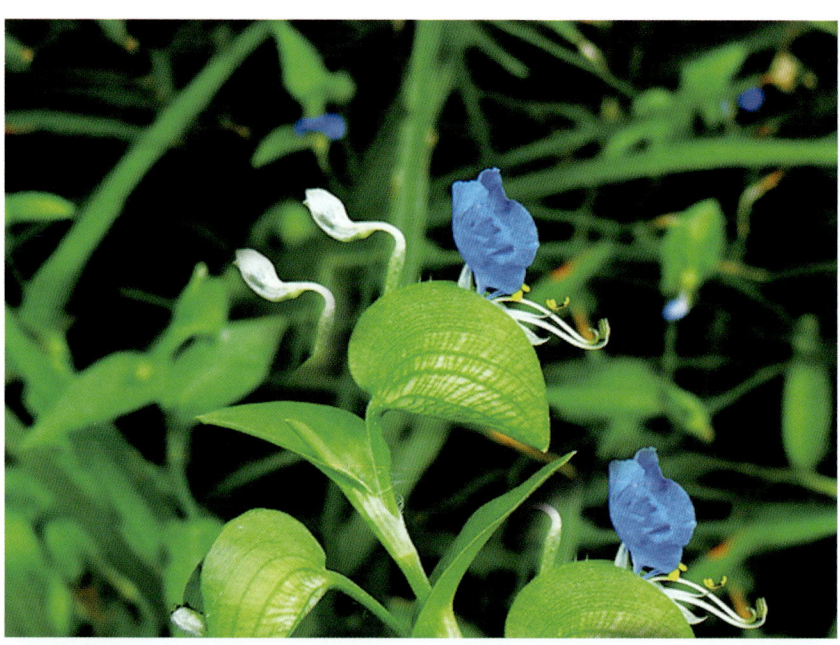

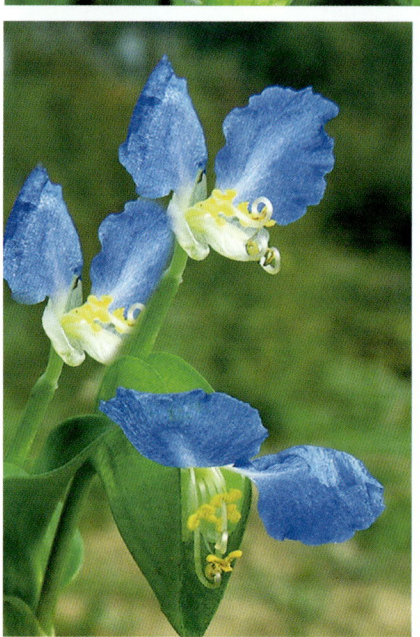
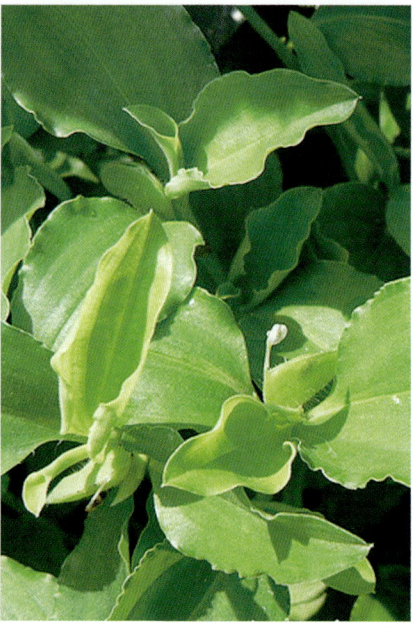

本草纲目附方

小便不通
鸭跖草一两、车前草一两,共捣出汁,加蜜少许,空腹饮服。《集简方》

喉痹肿痛
用鸭跖草汁点喉。《袖珍方》

赤白下痢
用鸭跖草煎汤每日服用。《活幼全书》

痔疮肿痛
取鸭跖草又叫碧蝉儿花,搓软后敷贴患处,立即见效。(危亦林《得效方》)

▲**李时珍说:**
"竹叶菜在平原上到处都有。三、四月间开始长苗,茎呈紫色叶子像竹叶,嫩的时候可以吃。四、五月间开花,花象蛾的形状,两片叶子象翅膀,色碧绿可爱。结的角尖像鸟嘴。果实在角的里边。子如小豆一样大,豆中有小米子,灰黑色且发皱,形状象蚕屎,能工巧匠采集它的花,取出汁作颜料或者作彩色的羊皮灯。色碧绿如黛。"

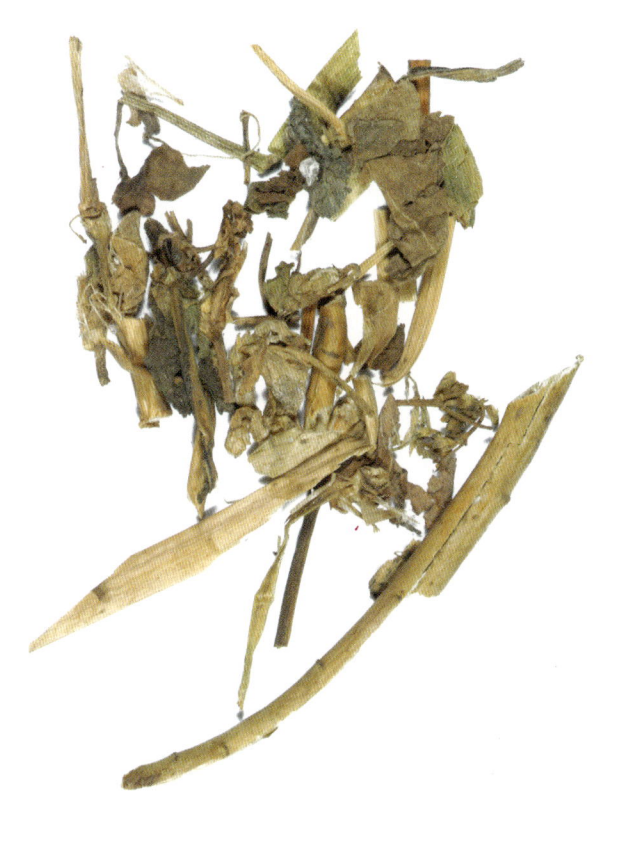

四季药膳养生

鸭跖草茶
鸭跖草35克,蚕虫花15克。水煎取汁。代茶饮。▶适用于高血压。

鸭跖薄荷汁
鸭跖草120克,鲜薄荷60克。洗净、捣烂、绞汁。每服1酒杯,用适量凉开水兑匀,频频含咽。▶功能清热解毒,利咽喉。适用于咽喉肿痛,梗塞不利属热证者。

鸭跖车前蜜汁
鸭跖草50克,车前草60克,蜂蜜适量。前两者洗净、捣烂、绞取汁液,加蜂蜜调服。▶功能清热利尿通淋。适用于热淋小便短赤或湿热小便不利等症。

鸭跖草炖肉
鸭跖草16克,炖肉食。▶功能兴奋子宫、收缩血管,并能缩短凝血时间。

国医传世药方

风寒通
方选源流:《奇方本草》清热方。
中药组成:鸭跖草30克,连翘15克,桔梗、板蓝根、金银花、甘草各10克。
炮制方法:加水煎沸15分钟,滤出药液,再加水煎20分钟,去渣,两煎药液兑匀,分服,每天2剂。
功能主治:消肿止痛,散淤凉血。适用于感冒,头痛,发热,咽喉肿痛。

谷精草　　拉丁学名：Eriocaulon buergerianum Koern.

科属　谷精草科植物谷精草，其干燥带花茎的头状花序入药。谷精草属植物全世界约有390种，主要分布于亚洲热带地区。中国约有33种，入药用约7种。

地理分布　溪畔，沼泽和田边阴湿处多有生长。西南、华东以及湖南、台湾等地多有分布。

采收加工　秋季采收，将花序连同花茎一起拔出，晒干后可使用。

用法用量　煎服，4～9克。

药理作用　抗菌。

性味归经　辛、甘，平。归肝、肺经。

功能主治　明目，退翳，疏散风热。对于风热目赤，肿痛羞明，风热头痛，眼生翳膜有疗效。

谷精草

别名／戴星草·文星草·流星草·移星草·珍珠草

◎《本草纲目》及文献记载谷精草：

主治喉痹，齿风痛，诸疮疥。头风痛，目盲翳膜，痘后生翳，止血。

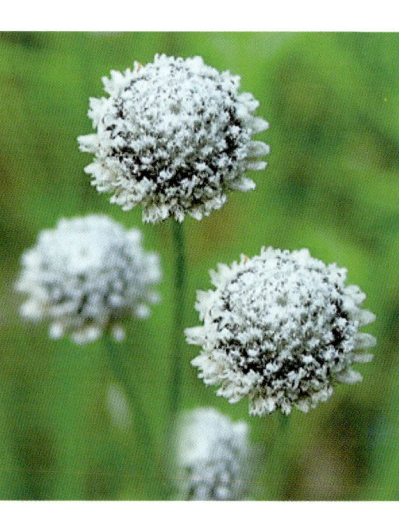
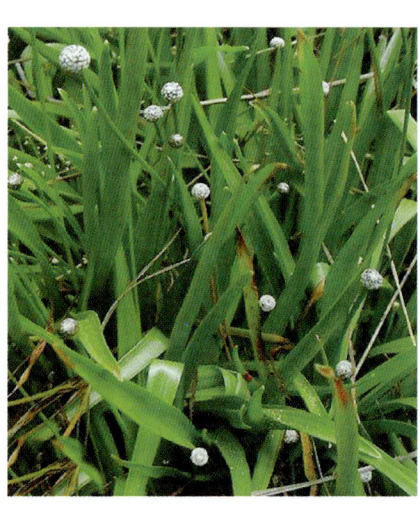
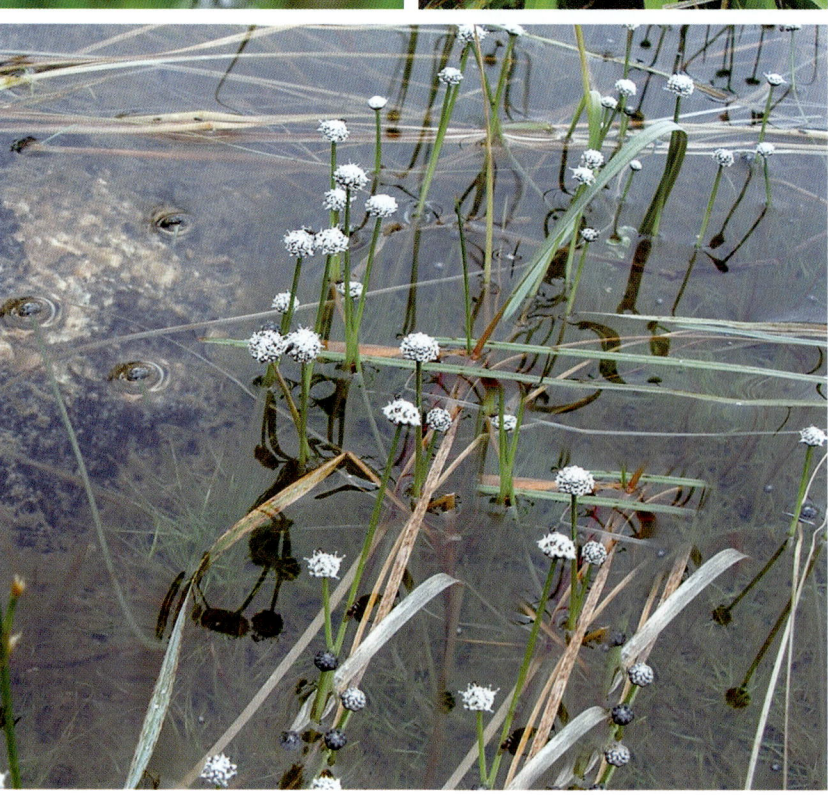

本草纲目附方

脑痛、眉痛
谷精草二钱、地龙三钱、乳香一钱，共研为末。每次取用半钱，放在竹筒中点燃，随疼痛部位熏左右鼻孔。《圣济总录》

鼻血不止
将谷精草研为末，每次服二钱，热面汤送下。《圣惠方》

偏正头痛
将谷精草一两研末，加白面糊调匀摊在纸上，贴于痛处，药干就换。《集验方》

目中翳膜
用谷精草、防风，等分为末，米汤冲服，很灵验。《明目方》

痘后目翳，眼睛隐隐涩痛，流泪，长期不退
用谷精草研末，用柿饼或猪肝片蘸吃。

小儿雀盲，小儿到晚上忽然看不见东西
用一具阉过的公羊羊肝，不用水洗，用竹刀剖开，加入一撮谷精草，在瓦罐内煮熟，天天吃，屡用屡效。忌用铁器者。如小儿不肯吃，将药肝炙熟，捣成象绿豆大小的药丸，每次服三十丸，用茶水送下。《卫生家宝方》

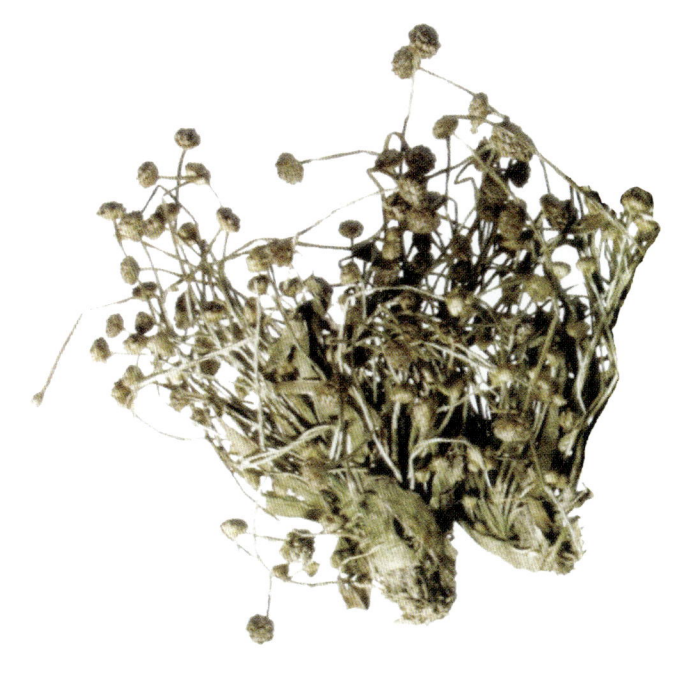

国医传世药方

谷精草明目方

方选源流：《奇方本草》清热方。
中药组成：谷精草8克，急性子、炙甘草各5克，密蒙花6克，菟丝子9克，金果榄10克，枸杞子13克，黄精18克。
炮制方法：加水煎沸15分钟，滤出药液，再加水煎20分钟，去渣，两煎药液兑匀，分服，每天1剂。剩渣加菊花9克，刺蒺藜12克，煎汤熏洗患眼，每晚1次。
功能主治：明目，退翳，疏散风热。适用于眼生翳膜，单孢病毒性角膜炎。

四季药膳养生

谷精草煲羊肝

谷精草30克，羊肝200克。羊肝切片，加谷精草，加水煲汤，调味服。▶功能祛风散热，益血补肝，明目退翳。适用于视力减退，夜盲症，小儿角膜软化症，风热赤眼等症。

谷精草茶

谷精草6克，沸水浸泡或水煎，代茶饮。▶适用于风热目赤多眵。

谷精草羊肺丸

用羊肺1具，原物不洗，用竹刀剖开，放入谷精草一撮置于瓦罐内煮熟，每天吃一些。也可在炙熟后捣烂制成绿豆大的丸子。每次服30丸，茶送下。忌用铁器煮。▶适用于小儿夜盲。

密蒙花　　拉丁学名：Buddleja officinalis Maxim.

科属　马钱科植物密蒙花，其干燥花蕾以及花序入药。醉鱼草属植物全世界约有99种，分布于美洲、非洲和亚洲热带及温带地区。中国约有28种，入药用约6种。

地理分布　海拔200~2800米的丘陵、山坡，村边的灌木丛、河边和林缘多有生长。分布于灌木丛和林缘。中南、西南及陕西、安徽、甘肃、西藏、福建等地有分布。

采收加工　春季花未开放的时候采收，除去杂质，干燥。

用法用量　煎服，3~9克。

药理作用　抗炎；抗肝损伤；解毒；利尿；促进胆汁分泌等。

性味归经　甘，微寒。归肝经。

功能主治　明目退翳，清热养肝。对于多泪羞明，目赤肿痛，肝虚目暗，眼生翳膜，视物昏花等有疗效。

密蒙花

别名／小锦花·蒙花·黄饭花·蒙花珠·老蒙花·羊耳朵朵尖·水锦花

◎《本草纲目》及文献记载密蒙花：

主治青盲肤翳，赤涩多眵泪，消目中赤脉，小儿麸豆及疳气攻眼。羞明怕日。入肝经气、血分，润肝燥。

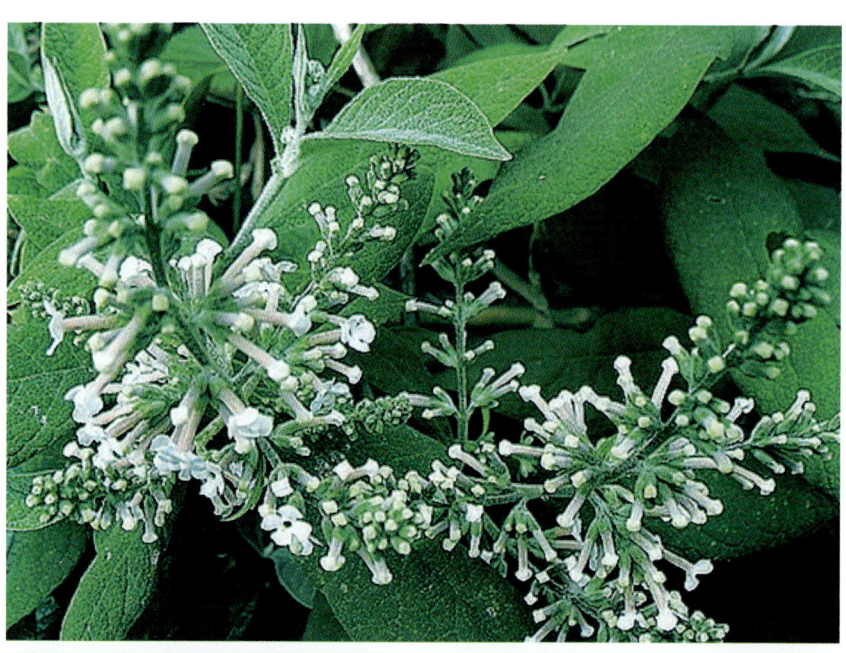

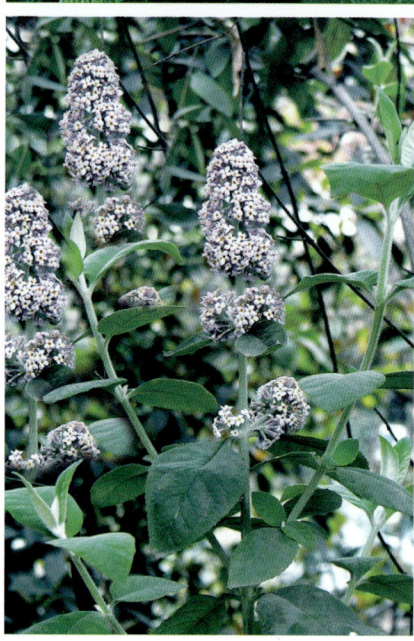

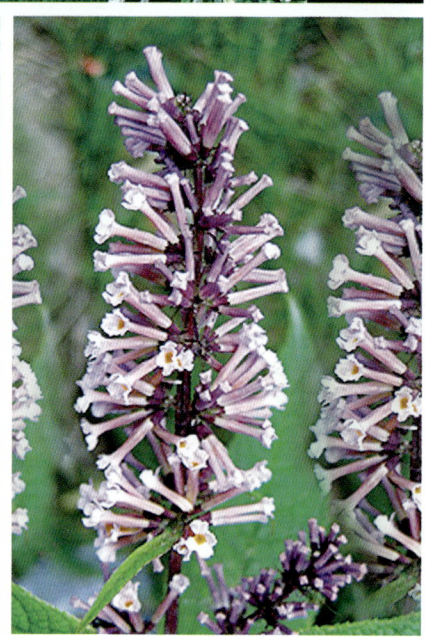

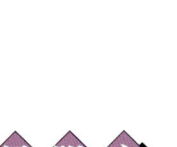

本草纲目附方

目中障翳
密蒙花、黄檗根各一两,研末,用水丸梧桐子大。临睡前汤服十九至十五丸。《圣济总录》

国医传世药方

明目清火方
方选源流:《奇方本草》清热方。
中药组成:密蒙花、蝉蜕、黄柏、知母、菊花、白芍药各10克,生地黄、金银花、麦门冬、玄参各12克,当归6克。
炮制方法:加水煎沸15分钟,滤出药液,再加水煎20分钟,去渣,两煎药液兑匀,分服,每天1剂。
功能主治:明目清火,清热养肝。适用于口干咽燥,五心烦热,耳鸣,舌红少苔,脉细数,角膜炎,角膜溃疡,眼涩畏光,黑睛混浊无光泽。

四季药膳养生

密蒙花明目丸
　　密蒙花5克,桑叶、甘菊、生地、女贞子、生牡蛎各6克,生杭芍、炒枳壳、羚羊角尖(锉细为末)各4克,泽泻3克。共为细末,炼蜜为丸如绿豆大。每次服6克,白开水送下。▶功能平肝明目,可作为眼睛的日常保健方。

泻脾胃火汤
　　密蒙花、木贼、天花粉、七里香、防风各4.5克,桑白、柴胡、荆芥、甘菊各3克,赤茯9克,元参、青葙、蝉蜕各6克。洗净水煎服3～4剂。▶适用于双目白上红下,皆脾胃经受攀火上攻。

密蒙绿茶
　　密蒙花8克,绿茶2克,蜂蜜30克。前2药煮沸,取汁,加蜂蜜调服。▶功能清肝泄热,明目退翳。适用于视力减退。

清热药·清热泻火药

青葙 拉丁学名：Celosia argentea L.

科属　苋科植物青葙，其干燥成熟种子入药。青葙属植物全世界约有59种，分布于亚洲、美洲、非洲的亚热带和温带地区。中国约有3种。入药用约有3种。

地理分布　坡地、平原、路边较干燥的向阳处多有生长。全国大部分地区均有分布。

采收加工　7～9月种子成熟的时候，割取地上部分或者摘取果穗晒干，收集种子，除去杂质。

用法用量　煎服，3～9克。

药理作用　扩瞳；降眼压；抑菌；降血压等。

性味归经　苦，微寒。归肝经。

功能主治　明目退翳，清热泻火。对于多泪羞明，目赤肿痛，视物昏花，眼生翳膜，肝火头痛眩晕均有疗效。

青葙子

别名／野鸡冠花·狗尾巴·牛尾巴花子

◎《本草纲目》及文献记载青葙子：主治唇口青。治五脏邪气，益脑髓，镇肝，明耳目，坚筋骨，去风寒湿痹。肝脏热毒冲眼，赤障青盲翳肿，恶疮疥疮。

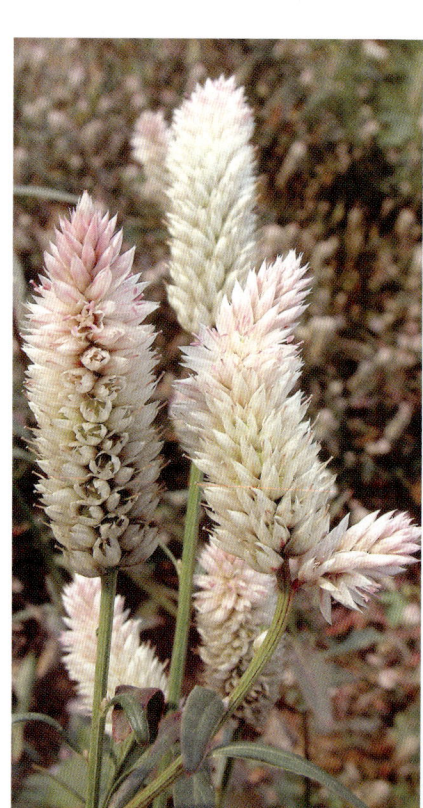
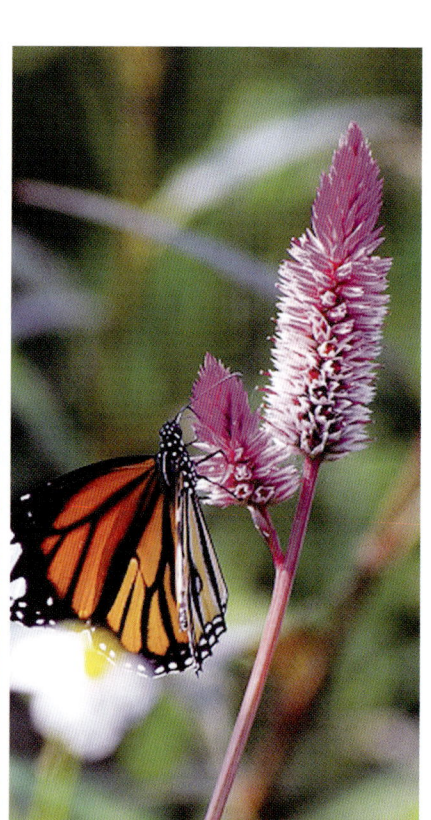
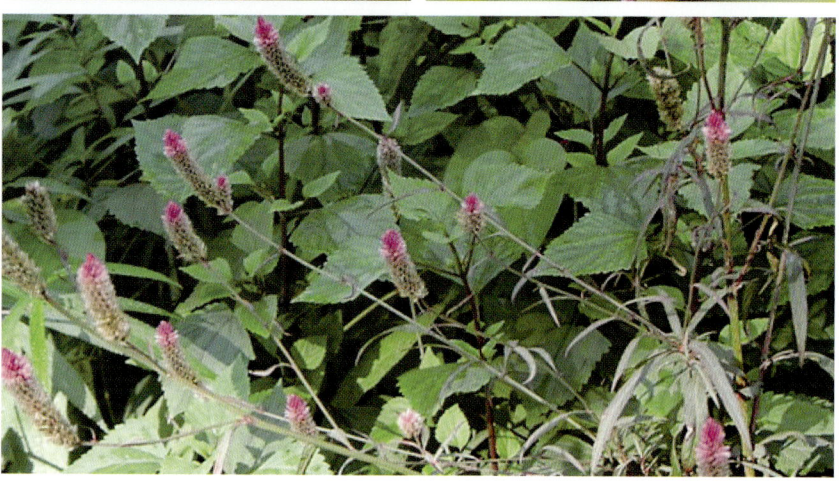

本草纲目附方

鼻衄不止，眩冒欲死
三合青葙子汁，灌入鼻中。（贞元《广利方》）

▲ **李时珍说：**
"青葙子治眼病，与决明子、苋子有相同的功效。《神农本草经》虽没说到它可以治眼，却说到它也叫草决明，主治唇口青，那么它具有明目的功效也就由此可知了。眼目是肝的外窍，唇口青属足厥阴经的病症。古方中除热也多用它，青葙子属于治疗厥阴的药，也由此而知了。更何况用它治眼，常常很有效，这尤其可以做为证据。据《魏略》记载，初平年间（公元190年）有个青牛先生，经常服用青葙子丸，年龄已一百多岁，却象五十岁的样子。"

▲ **陶弘景说：**
"到处都有这种草，象麦栅花，它的籽很小。另外，有一种叫草蒿或者草藁的，主治的病症和青葙特别相似，二者的形状、名字也相似，很令人怀疑，而实际上它们是两种草。"

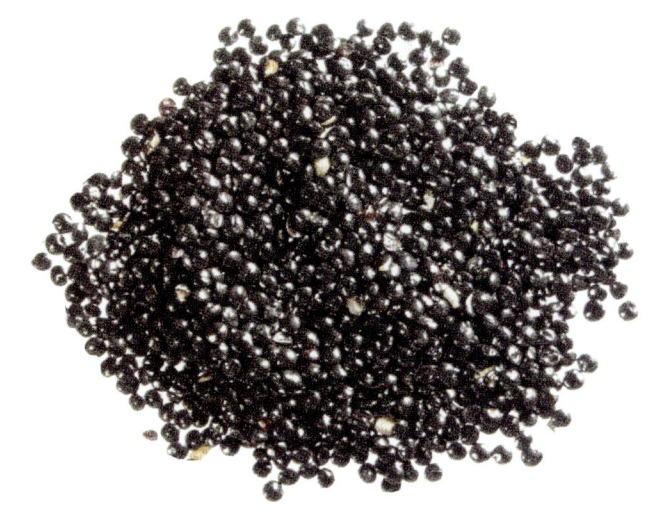

四季药膳养生

青葙子速溶饮
青葙子300克，白糖400克。青葙子冷水泡透，加水适量，煎煮20分钟取药液，再加水煎，一齐煎3次，合并药液。文火浓缩药液到稍黏稠将要干锅时，停火，待冷后，拌入白糖粉，把药液吸净，混匀，晒干，压碎，装瓶。每次10克，沸水冲化，饮用，每天3次。▶功能清肝明目。适用于高血压，偏头痛，目赤肿痛等症。

青葙子炖鸡肝
青葙子16克，鸡肝600克，加少许调味料炖熟烂。▶功能养肝明目。

国医传世药方

清火明目方
方选源流：《奇方本草》清热方。
中药组成：青葙子、地肤子(去壳)、建泽泻、车前子、菟丝子、白茯苓、辽细辛、麦门冬(去心)、茺蔚子、五味子、枸杞子、蕤仁(去壳)、葶苈子、北防风、枯黄芩、杏仁(去皮尖炒)、肉桂心各58克，白羖羊肝一具(竹刀切薄片，新瓦焙干)，熟地黄88克。
炮制方法：共研细面，炼蜜为丸。每丸重8克，每服1丸，早晚各服1次，温开水送下。
功能主治：明目退翳，清热养肝。适用于视神经萎缩症。

明目方
方选源流：《奇方本草》清热方。
中药组成：青葙子、夜明砂、石决明、新砂仁各8克，蝉蜕5克。
炮制方法：加水煎沸15分钟，滤出药液，再加水煎20分钟，去渣，两煎药液兑匀，分早晚两次服，每天1剂。
功能主治：明目退翳，清热养肝。适用于青光眼症。

大叶冬青 拉丁学名：Ilex latifolia Thunb.

科属 冬青科植物枸骨或大叶冬青，干燥叶入药。冬青属植物全世界约有390种，分布于南北半球的热带、亚热带及温带地区。中国约有190种，入药用约有20种。

地理分布 1.枸骨 分布于江苏、浙江等地。
2.大叶冬青 浙江、广西、福建等地广为分布。

采收加工 春季采收。去除杂质，阴干。

用法用量 煎服，3~9克；或入丸剂。外用煎水熏洗。

药理作用 降血压；提高机体耐缺氧能力；增加冠脉流量；抗生育；降血脂；兴奋子宫平滑肌等。

性味归经 苦、甘，大寒。归肝、肺、胃经。

功能主治 清热生津，散风，消积，止痢。对于齿痛，头痛，聤耳，目赤，烦渴引饮，壮热面赤，痢疾，食积有疗效。

【苦丁茶】

别名／毛叶黄牛木·黄浆果·土茶·茶盖·角刺茶

◎《本草纲目拾遗》及文献记载苦丁茶：主治逐风、活血、绝孕。

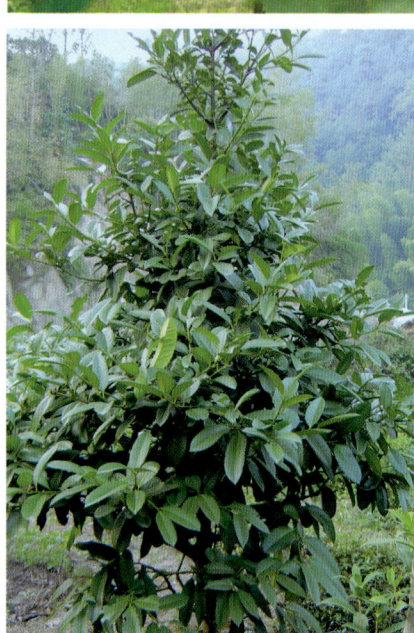
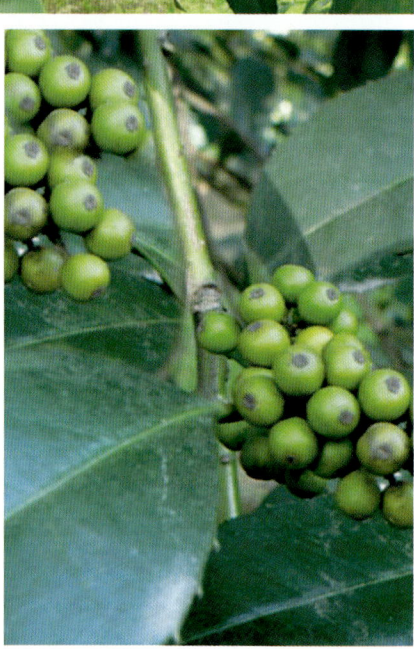

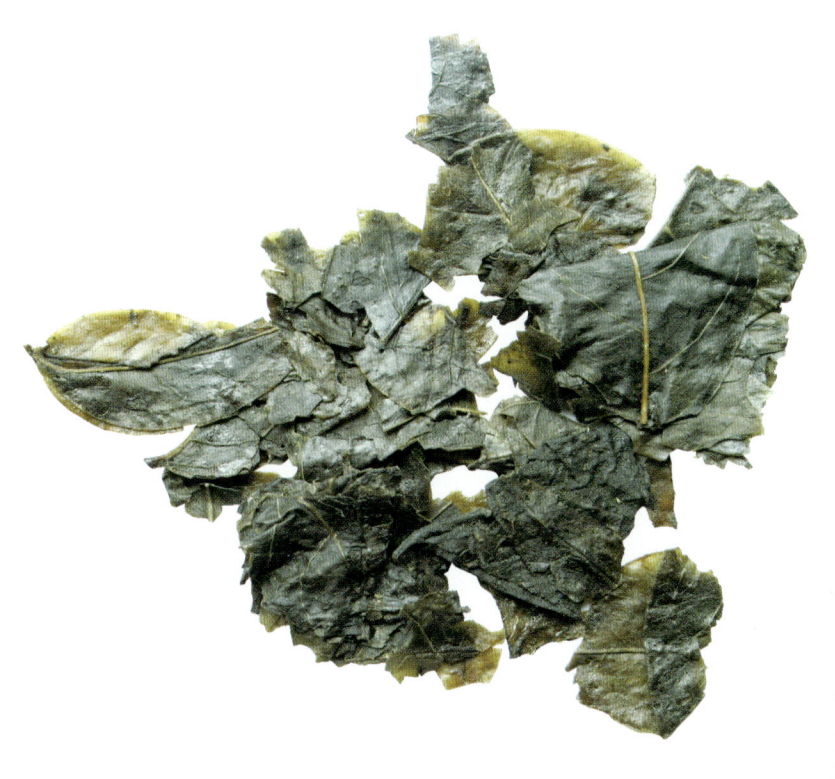

国医传世药方

偏头痛方

方选源流：《奇方本草》清热方。

中药组成：苦丁茶、荷叶、黄芩、桑叶各6克，菊花、连翘、白茅根、夏枯草各12克，藁本、薄荷、白芷各3克。

炮制方法：加水煎沸15分钟，滤出药液，再加水煎20分钟，去渣，两煎药液兑匀，分服，每天1剂。

功能主治：清热生津，散风。适用于偏头痛，血管神经性头痛。

偏头痛方

方选源流：《奇方本草》清热方。

中药组成：苦丁茶、赤芍、黄芩、菊花、夏枯草、半夏、白蒺藜、陈皮各10克，薏苡仁、茯苓各15克。

炮制方法：加水煎沸15分钟，滤出药液，再加水煎20分钟，去渣，两煎药液兑匀，分服，每天1剂。

功能主治：清热生津，散风。适用于三叉神经痛，血管神经性头痛，偏头痛。

四季药膳养生

淡竹叶苦丁茶

苦丁茶8克，淡竹叶15克，甘草4克。水煎，加适量冰糖令溶。代茶饮。▶功能清热解毒。适用于牙龈破溃流脓，口舌溃疡，口中热臭，五心烦热，烦躁不安，小便短赤等症。

便秘偏方

苦丁茶、炮川乌、白芷各9克，生附子15克，胡椒3克，大蒜10克。共捣碎炒烫，装入布袋，置神阙(肚脐)，上加热水袋保持温度，每天2次。▶适用于老年习惯性便秘。

苦丁泡茶

茶叶、枸骨叶各500克。晒干，研为粗末，混匀，加适量面粉糊作黏合剂，用模型压成方块或饼状，烘干，每块重约4克。开水冲泡。代茶饮，每次1块，成人每天3次。▶适用于肺痨咳嗽，腰膝痿弱，风湿痹痛，劳伤失血，跌打损伤等。

黄花蒿　　拉丁学名：Artemisia annua L.

科属　菊科植物黄花蒿，其干燥地上部分入药。蒿属植物全世界约有298种，分布于欧洲、亚洲及北美洲的温带、寒温带及亚热带地区。中国约有188种，入药用约有23种。

地理分布　生于山坡、旷野、河岸、路边等处。我国南北各地广为分布。

采收加工　秋季花盛开时采割，除去老茎，阴干后方可使用。

用法用量　煎服，6~12克。入煎剂宜后下。

药理作用　抗菌，抗病毒；抗寄生虫；解热；增强细胞免疫力，提高淋巴细胞的转化率；抗肿瘤等。

性味归经　苦、辛，寒。归肝、胆经。

功能主治　除蒸，清热解暑，截疟。对于阴虚发热，暑邪发热，骨蒸劳热，夜热早凉，湿热黄疸，疟疾寒热均有疗效。

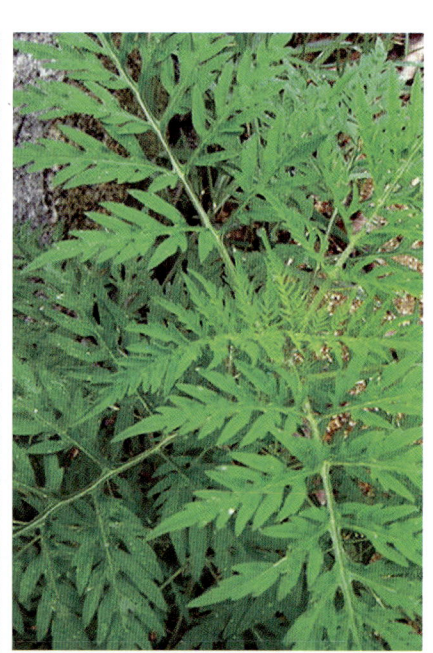

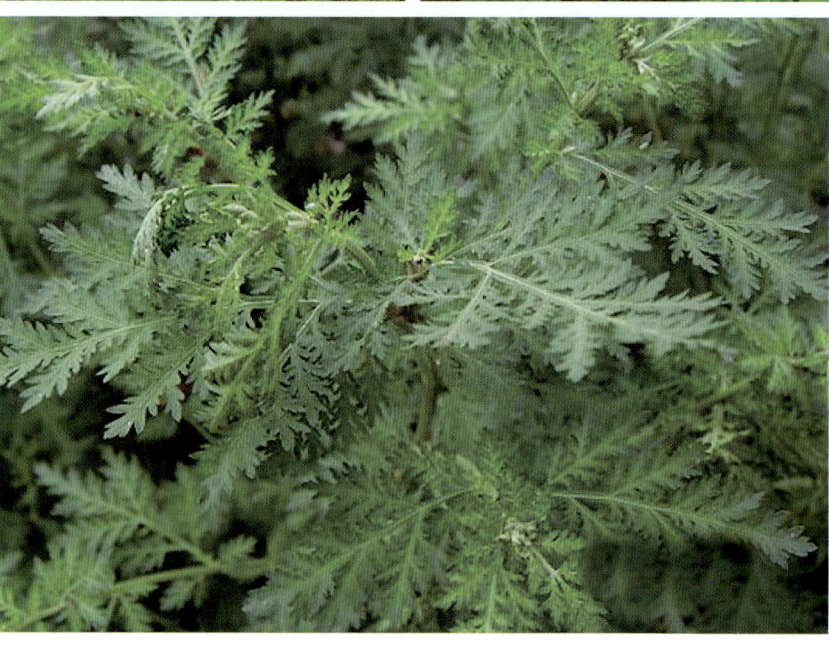

青蒿

别名／蒿·草蒿·方溃·臭蒿

◎《本草纲目》及文献记载青蒿：

主治疥瘙痂痒恶疮，杀虱，治留热在骨节间，明目。补中益气，轻身补劳，驻颜色，长毛发，令黑不老，兼去蒜发，杀风毒。心痛热黄，生捣汁服，并贴之。治疟疾寒热。

本草纲目附方

男女痨病
把青蒿锉细，加水三升、童便五升，同煎至二升半，去渣留汁再煎成膏，做成丸子，如梧子大。每服二十丸，空腹时及卧时各用温酒送下。《斗门方》

疟疾寒热
用青蒿一把，加水二升，捣汁服。《肘后方》

牙齿肿痛
用青蒿一把，煎水漱口。《济急方》

耳出脓汁
用青蒿末棉裹塞耳中。《圣惠方》

各种刀伤
用青蒿捣封伤口，血止即愈。《肘后方》

虚劳寒热，肢体疲倦而疼痛，不论男女都能治疗
八、九月分在青蒿结果实时采摘，去掉枝梗，用童便浸泡三天后晒干，制成细末。每次服二钱，用一个乌梅，煎汤送下。《灵苑方》

鼻中息肉
用青蒿灰、石灰各等份，淋汁，熬成膏，点入鼻中。《圣济总录》

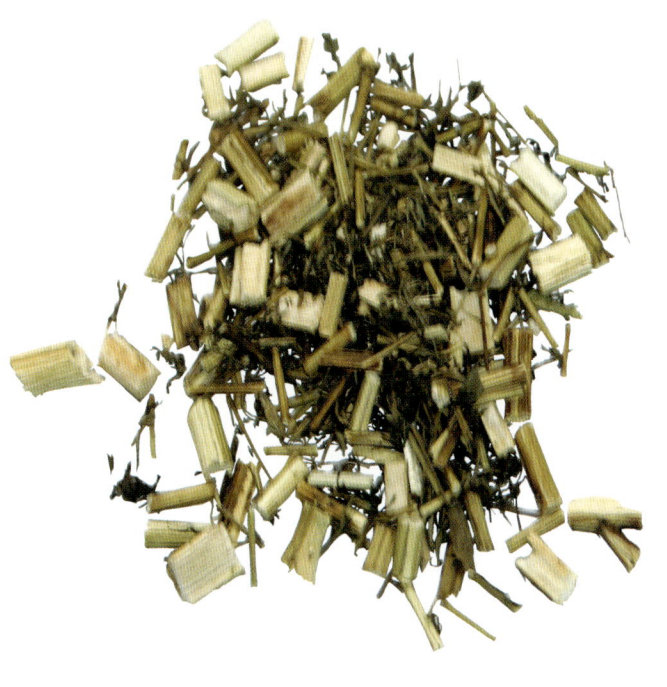

国医传世药方

清瘴化湿汤
方选源流：《中医内科学》化痰方。
中药组成：青蒿10克、常山9克、知母9克、柴胡9克、茯苓9克、陈皮9克、半夏9克、黄芩6克、黄连3克、竹茹9克、枳实9克、益元散6克。
炮制方法：水煎服。
功能主治：解毒除瘴，清热化痰。适用于疟疾寒热，头痛，肢体烦疼，面红目赤，胸闷呕吐，烦渴饮冷，尿赤便秘，神昏谵语，舌质红绛，苔黄腻或垢黑，脉洪数或弦数。

四季药膳养生

青蒿丹皮茶
青蒿、丹皮各5克，茶叶2克，冰糖15克。前3药洗净，置茶杯中，开水浸泡15～20分钟，入冰糖令溶。不拘量，不拘时，代茶饮。▶适用于月经先期，或一月两次，量多色紫，质地黏稠，或心胸烦热，小便黄赤，苔厚黄，舌质红，白带腥臭，脉数有力。

青蒿参麦膏
青蒿500克，人参30克(或党参60克)，麦冬30克，白蜜100克。1000毫升水煮青蒿，去渣取汁，文火浓缩至500毫升。将人参与麦冬加水1000毫升煎至300毫升。将青蒿液与参麦液合并，煎熬，加白蜜收膏。冷却后装瓶。每服20毫升，每天3次。▶功能益气养阴，清虚热。适用于气阴两虚而有低热，热病后期，阴虚盗汗等症。

白薇　　拉丁学名：Cynanchum atratum Bge.

科属　萝藦科植物白薇及蔓生白薇，其干燥根及根茎入药。鹅绒藤属植物全世界约有190多种，分布于非洲东部，欧亚大陆及地中海地区。中国约有52种，入药用约有24种。

地理分布　1.白薇　山坡以及树林边缘多有生长。分布于西南、东北及陕西、山西、江苏、山东、江西、安徽、福建、湖北等地。
2.蔓生白薇　山地灌木丛中多有生长。分布于吉林、辽宁、山西、山东、河北、河南、浙江、江苏、安徽、四川等地。

采收加工　春、秋二季采挖，洗净后，干燥使用。

用法用量　煎服，4～9克。

药理作用　抗炎；退热等。

性味归经　苦、咸，寒。归胃、肝、肾经。

功能主治　利尿通淋，清热凉血，解毒疗疮。对于温邪伤营发热，骨蒸劳热，阴虚发热，热淋，血淋，产后血虚发热，痈疽肿毒均有疗效。

白薇

别名／白幕・薇草・骨美・白微・白龙须・龙胆白薇・白马薇・巴子根・金金甲根

◎《本草纲目》及文献记载白薇：

主治暴中风身热肢满，忽忽不知人，狂惑邪气，寒热酸疼，温疟洗洗，发作有时。疗伤中淋露，下水气，利阴气，益精。久服利人。风温灼热多眠，及热淋，遗尿，金疮出血。

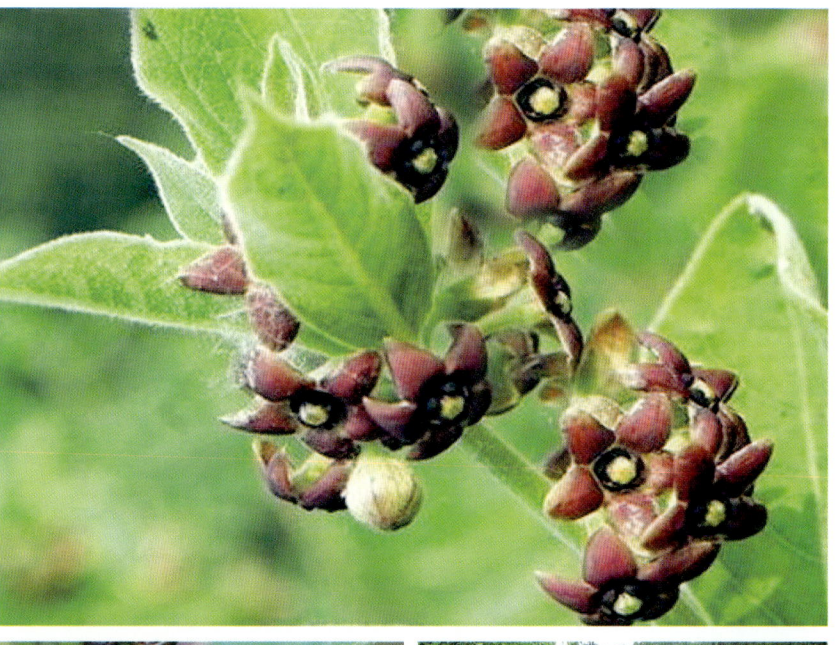

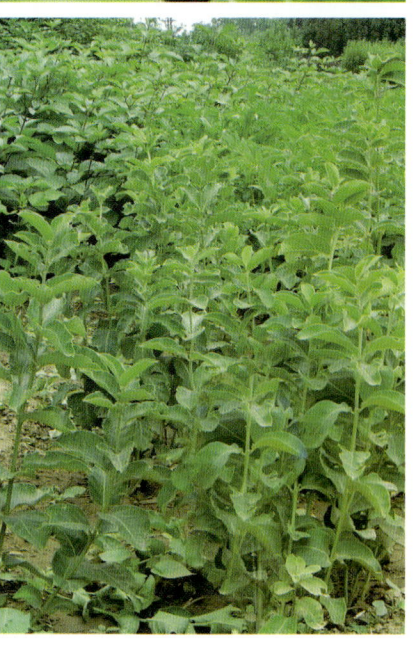

本草纲目附方

肺实鼻塞
白薇、款冬花、贝母各一两，百部二两，共研为末。每次服一钱，米汤送下。《普济方》

妇女遗尿、血淋、热淋
白薇、芍药各一两，共研为末，每次服一茶匙，酒送下。一天服三次。《千金方》

妇女血厥
人平常没有疾病痛苦，忽然象死人一样，身体不能动，眼睛闭上，牙关紧闭；或者略微知人事，眼前发黑，头昏不清甚至昏厥，也叫郁冒。因为出汗过多，血少阳气独自上逆，气寒不行，所以身体象死人一样。逆气过去后阴血回返，阴阳又恢复通畅，所以过一段时间才醒过来。妇女患有这种病证的特别多。应当服用白薇汤：用白薇、当归各一两，半两人参，二钱半甘草。每次服五钱，用二盏水，煎一盏，温服下。《本事方》

金疮出血
将白薇制成细末，外贴患处。《儒门事亲》

妇女产中虚烦呕逆
用白薇、桂枝各一分，竹皮、石膏各三分，甘草七分，加枣肉调成大丸。每次服一丸，米汤送下。有热者白薇用量加倍。

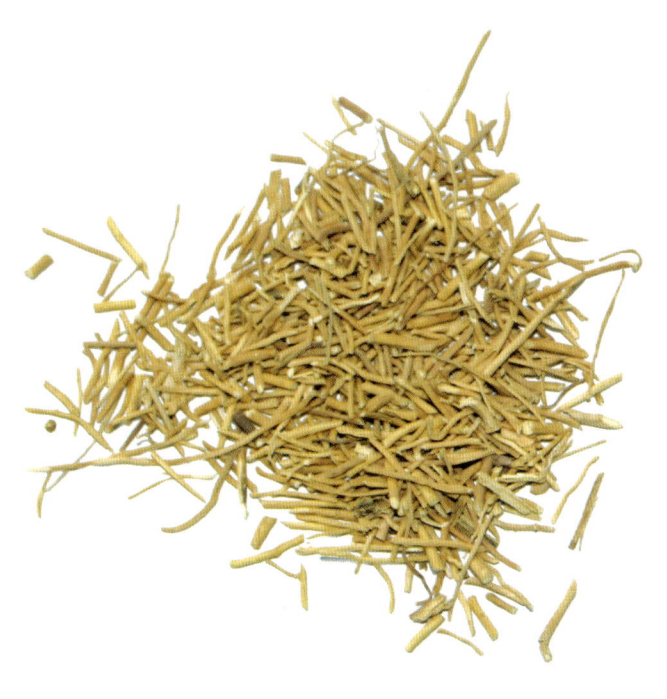

国医传世药方

白薇清热散
方选源流：《备急千金要方》解表方。
中药组成：白薇12克、贝母10克、杏仁10克、麻黄8克。
炮制方法：上为细末，酒服3～5克。亦作汤剂水煎服，用量按原方比例酌情增减。
功能主治：滋阴解表，宣肺止咳。适用于温邪伤营发热，阴虚发热，复感风寒，头痛，咳嗽气喘，痰少，舌红苔白，脉浮紧或浮而带数。

四季药膳养生

凉血饮料
白薇、丹皮各10克，生地、地骨皮各30克。同入沙锅，加清水500毫升，煮沸后小火再煮20分钟，倒出药液约300毫升；再加清水200毫升，煎煮法如前，去药渣，取滤液约200毫升；合并两次药液，调入蜂蜜15克。平时当茶常饮。▶功效清血热。适用于青年或壮年女性月经提前，经量较多，或夜间潮热者。

归芷祛斑汤
白薇、白芨、川芎、白芷各10克，当归、生地、杭芍各15克，乌骨鸡1只，食盐适量。以上中药冷水洗净放入纱布袋用。乌鸡去内脏洗净。将装有药的纱布袋置于鸡腹中，放入锅内，加入适量冷水，大火煮沸，捞出浮沫，小火煮熟，拿去药袋，加入适量食盐即可。食肉喝汤。每周1次。▶功效补血祛斑。适用于气血亏虚而致的黄褐斑、妊娠斑、老年斑。

枸杞 拉丁学名：Lycium chinense Mill.

科属 茄科植物枸杞、宁夏枸杞，其干燥根皮入药。枸杞属植物全世界约有79种，分布于南美洲及欧亚大陆温带地区。中国约有7种，入药用约2种。

地理分布 1.枸杞 田埂、山坡以及丘陵地带多有野生。全国大部分地区有分布。

2.宁夏枸杞 地理分布同枸杞。

采收加工 春初或秋后采挖根部，剥取根皮，洗净，晒干。

用法用量 煎服，9～15克。

药理作用 抗病原微生物；解热；降血糖；降血压；降血脂；兴奋子宫等。

性味归经 甘，寒。归肺、肝、肾经。

功能主治 清肺降火，凉血除蒸。对于骨蒸盗汗，阴虚潮热，咯血，衄血，肺热咳嗽，内热消渴均有疗效。

地骨皮

别名／杞根·地骨·地辅·枸杞根

◎《本草纲目》及文献记载地骨皮：

主治细锉，拌面煮熟，吞之，去肾家风，益精气。去骨热消渴。解骨蒸肌热消渴，风湿痹，坚筋骨，凉血。治在表无定之风邪，传尸有汗之骨蒸。泻肾火，降肺中伏火，去胞中火，退热，补正气。治上膈吐血。煎汤嗽口，止齿血，治骨槽风。治金疮神验。去下焦肝肾虚热。

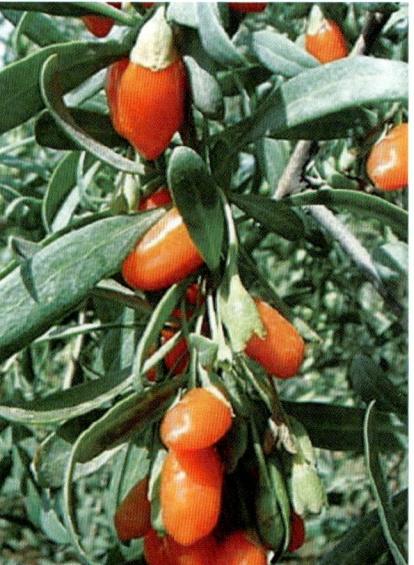
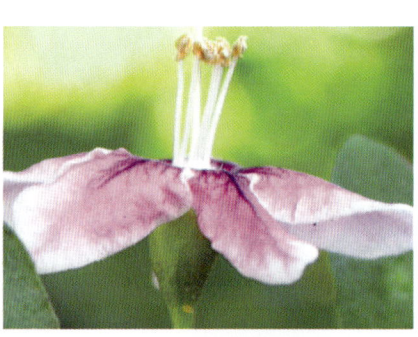
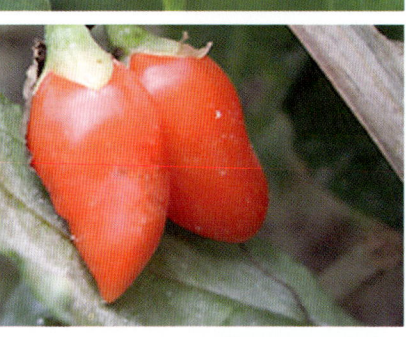
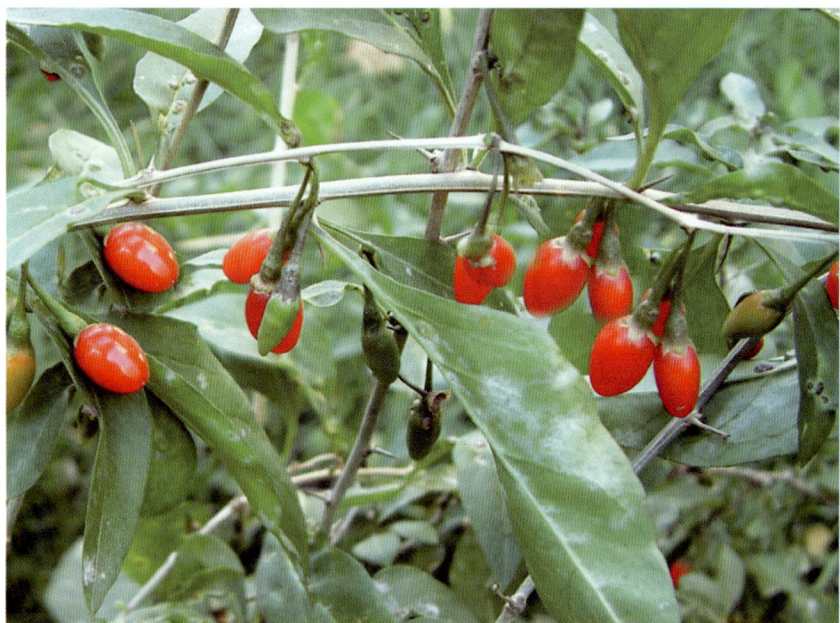

本草纲目附方

赤眼肿痛
地骨皮三斤,加水三斗,煮取三升,去渣,放入盐一两,再煮取二升,频频外洗并点眼。《天竺经》

骨蒸烦热及一切虚劳烦热,大病愈后烦热
地骨皮二两、防风一两、甘草(炙)半两,和匀,每取五钱,加生姜五片,水煎服。《济生方》

口舌糜烂
地骨皮汤:治膀胱移热于小肠,在上表现为口糜,生疮溃烂,心胃雍热,水谷不下。用柴胡、地骨皮各三钱,水煎服。《兰室秘藏》

痈疽恶疮,脓血不止
地骨皮适量,洗净后刮去粗皮,取出细白瓤。将刮下的粗皮煎汤洗患处,令脓血尽,再以细白瓤敷贴患处。《证类本草》

吐血不止
枸杞根、子、皮捣研为散,用水煎。每天饮服。《圣济总录》

妇人阴肿或生疮
用水煎煮枸杞根,频频外洗患处。《永类方》

足趾鸡眼,作痛作疮
地骨皮同红花研细外敷上,到第二天就可痊愈。《闺阁事宜》

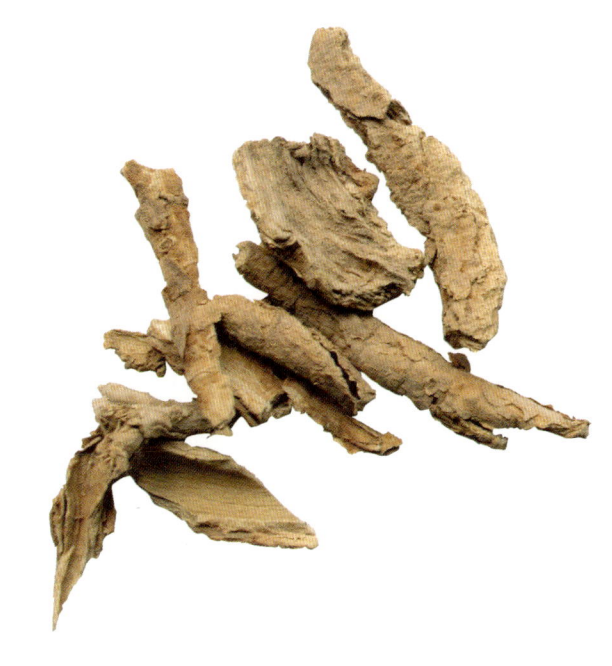

国医传世药方

秦艽鳖甲散
方选源流:《卫生宝鉴》清热方
中药组成:地骨皮30克、柴胡30克、鳖甲30克、秦艽15克、当归15克、知母15克。
炮制方法:上药为粗末,每服15克,加青蒿5叶、乌梅1个、水煎去滓温服。亦可作汤剂水煎服,用量按原方比例酌情增减。
功能主治:滋阴养血,清热除蒸,退虚热。风劳病,骨蒸潮热,盗汗,咳嗽困倦,骨节酸痛,唇红颊赤,脉细数。

四季药膳养生

地骨皮粳米粥
鲜地骨皮50克,北粳米50克,冰糖适量。地骨皮煎汤取浓汁,去渣后入北粳米,冰糖,水煮至米汤稠。每天2次,温热服食。▶功能清肺生津。脾胃虚弱,中焦虚寒者不宜食用。

地骨皮酒
枸杞根、甘菊花、生地黄各600克,糯米5000克,细曲适量。将生地黄、枸杞根、甘菊花一起捣碎,以水100升,煮取汁50升,以糯米、细曲拌匀,入瓮如常封酿,待熟澄清,备用。每天饮3盏。▶功能补精髓,壮筋骨,延年耐老。

地骨皮茶
地骨皮20克。研粗末,沸水冲泡。代茶饮。
▶适用于鼻衄,牙龈出血等。

银柴胡

拉丁学名： Stellaria dichotoma L.var.lanceolata Bge.

科属 石竹科植物银柴胡，其干燥根入药。繁缕属植物全世界约有119种，分布于寒带及温带地区。中国约有62种，入药用约有9种。

地理分布 喜生于山坡林下的阴湿处，河岸湿地，溪边。有时候也生于杂草地。华北、西北、东北、华中、西南多有分布。

采收加工 秋后茎叶枯萎的时候挖取根部，除去残茎、须根以及泥沙，晒干即可使用。

用法用量 煎服，3～9克。

药理作用 抗动脉粥样硬化；解热；杀精子等。

性味归经 甘，微寒。归肝、胃经。

功能主治 除疳热，清虚热。对于骨蒸劳热，阴虚发热，小儿疳热均有疗效。

银柴胡

别名／银夏柴胡·银胡·牛肚根·沙参儿·土参

◎《本草纲目》及文献记载银柴胡：

主治虚劳肌热，骨蒸劳疟，热从髓出，小儿五疳羸热。

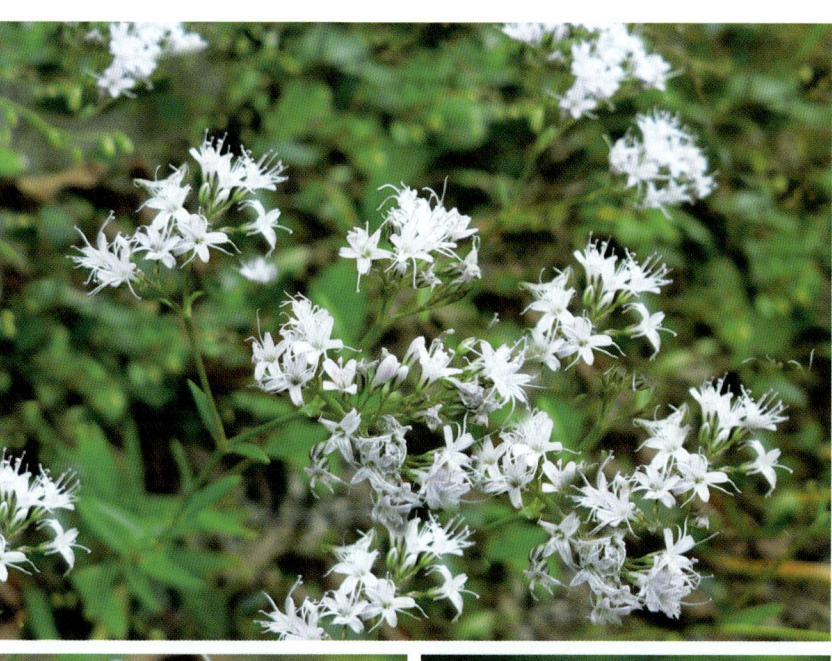
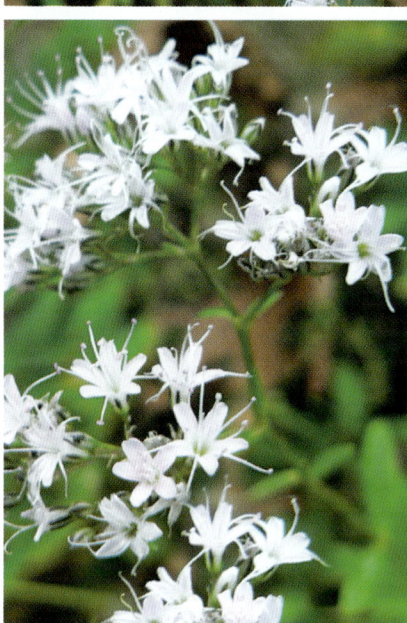
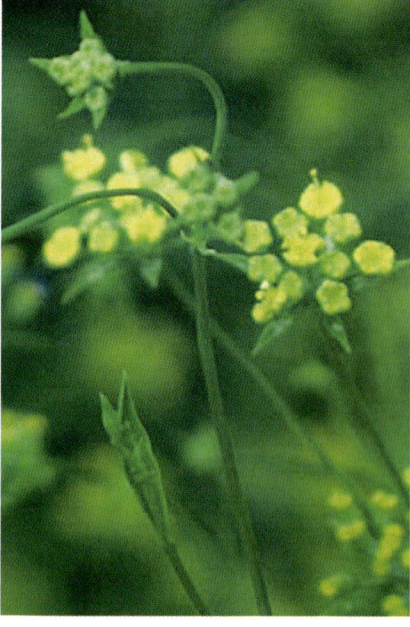

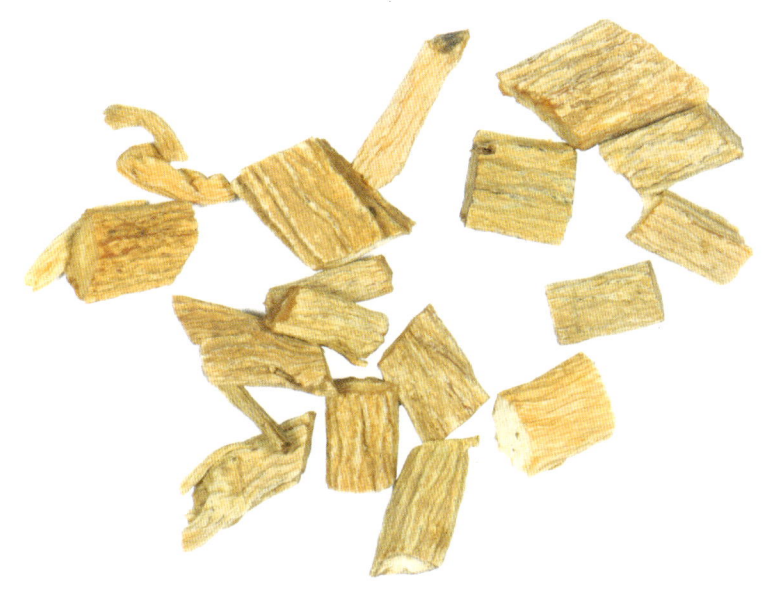

国医传世药方

解疲明目汤

方选源流：《奇方本草》清热方。

中药组成：银柴胡、荆芥、防风、香附、麦门冬、沙参、黄芩、半夏各10克，熟地30克，枸杞子12克，当归、白芍各5克，夏枯草15克，甘草3克。

炮制方法：水煎服。每天或隔天1剂，早晚分服，每次服150~200毫升。

功能主治：滋阴养血。适用于眼睛疲劳。

清虚热退骨蒸散

方选源流：《证治准绳》清热方。

中药组成：银柴胡5克、胡黄连3克、知母3克、地骨皮3克、秦艽3克、鳖甲3克、青蒿3克、甘草2克。

炮制方法：水煎服。

功能主治：清虚热，退骨蒸。适用于阴虚内热，骨蒸潮热，肢蒸心烦，唇红颧赤，肺热咳嗽，嗌干盗汗，内热消渴，舌红少苔，脉象细数。

四季药膳养生

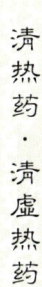

六味红枣粥

银柴胡、赤芍、延胡索、山楂条、白砂糖各10克，大枣10枚，大米60克，马齿苋25克。将银柴胡、马齿苋、赤芍、延胡索加水1升，大火烧开，小火煮30分钟，去渣留汁，以药汁煮大米、大枣至粥熟，加山楂条、白糖调匀。顿服。▶功能清热除湿，化瘀止痛。适用于湿热下注，阻滞气血之痛经、经前小腹疼痛、血色暗红等症。

前胡甲鱼煲

银柴胡、贝母、知母、前胡、杏仁各8克，甲鱼1只约600克，姜块15克，葱结20克，白糖5克，花椒12粒，绍酒适量，精盐6克，味精少许。将甲鱼用刀宰放尽血，入开水中煮约10分钟捞起,用小刀将甲鱼周围的裙边、腹部软皮与四周粗皮刮洗净，再入开水中煮15分钟，剥去甲壳和内脏，用清水洗净，切去脚爪，横切成方块，再入开水中煮数分钟，去其腥味后捞起。将中药洗净，切成薄片，煎取浓汁。甲鱼块放入蒸碗内，加中药浓汁、姜片、葱结、花椒、绍酒、盐、白糖，入蒸笼内蒸熟烂，取出调味即可。▶功能解表散热，化痰止咳。

胡黄连　　拉丁学名：Picrorhiza scrophulariiflora Pennell

科属　玄参科植物胡黄连，其干燥根茎入药。
地理分布　高山草地多有生长。喜马拉雅山区西部广为分布。
采收加工　秋季采挖，除去须根以及泥沙，晒干后使用。
用法用量　煎服，2～9克。
药理作用　抗肝损伤；促进胆汁分泌；抗真菌等。
性味归经　苦，寒。归肝、胃、大肠经。
功能主治　除骨蒸，清湿热，消疳热。对于黄疸，湿热泻痢，骨蒸潮热，痔疾，小儿疳热等均有疗效。

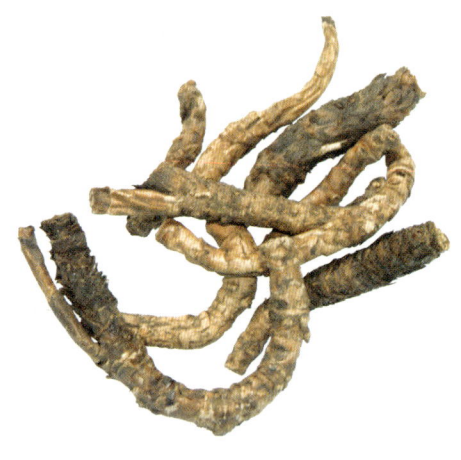

胡黄连

别名／割孤露泽·胡连·假黄连

◎《本草纲目》及文献记载胡黄连：

主治补肝胆，明目，治骨蒸劳热三消，五心烦热，妇人胎蒸虚惊，冷热泄痢，五痔，厚肠胃，益颜色。治久痢成疳，小儿惊痫寒热不下食，霍乱下痢，伤寒咳嗽，温疟，理腰肾，去阴汗。

本草纲目附方

小儿潮热，往来盗汗的症状

取等量的南番胡黄连、柴胡，制成细末，炼蜜成芡实子大小的药丸。每次服一至五丸，放在容器中，用少量酒化开，再加入五分水，在重汤中煮二、三十沸，和渣滓一起服下。（孙兆《秘宝方》）

婴儿赤目

用茶水调和胡黄连末，涂在手足心处，就可痊愈。《济急仙方》

痔疮疼肿，无法忍受的

取胡黄连末，用鹅胆汁调和后搽患处。《孙氏集效方》

国医传世药方

清虚方

方选源流：《奇方本草》清热方。
中药组成：胡黄连、黄连各5克，小蓟60克，平地木、菟丝子、虎杖各30克，仙茅、淫羊藿、苦参各15克，党参、苍术各8克。
炮制方法：加水煎沸15分钟，滤出药液，再加水煎25分钟，去渣，两煎药液兑匀，分服，每天1剂。
功能主治：清虚热，除骨蒸，祛淤消肿，凉血止血。适用于慢性肝炎。

四季药膳养生

痔疮丸

胡黄连120克，鳖头2个，荞麦面120克。将鳖头阴干，用沙锅炒焦黄色，与胡黄连共研为细末，再和荞麦面调匀，炼蜜为丸，如芡实般大。每日早、中、晚各服8克，温白开水送下。禁食辛辣等物。▶适用于痔疮。

黄连　　拉丁学名：Coptis chinensis Franch.

科属　毛茛科植物三角叶黄连、黄连、云连，其干燥根茎入药。黄连属植物全世界约有15种，分布于亚洲东部。中国约有6种，均可入药。

地理分布　1.黄连　海拔1000～2000米山地密林中或者山谷阴凉处多有生长。野生或栽培。湖北、陕西、湖南、四川、贵州等地多有分布。在湖北西部、四川东部有较大量栽培。
2.三角叶黄连　栽培于四川峨眉以及洪雅一带海拔1600～2200米之间的山地林下。
3.云连　海拔1500～2300米之间的高山寒湿的林阴下野生或栽培。云南西北部以及西藏东南部等地多有分布。

采收加工　秋季采挖，除去须根以及泥沙，干燥，摘去残留须根后可使用。

用法用量　煎服，2～5克。外用适量。

药理作用　解热；抗炎；抗原虫；抗病原微生物；抗心肌缺血；抗心律失常；抗溃疡；抑制血小板聚集；抑制中枢神经；促进胆汁分泌；正性肌力作用；降血压；降血糖；兴奋胃肠平滑肌；抗肿瘤；抗放射等。

性味归经　苦，寒。归心、脾、胃、肝、胆、大肠经。

功能主治　清热燥湿，泻火解毒。用于湿热痞满，呕吐吞酸，泻痢，黄疸，高热神昏，心火亢盛，心烦不寐，血热鼻衄，目赤，牙痛，消渴，痈肿疔疮；外治湿疹，湿疮，耳道流脓。

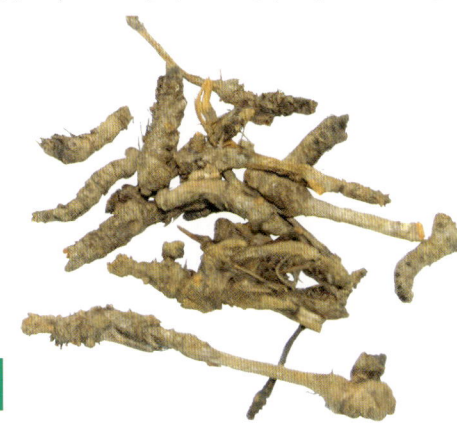

【黄连】
别名／味连·雅连·云连·川连

◎《本草纲目》及文献记载黄连：
　　主治主心病逆而盛，心积伏梁。去心窍恶血，解服药过剂烦闷及巴豆、轻粉毒。

本草纲目附方

辛热心痛
取八钱黄连，切碎，水煎后乘热服下。《外台秘要》

赤痢久下，长期不愈
一两黄连，鸡蛋清搅和制成饼，炙烤成紫色，制成细末，用三升浆水，慢火煎制成膏。每次服半合，用温米汤送下。又一方：只用鸡蛋清和成丸服用。《胜金方》

痢痔脱肛
用冷水调黄连末涂上，效果良好。《经验良方》

目卒痒痛
用乳汁浸黄连，频繁点在眼角中。抱朴子说："可用于治眼睛的各种病。"《外台秘要》

小儿食土
取好黄土，煎黄连汁搅入，晒干后给小儿食用。（姚和众《童子秘诀》）

国医传世药方

黄连栀子解毒汤
方选源流：《外台秘要》清热方。
中药组成：黄连、栀子各9克，黄芩、黄柏各6克。
炮制方法：水煎服。
功能主治：清热燥湿，泻火解毒。适用于实热火毒，三焦热盛，高热烦躁，口燥咽干，神昏错语；血热鼻衄；热甚发斑，湿热黄疸；痈肿疔疮，小便黄赤，舌红苔黄，脉数有力。

四季药膳养生

黄连莲子汤
　　黄连10克，党参15克，莲子肉30克。水煎温服。▶功能清热燥湿，止痢。适用于肠热下利或湿热下痢，便下稀水，恶臭异常，肛门灼热，或下痢脓血，里急后重等症。

黄芩　　拉丁学名：Scutellaria baicalensis Georgi

科属　唇形科植物黄芩，其干燥根入药。黄芩属植物全世界约有300种，分布于世界各地。中国约有99种，入药用约20种。

地理分布　海拔60～2000米的向阳干燥山坡、荒地上均有生长，常见于路边。内蒙古、吉林、河南、河北、陕西、山西、山东、甘肃等地广为分布。

采收加工　春、秋二季采挖，除去须根以及泥沙，晒后撞去粗皮。

用法用量　煎服，3～9克。

药理作用　抗病原微生物；解热；抗炎；抗变态反应；降血压；利尿；降血脂；镇静；抗氧化；抗肝损伤等。

性味归经　苦，寒。归肺、胆、脾、大肠、小肠经。

功能主治　泻火解毒，清热燥湿，安胎，止血。对于湿温、暑湿胸闷呕恶，泻痢，湿热痞满，肺热咳嗽，黄疸，血热吐衄，高热烦渴，胎动不安，痈肿疮毒有疗效。

黄芩

别名／腐肠·黄文·印头·内虚·黄金条根·元芩

◎《本草纲目》及文献记载黄芩：

主治诸热黄疸，逐水，下血闭，恶疮疽蚀火疡。疗痰热胃中热，小腹绞痛，消谷，利小肠，女子血闭淋露下血，小儿腹痛。治热毒骨蒸，寒热往来，肠胃不利，破拥气，治五淋，令人宣畅，去关节烦闷，解热渴。下气，主天行热疾，丁疮排脓，治乳痈发背。凉心，治肺中湿热，泻肺火上逆，疗上热，目中肿赤，瘀血壅盛，上部积血，补膀胱寒水，安胎，养阴退阳。治风热湿热头疼，奔豚热痛，火咳，肺痿喉腥，诸失血。

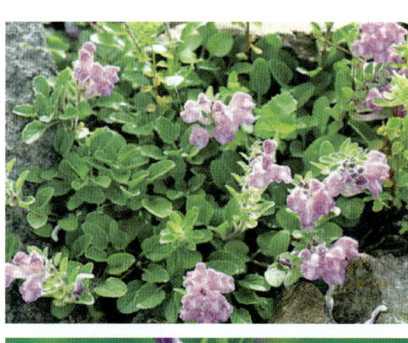
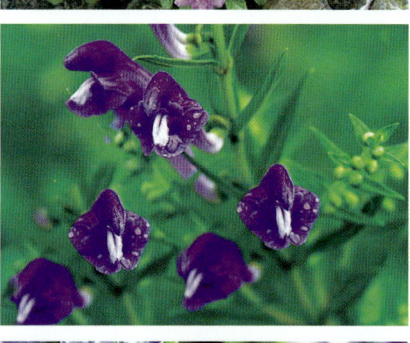
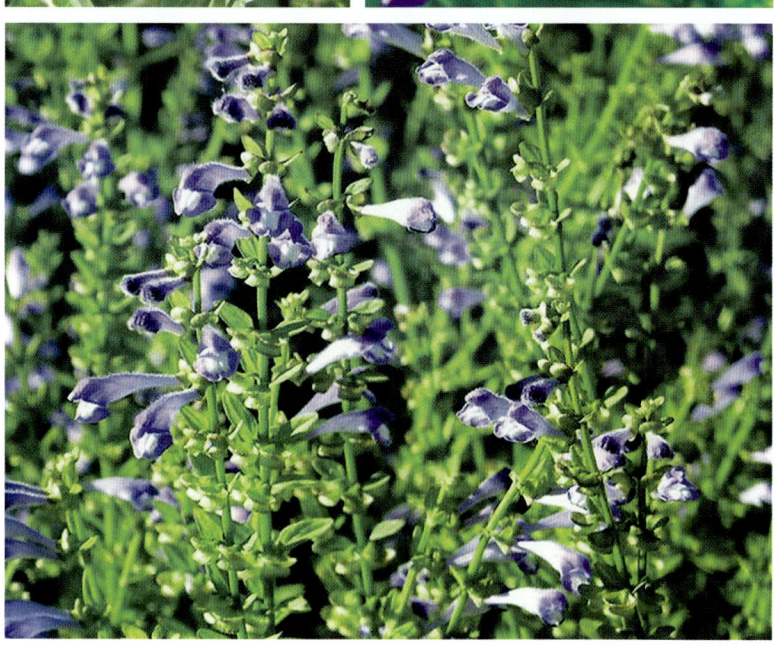

本草纲目附方

安胎清热
条芩、白术各等分,炒后研为末,用米汤调和,做成梧桐子大的药丸。每次服五十丸,白开水送下。或者加入神曲。凡是妊娠的调理,用四物汤去掉地黄,加入白术、黄芩,共同制成细末,经常服用,效果很好。《丹溪纂要》

三补丸(治疗上焦积热,泻五脏火)
黄芩、黄连、黄柏等分,研为末。蒸饼做成梧桐子大的药丸,每次服二三十丸,开水送下。《丹溪纂要》

小儿惊啼
取等量的黄芩、人参制成细末,每次服用一字,水饮送下。《普济方》

眉眶作痛,风热有痰
将黄芩用酒浸过,取等量的白芷,制成细末,每次服用二钱,用茶水送下。《洁古家珍》

吐血衄血,时而发作,时而停止,是积热所导致的
一两黄芩,去除中心黑色、腐朽部分,制成细末,每次服三钱,一杯水,煎六分,和渣滓一起温服下。《圣惠方》

血淋热痛
一两黄芩,用水煎过后乘热服下。《千金方》

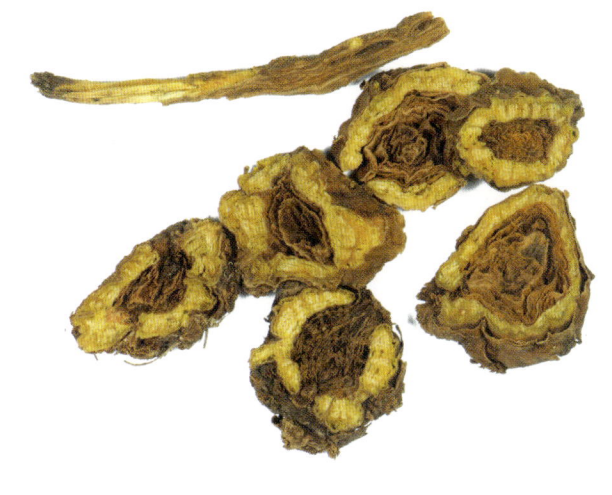

四季药膳养生

黄芩茶
黄芩16克。研磨成粗末,沸水冲泡。代茶饮。▶功效清热泻火。适用于上焦肺火盛或郁热导致的急性结膜炎。

生地黄芩竹叶汤
黄芩、生地黄15克,淡竹叶25克,白糖适量。以上3味药分别洗净,置瓦煲内,加水4碗,煲出味,去渣,加白糖调味搅匀。▶适用于口腔溃疡,饮用几次即可治愈。

黄芩汤
黄芩12克。研磨成细末。用水600毫升,煮取300毫升,每次温饮150毫升。▶功效清热止血。适用于鼻衄,吐血,下血,妇人漏下血不止等症。

车前黄芩茶
黄芩10克,车前子20克,白糖25克。将车前子、黄芩洗净后放入沙锅内,加入清水适量,先用大火烧沸,再用小火煎煮30分钟,滤去渣,放入白糖即可。每日2次,适量饮用。▶功效止疼痛,止泄泻。适用于慢性肠炎患者。肾虚精滑、无内湿热者慎饮。

国医传世药方

泻心清热汤
方选源流:《金匮要略》清热方。
中药组成:黄芩9克、黄连3克、大黄6克。
炮制方法:水煎服。
功能主治:泻火解毒,燥湿泻热。适用于邪火内炽,迫血妄行,吐血、鼻衄;三焦积热,心膈烦躁,头项肿痛,眼目红肿,口舌生疮,尿赤便秘;疔疮走黄,痈肿丹毒;湿热黄疸,烦热痞满,舌苔黄腻,脉数实;湿热痢疾等。

黄皮树　　拉丁学名：Phellodendron chinense Schneid.

科属　芸香科植物黄皮树、黄檗，其干燥树皮入药。黄柏属植物全世界约有4种，分布于亚洲东部。中国有2种，均可入药。

地理分布　1.黄檗　生于山地杂木林中山谷溪流的附近。分布于东北以及华北。

2.黄皮树　生于杂木林中。浙江、陕西南部、江西、四川、湖北、云南、贵州、广西等地均有分布。

采收加工　剥取树皮后，除去栓皮，晒干。

用法用量　煎服，3~12克。外用适量。

药理作用　抗病原微生物；解热；抗炎；兴奋胃肠平滑肌；抗原虫；降血压；抗心律失常；增强心肌收缩力；降血糖；抑制中枢神经；抗血小板聚集；祛痰；镇咳等。

性味归经　苦，寒。归肾、膀胱经。

功能主治　清热燥湿，解毒疗疮，泻火除蒸。对于湿热泻痢，带下，黄疸，脚气，热淋，痿躄，骨蒸劳热，遗精，盗汗，湿疹瘙痒，疮疡肿毒有疗效。盐黄柏滋阴降火，对于盗汗骨蒸，阴虚火旺有疗效。

黄柏

别名／檗木·檗皮·檗荣

◎《本草纲目》及文献记载黄柏：

主治五脏肠胃中结热，黄疸肠痔，止泄痢，女子漏下赤白，阴伤蚀疮，疗惊气在皮间，肌肤热赤起，目热赤痛，口疮。久服通神。热疮疱起，虫疮，血痢，止消渴，杀蛀虫。男子阴痿，及傅茎上疮，治下血如鸡鸭肝片。安心除劳，治骨蒸，洗肝明目，多泪，口干心热，杀疳虫，治蛔心痛，鼻衄，肠风下血，后分急热肿痛。泻膀胱相火，补肾水不足，坚肾壮骨髓，疗下焦虚，诸痿瘫痪，利下窍，除热。泻伏火，救肾水，治冲脉气逆，不渴而小便不通，诸疮痛不可忍。得知母，滋阴降火。得苍术，除湿清热，为治痿要药得细辛，泻膀胱火，治口舌生疮。敷小儿头疮。

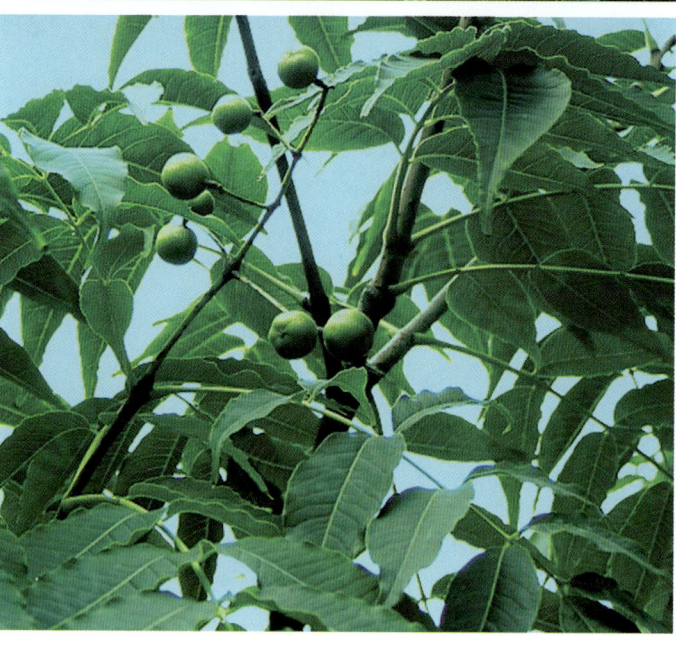

本草纲目附方

小儿热泻
用黄檗削皮，焙干研末，加米汤和成如粟米大的丸子。每服一二十丸，米汤送服。《十全博救方》

赤白浊淫及梦泄精滑
真珠粉丸：黄檗（炒）、真蛤粉各一斤，共研末，滴水成丸梧桐子大，每服一百丸，空腹温酒送服。《洁古家珍》

口舌生疮
用黄檗放口内含噙。《外台秘要》

男子阴疮
有两种：一种阴蚀作白，有脓流出；一种只生热疮。热疮者，用黄檗、黄芩等分，煎汤洗患处，洗后再用黄檗、黄连研末，外敷患处即可。又一方法：黄檗煎汤洗患处，洗后用白蜜涂于患处。《肘后方》

眼目昏暗
每天早晨口含黄檗一片，吐出唾液洗眼，终身这样做，永远不会得眼病。《普济方》

口疳臭烂
绿云散：用黄檗五钱，铜绿二钱，研成粉末。涂在患处，漱口唾去涎水。《三因方》

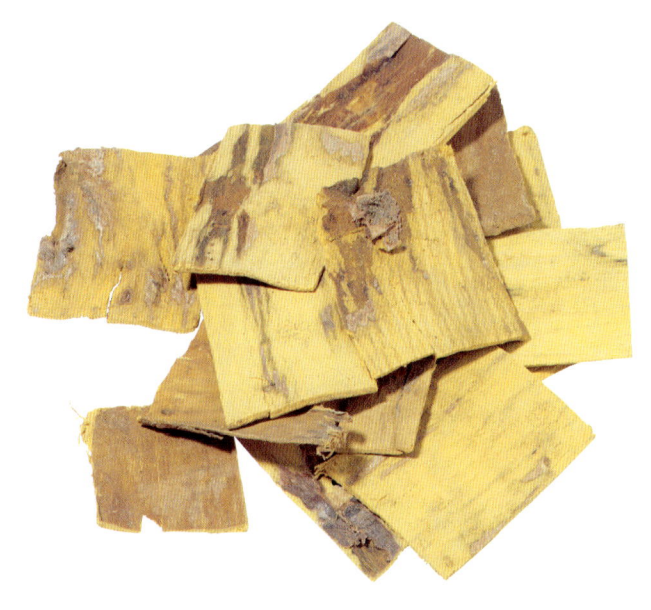

国医传世药方

通关泻湿丸
方选源流：《兰室秘藏》祛湿方。
中药组成：黄柏30克、知母30克、肉桂6克。
炮制方法：共研细末，水或蜜炼为丸。每服6克，日服2次，开水送下。
功能主治：清热泻火，通利小便。适用于湿热蕴结膀胱，癃闭不通，小腹胀满，口不渴，尿道涩痛。

四季药膳养生

黄柏野菊茶

黄柏6克水煎，约10分钟，入野菊花6克，再煎约1分钟，代茶饮。▶适用于目赤肿痛，湿疹色红，口舌生疮，风火牙痛。

以上二药加倍煎后，外洗可治湿疹、痈疖、烫伤，含漱可治口疮。其所含生物碱对金黄色葡萄球菌、肺炎球菌、白喉杆菌、痢疾杆菌等均有效。

黄柏山药清肾汤

黄柏12克、知母12克、生龙骨12克、生牡蛎12克、白芍12克、山药12克、海螵蛸9克、茜草6克、泽泻4.5克。水煎服。▶功能清热泻火，滋阴潜阳。适用于尿频涩痛，遗精白浊，脉洪滑有力，确系实热者。

苦参   拉丁学名：Sophora flavescens Ait.

科属　豆科植物苦参，其干燥根入药。槐属植物全世界约有69种，分布于热带及温带地区。中国约20种，入药用约8种。

地理分布　生于沙地以及向阳山坡草丛中以及溪沟边。全国各地均有分布。

采收加工　春、秋二季采挖，除去根头以及小支根，洗净，干燥，或者趁鲜切片，干燥后可使用。

用法用量　煎服，4～9克。外用适量，煎汤洗患处。

药理作用　抗病原微生物；抗肿瘤；抗炎；平喘；抗过敏；抗心律失常，抗心肌缺血，有正性肌力作用；抑制机体免疫功能；降血压；扩张血管，抑制中枢神经；增加白细胞等。

性味归经　苦，寒。归心、肝、胃、大肠、膀胱经。

功能主治　清热燥湿，利尿，杀虫。对于热痢，便血，黄疸尿闭，阴肿阴痒，赤白带下，湿疮，湿疹，疥癣麻风，皮肤瘙痒有疗效；外治滴虫性阴道炎有疗效。

苦参

别名／苦骨·川参·凤凰爪·牛参·山槐根·地参

◎《本草纲目》及文献记载苦参：

主治心腹结气，癥瘕积聚，黄疸，溺有余沥，逐水，除痈肿，补中，明目止泪。养肝胆气，安五脏，平胃气，令人嗜食轻身，定志益精，利九窍，止渴醒酒，小便黄赤，疗恶疮。渍酒饮，治疥杀虫。治恶虫、胫酸。治热毒风，皮肌烦燥生疮，赤癞眉脱，除大热嗜睡，治腹中冷痛，中恶腹痛，杀疳虫。炒存性，米饮服，治肠风泻血并热痢。

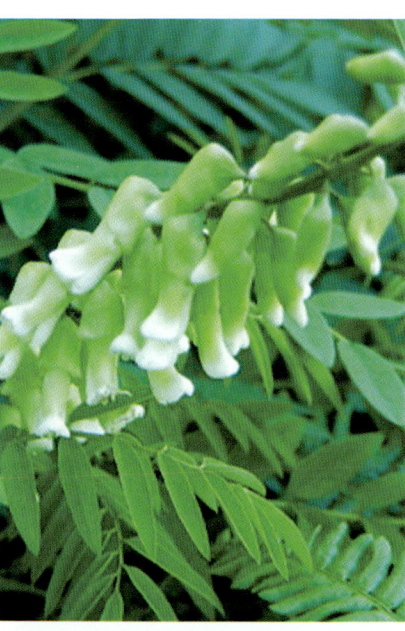
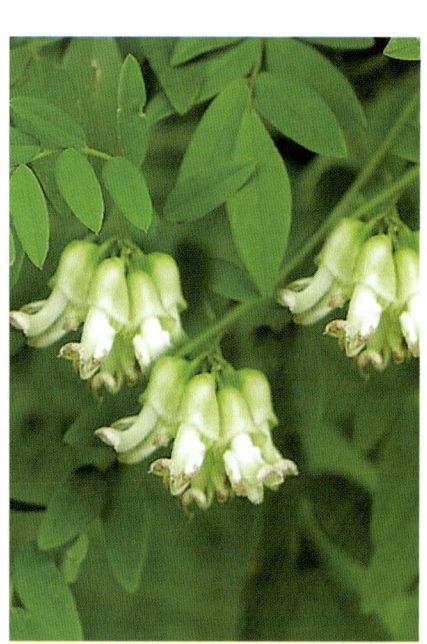
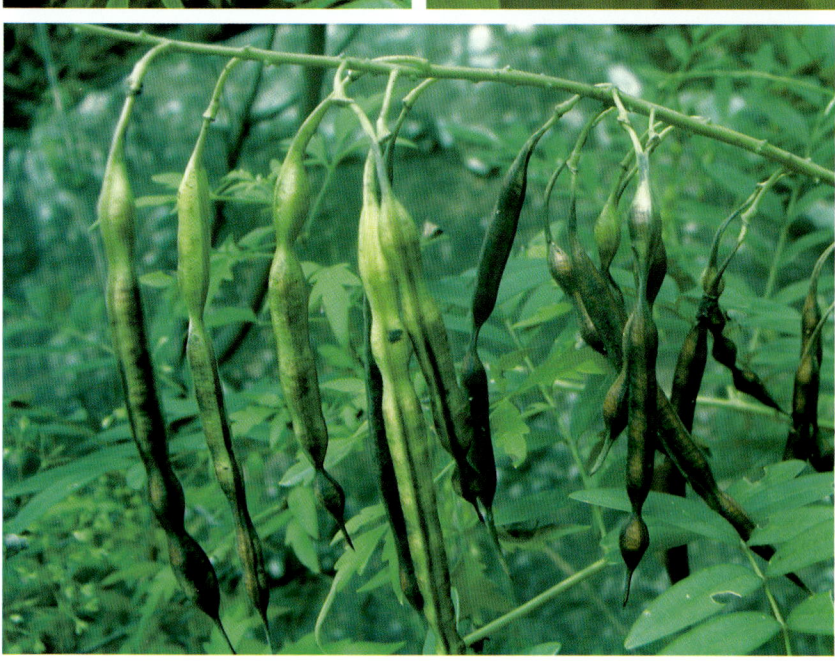

本草纲目附方

热病发狂
取苦参末，加蜜调成丸，如梧子大。每次服十丸，薄荷汤送下。也可取苦参末二钱，水煎服。《千金方》

小儿身热
用苦参煎汤洗浴后的效果很好。《外台秘要》

梦遗食减
苦参三两、白术五两、牡蛎粉四两，共研为末；另取雄猪胆一个，洗净，在砂罐中煮烂，和药捣匀做成丸，如小豆大。每次服四十丸，米汤送下，每天服三次。久服能使身体转健，食量增加，不再梦遗。《保寿堂方》

毒热足肿，疼痛欲脱
用酒煮苦参浸泡患足。《集验方》

大肠脱肛
取等量的苦参、五倍子、陈墙土，水煎汤外洗后，用木贼末敷上。《医方摘要》

鼻疮脓臭，是有虫的原因
取苦参、枯矾一两，三合生地黄汁，二盏水，煎取三合，滴入鼻中少量。《普济方》

产后露风
四肢极为烦热，头痛的，用小柴胡汤治疗；头不痛的，用二两苦参，一两黄芩，四两生地黄，八升水，煎取二升，分为几次服下。

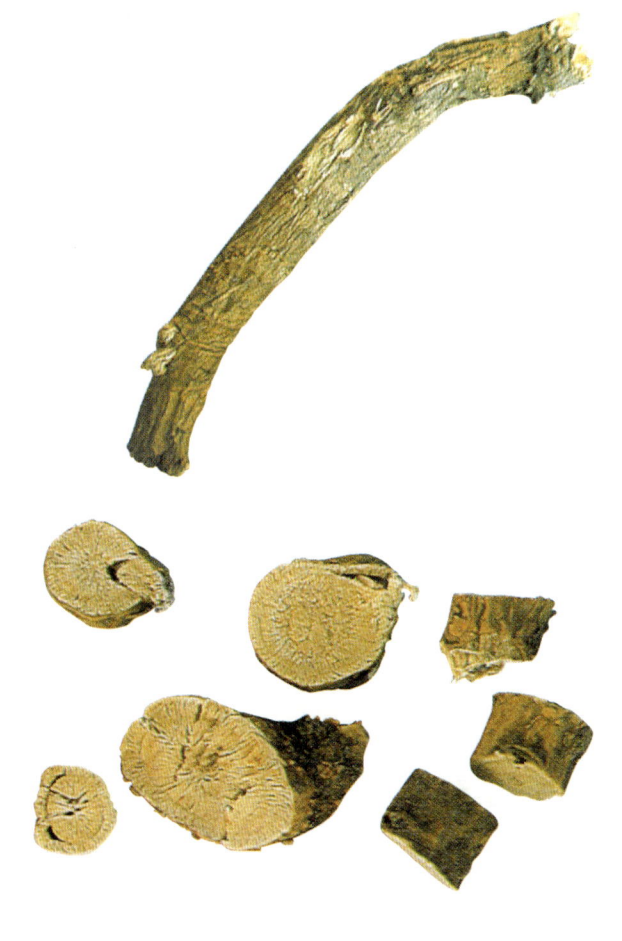

国医传世药方

苦参银花汤
方选源流：《疡科心得集》外用方。
中药组成：苦参60克、菊花30克、蛇床子15克、金银花30克、黄柏15克、白芷15克、地肤子15克、大菖蒲15克。
炮制方法：水煎去渣，加猪胆汁4～5枚，洗患处。
功能主治：清热燥湿，杀虫止痒，疏风散热。适用于瘙痒性皮肤病，风痒、湿痒、湿热痒、虫痒。

四季药膳养生

苦参酒
苦参1200克，露蜂房（锉）200克。用水20升，煮取10升，去渣浸法曲1800克。4天，炊黍米14千克，酿酒常法。酒熟，每食后饮8毫升，每天2次，夜1次，渐加到20毫升，以瘥为度。▶适用于白癜。

苦参天麻酒
苦参500克，黍米5000克，曲750克，白鲜皮200克，天麻80克，露蜂房75克。上药用水7500克，煮到一半，去渣浸曲，4天，酿酒常法，酒熟压去糟渣，贮存备用。饭后饮1小杯，每天2次，夜1次。渐加至3小杯，以愈为度。▶适用于遍身白屑，搔之则痛者。

白蜡树 拉丁学名：Fraxinus chinensis Roxb.

科属　木樨科植物白蜡树、苦枥白蜡树、尖叶白蜡树及宿柱白蜡树，其干燥枝皮入药。梣属植物全世界约有59种，广泛分布于北温带。中国有27种。入药用约8种。

地理分布　1.白蜡树　产于中国南北各地。多为栽培，也常见于海拔800～1600米的山地杂木林中。

2.苦枥白蜡树　山坡、路旁、河岸多有生长。分布于东北、华北以及长江流域、黄河流域，福建、浙江、广东、贵州、广西、云南等地。

3.尖叶白蜡树　山地杂木林中多有生长。分布于中国南方各地区。

4.宿柱白蜡树　海拔1300～3200米的山坡杂木林中多有生长。分布于陕西、河南、四川、甘肃。

采收加工　春、秋二季剥取，晒干。

用法用量　煎服，6～12克。外用适量，煎洗患处。

药理作用　抗炎；抗菌；利尿；镇痛等。

性味归经　苦、涩，寒。归肝、胆、大肠经。

功能主治　收涩，明目，清热燥湿。对于泄泻，热痢，目赤肿痛，赤白带下，目生翳膜均有疗效。

秦皮

别名／秦白皮·蜡树皮

◎《本草纲目》及文献记载秦皮：

主治风寒湿痹洗洗寒气，除热，目中青翳白膜。久服，头不白，轻身。疗男子少精，妇人带下，小儿痫，身热。可作洗目汤。久服，皮肤光泽，肥大有子。明目，去目中久热，两目赤肿疼痛，风泪不止。作汤，浴小儿身热。煎水澄清，洗赤目极效。主热痢下重，下焦虚。同叶煮汤洗蛇咬，并研末傅之。

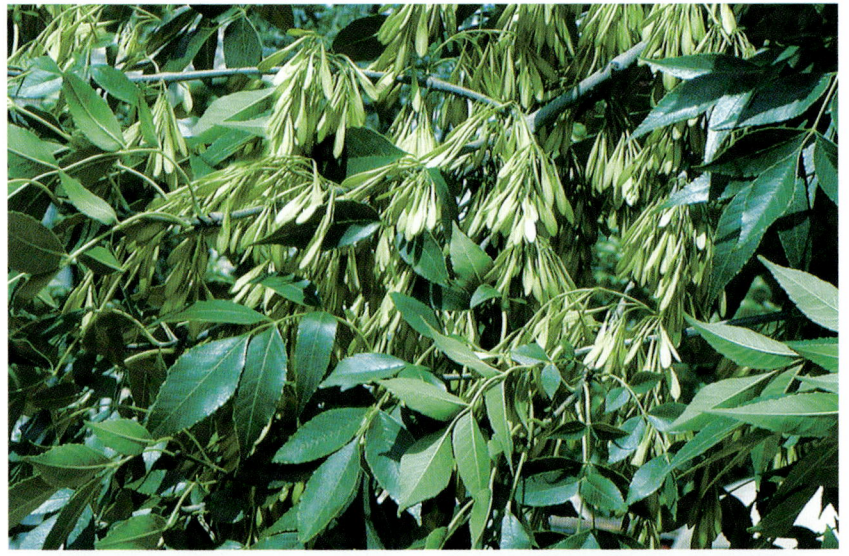

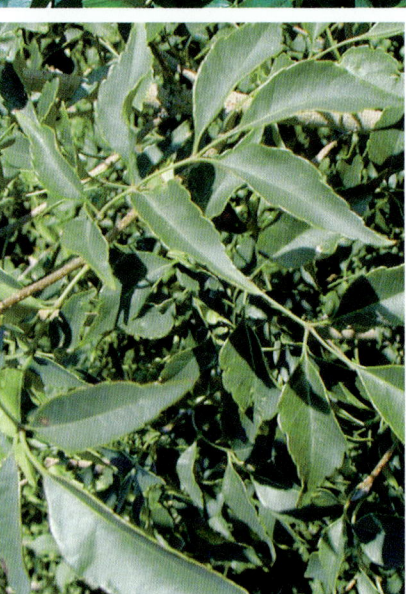
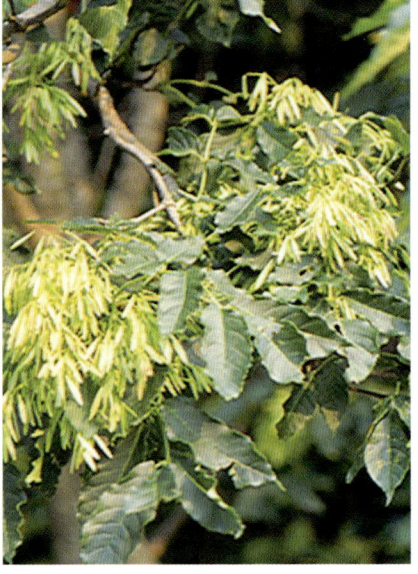

本草纲目附方

赤眼生翳
秦皮一两,水一升半,煮七合,澄清。日日温洗。一方加滑石、黄连等分。《外台秘要》

眼暴肿痛
秦皮、黄连各一两,苦竹叶半升,水二升半,煮取八合,食后温服。《外台秘要》

血痢连年
秦皮、鼠尾草、蔷薇根等分,以水煎取汁,铜器重釜煎成,丸如梧子大。每服五六丸,日二服,亦可煎饮。《千金方》

天蛇毒疮,像癞非癞
天蛇,是杂草中的黄花蜘蛛。人被它螫了,让露水濡湿了伤口,就形成了这种疾病。用秦皮煮汁一斗,喝了就会好。(沈存中)

赤眼睛疮
秦皮一两,清水一升,在白碗中浸泡,春夏季节时泡半小时左右,看泡出碧色,立即用筷子头缠上丝绵让病者仰卧点满眼,点药水后感到眼中微痛不要怕,等一会儿沥去热汁。每天点十次以上,不过两天就会好。《外台秘要》

眼弦挑针,是肝脾积热
锉秦皮为粗末,加入沙糖,水煎,调大黄末一钱内服取微利为佳。《仁斋直指方》

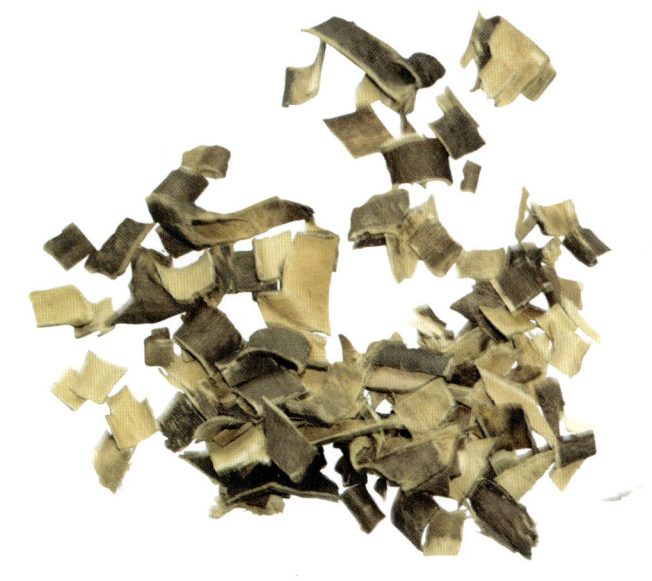

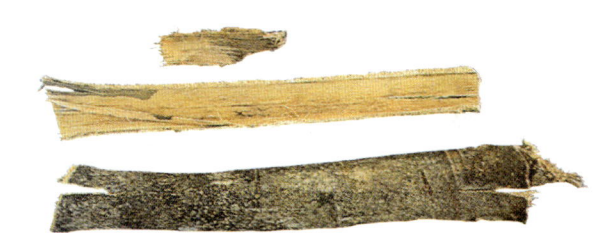

国医传世药方

清热解毒汤
方选源流:《伤寒论》清热方。
中药组成:秦皮12克、白头翁15克、黄柏9克、黄连9克。
炮制方法:水煎服。
功能主治:清热燥湿,泻火解毒,凉血止痢。适用于热痢,痢下脓血,赤多白少,腹痛,肛门灼热,里急后重,渴欲饮水,舌红苔黄,脉弦数。

四季药膳养生

秦皮乌梅汤
秦皮12克,乌梅30克。将上2味加适量水煎煮,去渣取汁,临服用时加白糖适量。每天2次,早晚空腹服,每天1剂,连服5天。▶功效清热利湿,杀虫止痒。适用于滴虫性阴道炎,治疗带下黄臭,阴痒等症。

温中汤
秦皮15克,白芍12克,党参、白术、茯苓、防风、焦神曲、焦山楂各9克,炙甘草、陈皮各6克,炮姜3克。水煎服,每天1剂,每天服2次。▶功效健脾温中,清肠化湿。适用于脾失健运,湿热蕴于肠中,肝脾气滞者。

白鲜   拉丁学名：Dictamnus dasycarpus Turcz.

科属　芸香科植物白鲜，其干燥根皮入药。白鲜属植物全世界约有5种，分布在欧亚大陆。中国仅1种，入药用。

地理分布　土坡以及灌木丛中多有生长。分布于东北、华东、华北以及河南、甘肃、陕西、贵州、四川等地。

采收加工　春、秋二季剥取，晒干。

用法用量　煎服，5～10克。外用适量，煎洗患处。

药理作用　抗菌；调节机体免疫力；兴奋子宫平滑肌；正性肌力作用；抗肿瘤作用等。

性味归经　苦，寒。归脾、胃、膀胱经。

功能主治　祛风解毒，清热燥湿。对于湿疹，湿热疮毒，疥癣，风湿热痹，湿热黄疸有疗效。

【白鲜皮】

别名／藓皮・北鲜皮・野花椒根皮・臭根皮

◎《本草纲目》及文献记载白鲜皮：

主治头风，黄疸，咳逆，淋沥，女子阴中肿痛，湿痹死肌，不可屈伸起止行步。疗四肢不安，时行腹中大热饮水，欲走大呼，小儿惊痫，妇人产后余痛。治一切热毒风、恶风，风疮疥癣赤烂，眉发脱脆，皮肌急，壮热恶寒，解热黄、酒黄、急黄、谷黄、劳黄，通关节，利九窍及血脉，通小肠水气，天行时疾，头痛眼疼。其花同功。治肺嗽。

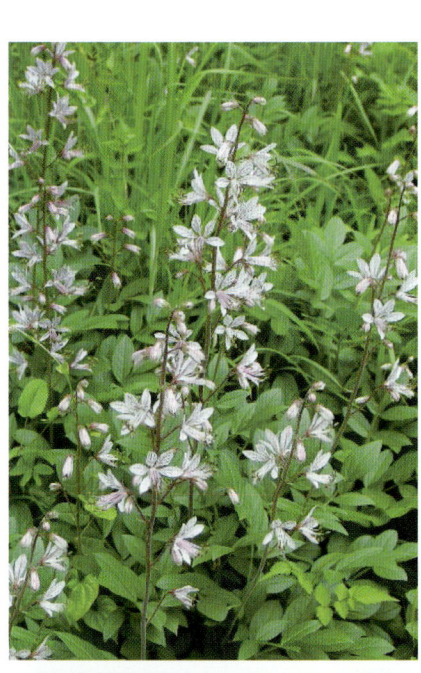
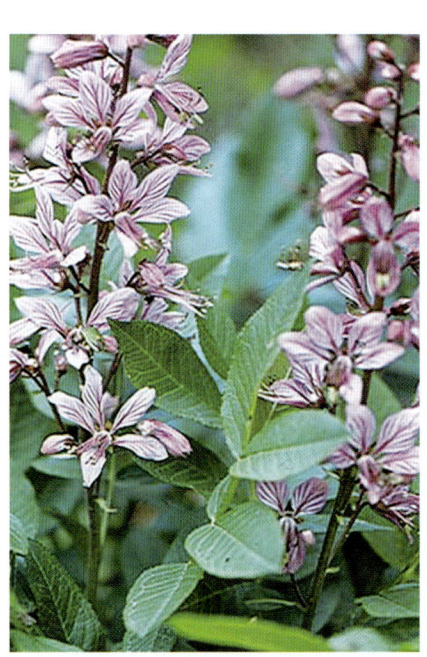
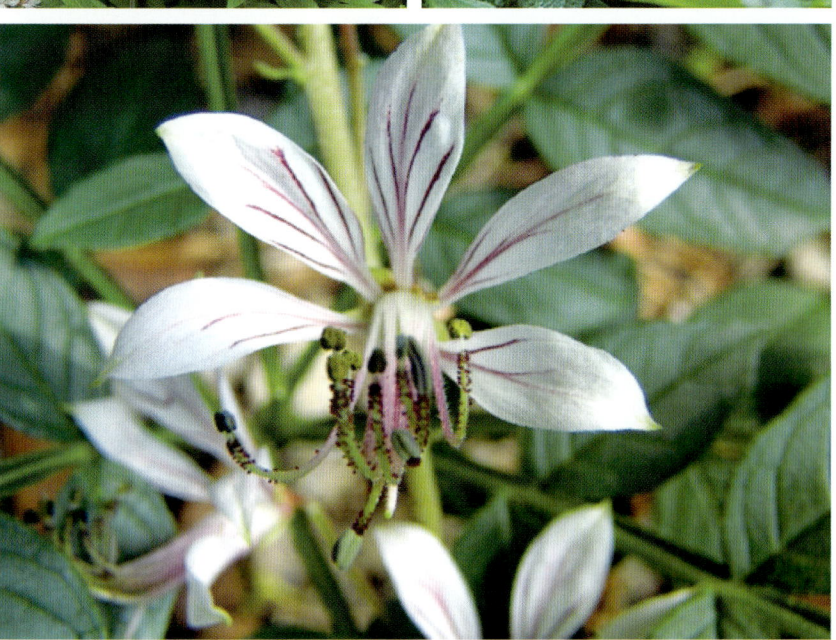

本草纲目附方

产后中风（身体虚弱，不能服用其它药）
将白鲜皮用新鲜的井水三升，煮取一升，温服。《小品方》

鼠瘘已破，已流出脓血的
用白鲜皮煮汁，服一升，马上就会吐出秽物。《肘后方》

▲ **李时珍说：**
"白鲜皮的气寒，擅长通利运行，它的味苦而质躁，是足太阴经、足阳明经去除湿热的药物；同时能入手太阴经、手阳明经，是各种黄疸风痹证的关键药。一般医生只将它用于疮疡病的治疗，这样就太浮浅了。"

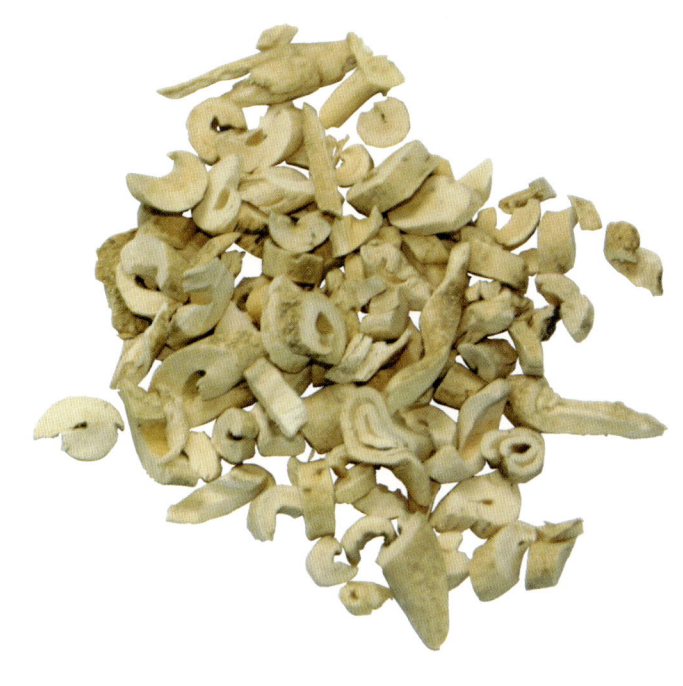

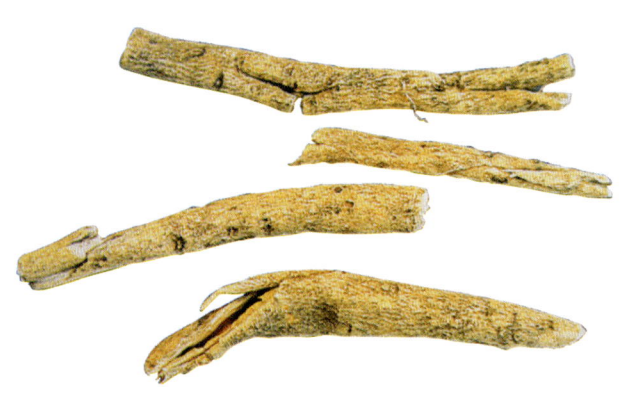

国医传世药方

清热方

方选源流：《奇方本草》清热方。
中药组成：白鲜皮、银花、蛇床子各9克，白果10克，芡实、怀山药、车前子(包煎)、黄柏、椿根皮、薏苡仁、茯苓各8克。
炮制方法：加水煎沸15分钟，滤出药液，再加水煎20分钟，去渣，两煎药液兑匀，分早晚两次服，每天1剂。
功能主治：祛风解毒，清热燥湿。黄带质脓黏稠，有腥臭味，阴部瘙痒，溲赤，口干，便结，脉滑数，舌红苔黄腻或弦细。

四季药膳养生

苦参疥疮酒

苦参20克，白鲜皮25克，川楝子、蛇床子、石榴皮、藜芦各10克，皂角刺、硫黄各20克，百部、羊蹄根各30克，白酒1500毫升。将上述各药研磨成粗末，浸于酒中，加盖密封1周，即可。外用，每晚睡前用纱布蘸药酒擦全身，连用10天。▶功能祛湿，杀虫。适用于疥疮。

地榆祛脂汤

白鲜皮25克，苦参20克，白鲜皮、地榆、黄柏、野菊花、百部、蛇床子、地肤子各18克。加水2000毫升煎至1250毫升左右。置盆内熏洗患处；每天洗4次，每次洗15分钟。▶功能祛脂，燥湿，止痒。适用于脂溢型婴儿湿疹。

清痘解毒汤

白鲜皮、连翘各15克，银花、赤芍、丹皮各12克，薄荷、蝉衣各6克，生苡仁、大青叶各30克。水煎服。每天1剂，每天分4次服完。▶功能解毒止痒，清热燥湿。主治水痘证属风热挟湿、热郁血滞型。适用于水痘一般症状外，根脚红晕，痘疱灌浆清稀、黄稠同见，患儿皮肤瘙痒较甚者。

龙胆　　拉丁学名：Gentiana scabra Bge.

条叶龙胆　　拉丁学名：Gentiana manshurica Kitag.

科属　龙胆科植物龙胆、条叶龙胆、三花龙胆及坚龙胆，其干燥根以及根茎入药。龙胆属植物全世界约有390多种，分布于北美洲、非洲北部、大洋洲、亚洲及欧洲。中国约有246种。入药用约有41种。

地理分布　1.龙胆　海拔400～1700米的路边、山坡草地、河滩灌木丛中以及林下草甸多有生长。东北以及内蒙古、陕西、河北、江苏、新疆、安徽、江西、浙江、福建、湖南、湖北、广西、广东等地多有分布。

2.条叶龙胆　海拔110～1100米的山坡草地或者潮湿地区。分布于东北以及山西、河北、山东、陕西、安徽、江苏、浙江、广东、广西、湖北、湖南等地。

3.三花龙胆　生于海拔440～950米的林间空地、草地、灌木丛中。分布于东北以及河北、内蒙古。

4.坚龙胆　海拔1100～3000米的山坡草地灌木丛中、林下及山谷多有生长。分布于广西、湖南、贵州、四川、云南等地。

采收加工　春、秋二季采挖，洗净，干燥。

用法用量　煎服，3～6克。

药理作用　抗肝损伤；抗炎；抗过敏；促进胆汁分泌；抗病原体；降温；增强消化功能；抗惊厥；镇静，降血压等。

性味归经　苦，寒。归肝、胆经。

功能主治　泻肝胆火，清热燥湿。对于阴肿阴痒，湿热黄疸，强中，带下，胁痛，目赤，耳聋，湿疹瘙痒，口苦，惊风抽搐有疗效。

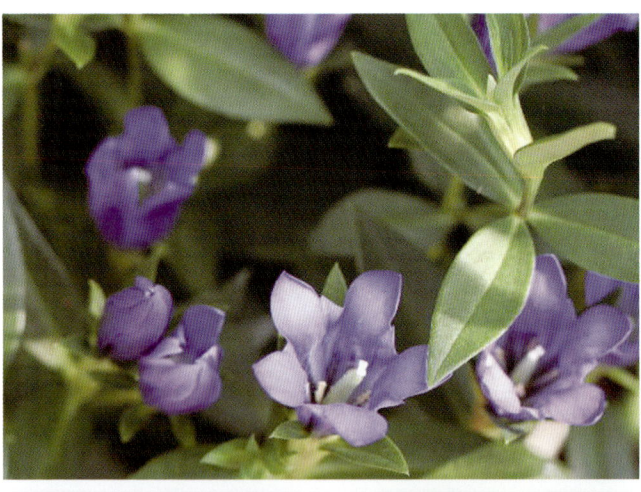

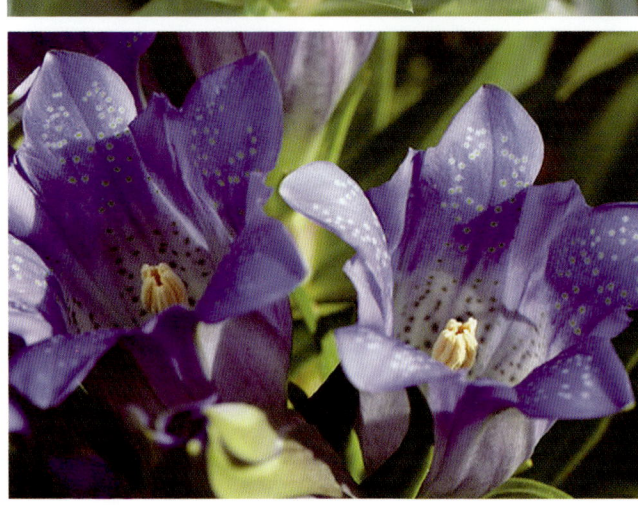

龙胆

别名：陵游·草龙胆·龙胆草·苦龙胆草·地胆草·胆草·山龙胆·四叶胆

◎《本草纲目》及文献记载龙胆：

主治骨间寒热，惊痫邪气，续绝伤，定五脏，杀蛊毒。除胃中伏热，时气温热，热泄下痢，去肠中小虫，益肝胆气，止惊惕。久服益智不忘，轻身耐老。治小儿壮热骨热，惊痫入心，时疾热黄，痈中口疮。客忤疳气，热病狂语，明目止烦，治疮疥。去目中黄及睛赤肿胀，瘀肉高起，痛不可忍。退肝经邪热，除下焦湿热之中，泻膀胱火。疗咽喉痛，风热盗汗。

本草纲目附方

四肢疼痛
将山龙胆根切细,在生姜汁中浸一夜,去除它的苦寒之性,焙干,捣为末,用水煎一钱匕,温服。这里所使用的是和草龙胆同类而不同种、经霜打也不凋零的山龙胆。《图经本草》

一切盗汗
用于妇女、小儿的一切盗汗,也可用于治伤寒后盗汗不止。用龙胆研细,每服一钱,加猪胆汁三两滴,加入少许温酒调服。《杨氏家藏方》

夏天目涩
将生龙胆捣汁一合,二寸黄连切烂后浸汁一匙,调匀点眼。《危氏得效方》

咽喉热痛
用龙胆磨水服。《集简方》

眼中漏脓
龙胆草、当归各等份,制成末。每次服二钱,用温水送下。《鸿飞集》

伤寒发狂
将草龙胆制成末,加入鸡蛋清、白蜜,凉水化开服下二钱。《伤寒蕴要》

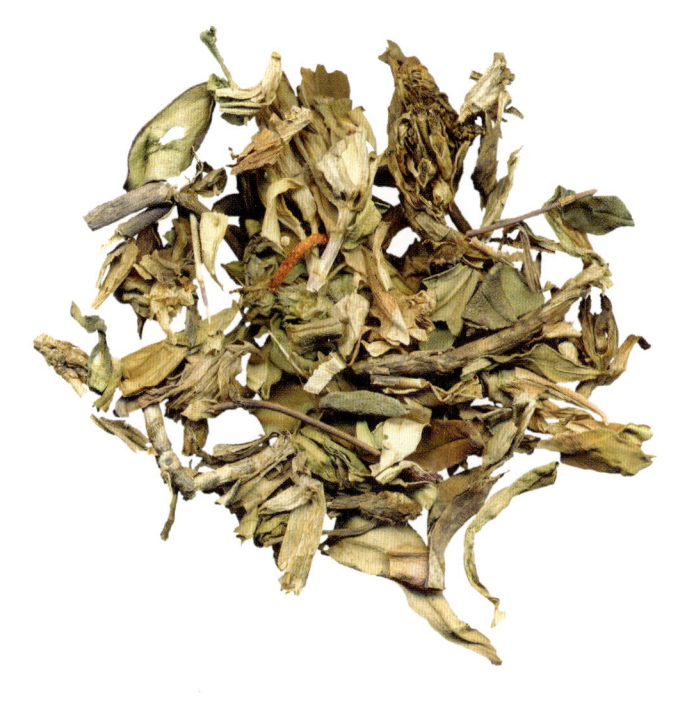

国医传世药方

龙胆泻肝汤

方选源流:《医方集解》清热方。

中药组成:龙胆草8克、黄芩89克、栀子9克、木通6克、生地黄9克、车前子3克、泽泻8克、当归6克、柴胡6克、生甘草6克。

炮制方法:水煎服。也有制成丸剂,每服6~9克,日服2次,温开水送下。

功能主治:泻肝胆实火,清下焦湿热。适用于肝胆实火上扰,头痛,胁痛,目赤,口苦,耳聋、耳肿;或湿热下注,阴肿、阴痒、筋痿阴汗,小便淋浊,妇女湿热带下,湿热黄疸。

四季药膳养生

龙胆草粳米粥

龙胆草、泽泻、柴胡、车前子、栀子、木通、黄芩各6克,甘草2克,粳米150克。前9味分别洗净,装入纱布袋中,水煎20分钟捞出药包,将洗净的粳米放入药汁,再加适量水,煮稀粥。趁热食,每天2次,3~5天为1疗程。▶适用于副性腺感染。

龙胆草清茶

龙胆草6克,野菊花、苍耳子、白芷各10克,蜂蜜30克。前4味分别洗净,晾干,切碎,同放入沙锅,加水浸泡片刻,煎煮30分钟,用洁净纱布过滤,去渣,取滤汁放入容器,待其温热时,兑入蜂蜜,拌和均匀即可。早晚2次分服。▶功能清热解毒,通窍止痛。适用于鼻咽癌疼痛,肝郁火旺者。

忍冬　　拉丁学名：Lonicera japonica Thunb.

科属　忍冬科植物红腺忍冬、忍冬、山银花及毛花柱忍冬，其干燥花蕾或带初开的花入药。忍冬属植物全世界约有199种，分布于欧洲、亚洲、北美洲及非洲北部。中国约有98种，入药用约有19种。

地理分布　1.忍冬　山坡疏林中、村寨旁、灌木丛中、路边等处多有生长，也有栽培。华东、西南、中南以及辽宁、河北、山西、甘肃、陕西等地多有分布。

2.红腺忍冬　生于海拔200～1500米的灌木丛以及疏林中。安徽、江西、浙江、台湾、福建、广东、广西、湖北、湖南、贵州、四川广为分布。

3.山银花　丘陵、杂木灌丛、山坡以及平原旷野，路旁和河岸边多有生长。分布于海南、广东、广西。

4.毛花柱忍冬　生于水边灌木丛，海拔300米以下。广东和广西也有生长。

采收加工　夏初当花含苞未放的时候采摘，阴干。

用法用量　煎服，6～15克；或入丸、散。外用研末调敷。

药理作用　抗病原微生物；解热；抗炎；抑制机体细胞免疫力；降血脂；兴奋中枢神经；抗生育等。

性味归经　甘，寒。归肺、心、胃经。

功能主治　疏散风热，清热解毒。对于痈肿疔疮，丹毒，喉痹，风热感冒，热毒血痢，温病发热均有疗效。

金银花

别名／忍冬花·银花·鹭鸶花·双花·二花·金藤花·双苞花·金花·二宝花

◎《本草纲目》及文献记载金银花：

主治寒热身肿。久服轻身长年益寿。热毒血痢水痢，浓煎服。治飞尸遁尸，风尸沉尸，尸注鬼击，一切风湿气，及诸肿毒，痈疽疥癣，杨梅诸恶疮，散热解毒。

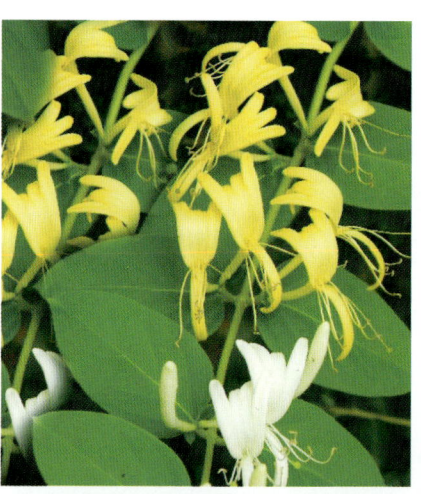
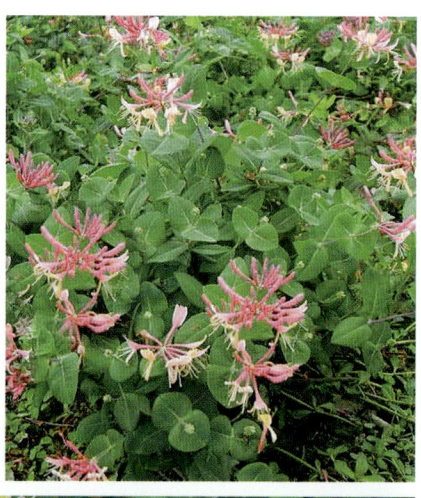
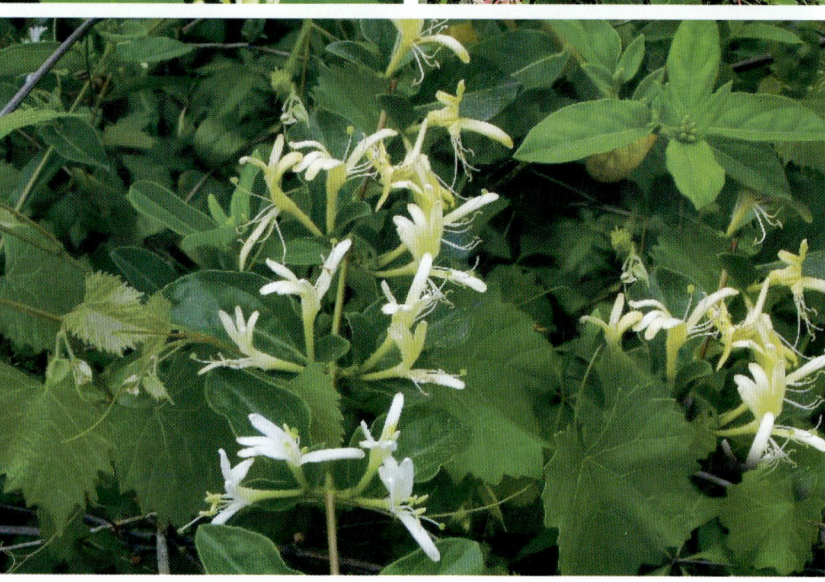

本草纲目附方

一切肿毒，不管是否溃烂或是初起发热
用忍冬的花及茎叶，捣烂取自然原汁半碗，煎取八分，服下，并用药渣涂敷患处。《万表积善堂方》

恶疮不愈
取忍冬藤一把，捣烂，加雄黄五分，水二升，放入瓦罐中煎熬，以纸封口，穿一孔令气出。以疮对孔热熏，待疮大黄水彻底流出，再用生肌药，病即愈。《选奇方》

鬼击身青，身体疼痛
用金银花一两，水煎服。《怪病奇方》

五种尸注
飞尸的病症，游走皮肤，洞穿脏腑，每次发作刺痛，游走不定。遁尸的病症，附骨入肉，攻凿血脉，每次病发不敢见死尸，听到哀痛哭声病就会发作。风尸的病症，淫跃四肢，不知道疼痛的地方，每次发作神情恍惚，遇风雪天气便发作。沉尸的病症，缠结脏腑，冲引心胁，每次发作似绞如切，遇到寒冷便会发作。尸注的病症，全身感觉沉重，精神错杂，昏迷困倦，每个节气变化，病情便会恶化。这些病症都是因为身中尸鬼，接触外界邪气所致。适宜于用忍冬茎杆叶子治疗，将茎叶锉切几斛，煎煮浓汁，然后再煎成稠糊状。每次服用鸡蛋大小块，用温酒化服，每天服用二、三次。《肘后方》

国医传世药方

银翘清热散

方选源流：《温病条辨》解表方。

中药组成：金银花、连翘各30克，桔梗、牛蒡子、薄荷各18克，竹叶、荆芥穗各12克，生甘草、淡豆豉各15克。

炮制方法：上杵为散，每服18克，加鲜芦根煎服；轻者日服3次，重者日服4次。亦可作汤剂，水煎服，用量按原方比例酌情增减。

功能主治：辛凉透表，清热解毒，宣肺祛痰。适用于温病初起，微恶风寒，发热无汗，头痛，咽痛，咳嗽有痰，口渴，痈肿疔疮，舌尖红，苔薄白或薄黄，脉浮数。

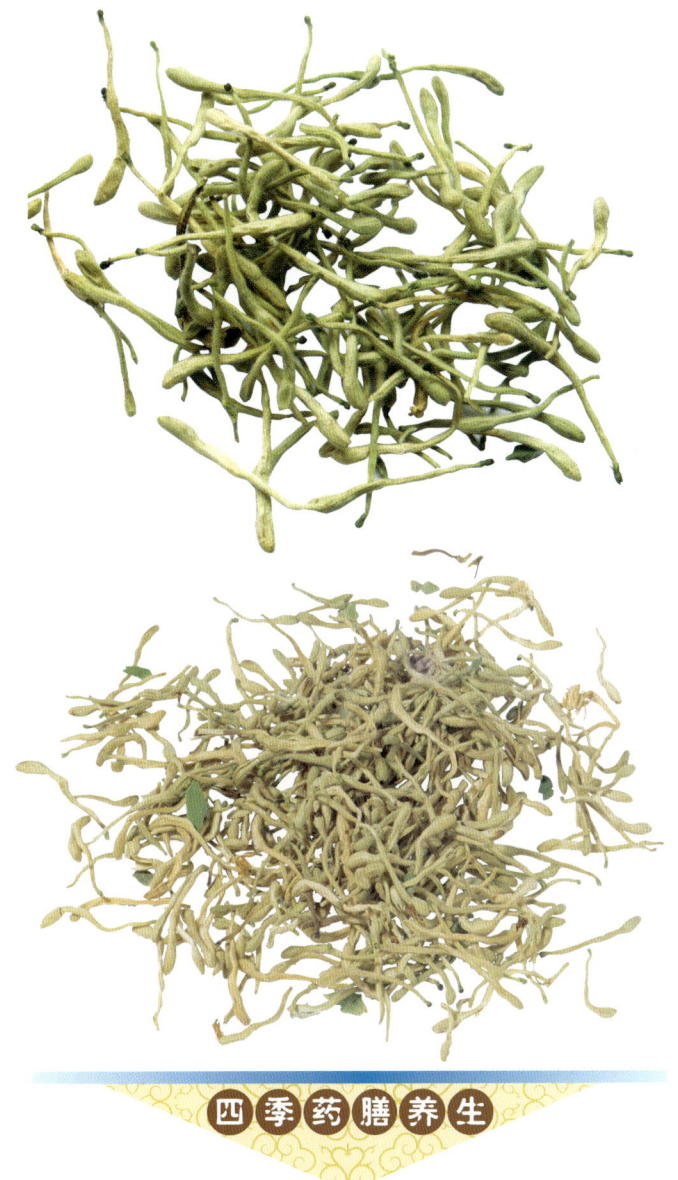

四季药膳养生

金银花汤

金银花、白糖各18克。白糖、金银花开水浸泡，凉后当茶饮。为清凉防暑饮料。▶适用于咽痛。

银花清热解毒酒

金银花50克，甘草10克。用水2碗，煎取半碗，再入酒半碗，略煎，分3份。早、中、晚各服1份，重者1天2剂。▶功能清热解毒。适用于疮肿，肺痈，肠痈。

金银花薏米粥

金银花12克，鳖甲15克，柴胡9克，薏米18克，红糖适量。前3味煎汤，去渣后入薏米、红糖煮粥。每天1剂，连服食5剂。▶适用于肝胆郁热所致的中耳炎。

紫花地丁　　拉丁学名：Viola yedoensis Makino

科属　堇菜科植物紫花地丁，其干燥全草入药。堇菜属植物全世界约有490种，广泛分布在温带、热带和亚热带地区，以及北半球的温带地区。中国约有110种，入药用约有25种。

地理分布　生于荒地、田间、林缘、山坡草丛以及灌木丛中。全国大部分地区多有分布。

采收加工　春、秋二季采收，除去杂质，晒干。
用法用量　煎服，15~30克。外用鲜品适量。
药理作用　抗病原微生物等。
性味归经　苦、辛，寒。归心、肝经。
功能主治　凉血消肿，清热解毒。对于痈疽发背，疔疮肿毒，毒蛇咬伤，丹毒有疗效。

紫花地丁

别名／堇堇菜·箭头草·地丁·羊角子·地丁草·宝剑草·紫地丁·小角子花

◎《本草纲目》及文献记载紫花地丁：

主治一切痈疽发背，疔肿瘰疬，无名肿毒恶疮。

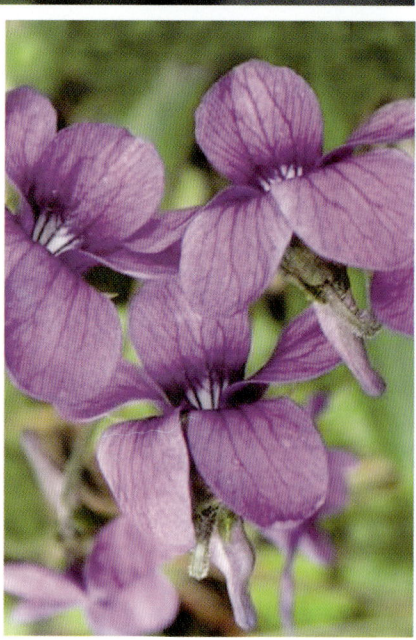

本草纲目附方

黄疸内热
将紫花地丁研末,每次服三钱,酒送下。《乾坤秘韫》

痈疽发背
将三伏天收取的紫花地丁草捣碎,用白面和好,放盐醋中浸泡一夜,贴患处,极有效。《集效方》

痈疽恶疮
取紫花地丁连根,同苍耳叶等分,捣烂后,用一种酒,搅汁服用。《经验方》

疔疮肿毒
1.用紫花地丁捣汁服。《千金方》
2.将紫花地丁、葱头、生蜜一起捣烂敷贴患处。若是瘤疮,加黑牛刚拉的屎。《杨氏方》

瘰疬疔疮,发背各种肿痛
紫花地丁根去掉粗皮,同白蒺藜共研为末,加油调匀涂敷患处。《乾坤秘韫》

一切恶疮
将紫花地丁根晒干,用罐盛好,烧烟对着疮熏,疮流出黄水,使黄水流尽便好。《卫生易简方》

喉痹肿痛
用箭头草叶,加入少量酱,研成膏状,点入喉中,使病人能吐。《普济方》

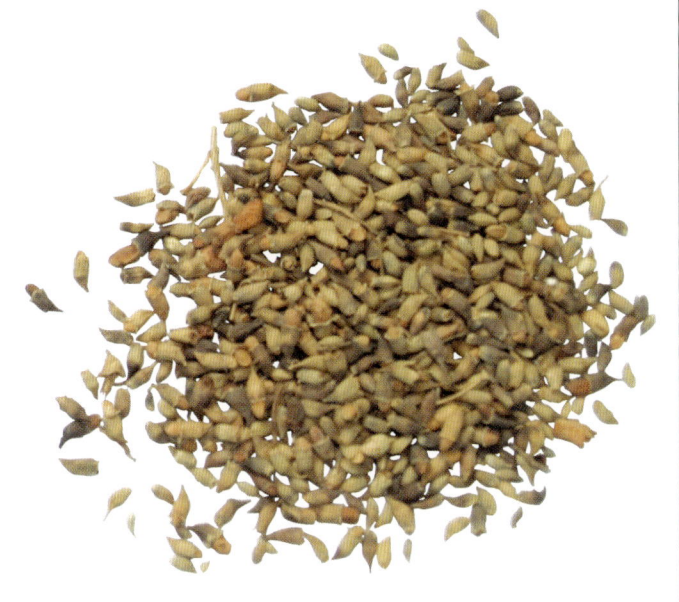

国医传世药方

五味消毒饮
方选源流:《医宗金鉴》治痈方。
中药组成:紫花地丁20克、银花15克、野菊花15克、蒲公英15克、紫背天葵子15克。
炮制方法:水煎,加酒1~2匙和服。药渣捣烂可敷患部。
功能主治:清热解毒,消散疔疮。适用于火毒结聚,痈疮疖肿,红肿热痛,发热恶寒,心烦恶心;各种疔毒,根深蒂固,米粒大小,状如铁钉,舌红苔黄,脉数。

四季药膳养生

清解除湿汤
紫花地丁、生石膏(先煎)各15克,板蓝根、生苡仁、车前子(布包)各12克,银花、连翘、知母、生地、赤芍、丹皮、土茯苓、生甘草各10克。水煎服,每天1剂,分早、中、晚3次服完。▶适用于水痘重症,证属邪毒内陷、热燔气营型。痘疹过大过密遍及全身,疹色或红或紫相夹杂,壮热不退,烦躁不安、口渴,伴见口糜咽痛、咳嗽、大便秘结、溲黄赤短少,舌红少苔或无苔或苔黄燥,脉弦数或洪数等症。

猪蹄解毒汤
紫花地丁、野菊花、蒲公英、连翘、赤芍、牛膝各10克,猪蹄1只,金银花、生地、天花粉各30克。将猪蹄去毛、洗净,劈为两块。将诸药装入纱布中,扎紧袋口,与猪蹄共放入锅中,加清水适量,先用大火烧沸,后小火炖1小时,至猪蹄烂熟即可。吃猪蹄喝汤,分两次服用,常服有效。▶适用于糖尿病并发湿性坏疽,局部脓水臭秽者。

紫堇 拉丁学名：Corydalis bungeana Turcz.

科属 为罂粟科植物紫堇的干燥全草。

地理分布 宅旁草丛中、旷野以及山坡疏林下、丘陵多有生长。分布于辽宁、河北、内蒙古、陕西、山西、甘肃、宁夏、河南、山东等地。

采收加工 夏季采集全草，洗净，晒干后，切段。

用法用量 煎服，9～15克，鲜品30～60克。外用适量。

药理作用 抗病毒；抗菌等。

性味归经 苦，寒。归心、肝经。

功能主治 消散痈肿，清热解毒。对于乳痈肠痈，疔疮肿毒，毒蛇咬伤均有疗效。

苦地丁

别名／地丁·地丁草·扁豆秧·小鸡菜

◎《辽宁常用中草药手册》记载苦地丁：清热解毒。治痈疽疔肿，淋巴结核。

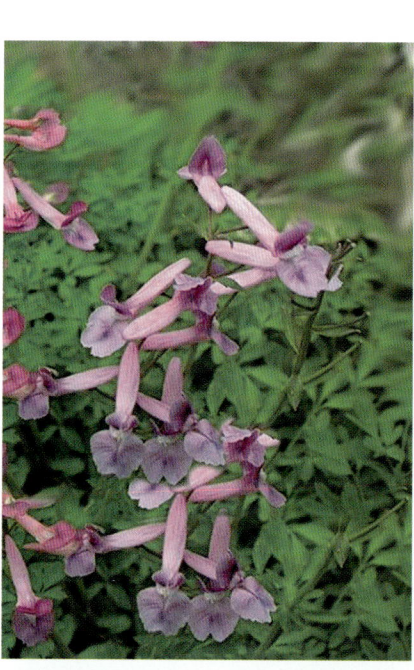
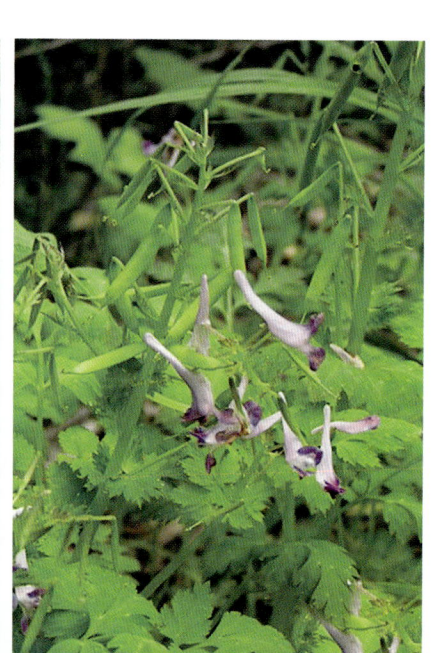
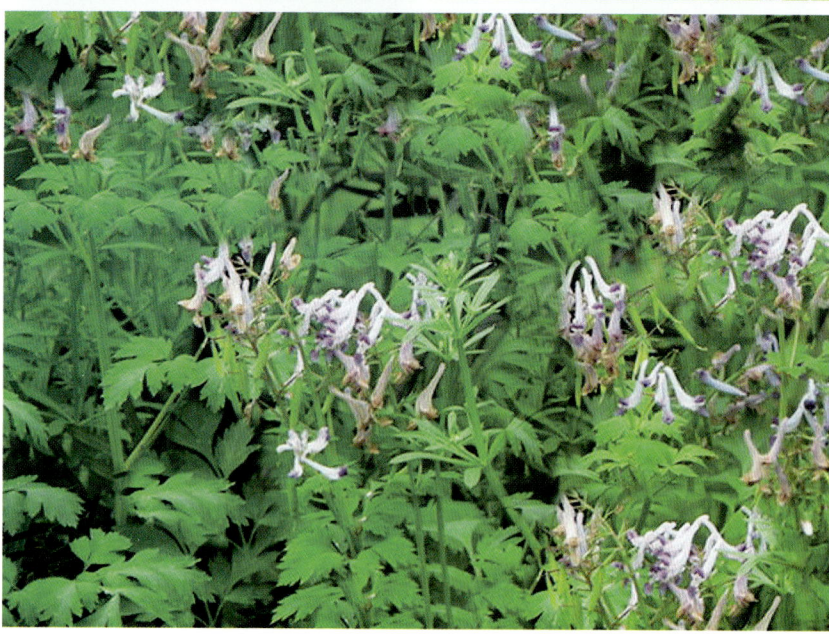

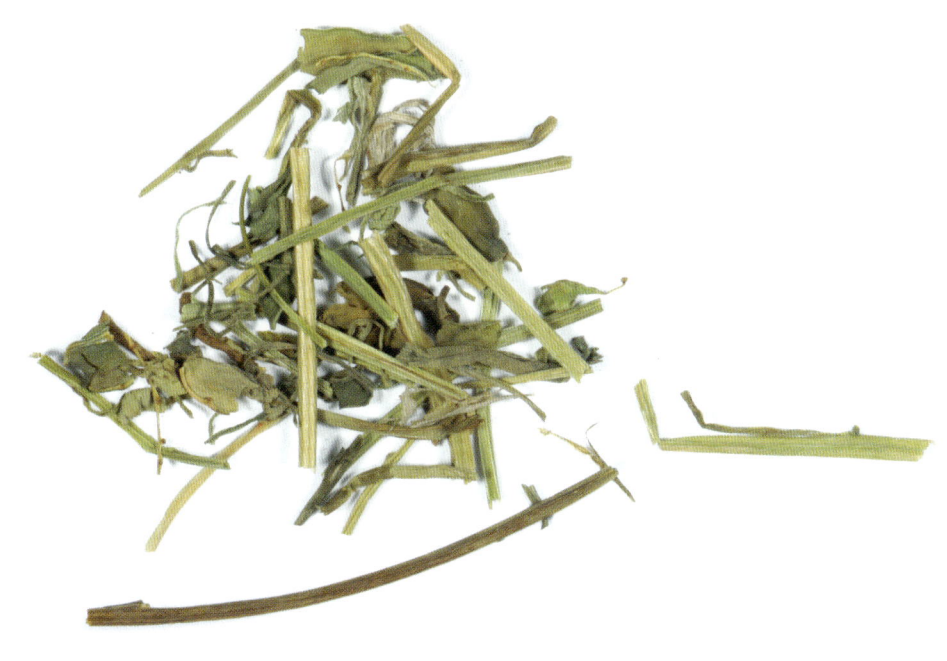

国医传世药方

地丁清热汤
方选源流：《奇方本草》清热方。
中药组成：地丁、蒲公英各10克，金银花、浙贝母、板蓝根、玄参、僵蚕、连翘、黄芩、牛蒡子、桔梗各8克，甘草5克。
炮制方法：加水煎沸15分钟，滤出药液，再加水煎20分钟，去渣，两煎药液兑匀，分服，每天2剂。
功能主治：消散痈肿，清热解毒。适用于腮腺肿胀微痛，伴发热。

地丁散热汤
方选源流：《奇方本草》清热方。
中药组成：地丁、金银花、玄参、僵蚕、蒲公英、板蓝根、连翘、黄芩、龙胆草、荔枝核、橘核、柴胡各10克，甘草5克。
炮制方法：加水煎沸15分钟，滤出药液，再加水煎20分钟，去渣，两煎药液兑匀，分服，每天2剂。
功能主治：消散痈肿，清热解毒。适用于腮腺肿胀，疼痛，并发睾丸红肿疼痛。

四季药膳养生

地丁野菊饮
苦地丁、野菊花15克，银花、连翘、黑山栀、半枝莲、草河车各8克，蒲公英15克，生甘草6克。水煎服。▶功能清热解毒，消肿止痛。适用于疔疮初起，经络阻滞，热毒渐炽，红肿灼热，疼痛逐渐加剧等症。

地丁薏米粥
苦地丁草末20克，薏米60克，粳米40克，适量白糖。取薏米、粳米、苦地丁草末共煮成粥，加入白糖。温服，每天分两次服食。▶功能清热解毒。适用于重症水痘。

清热解毒茶
苦地丁、紫花地丁、蒲公英、败酱草各30克，红糖适量。4味药加水700毫升，煎取400毫升，去渣，加红糖适量，温服。每次200毫升，每天2次。▶功能清热解毒，凉血化淤。适用于产后感染发热。

金莲花　　拉丁学名：Trollius chinensis Bge.

科属　毛茛科植物金莲花，干燥花朵入药。
地理分布　海拔2000～2500米的山地灌木丛中多有生长。四川和海南广为分布。
采收加工　夏季花盛开的时候采收，晾干。
用法用量　煎服，3～6克，或泡水当茶饮。外用适量。

药理作用　抗肿瘤；抗菌；抗炎；解痉；降血压等。
性味归经　苦，微寒。归肺、胃经。
功能主治　消肿，清热解毒，明目。对于感冒发热，咽喉肿痛，牙龈出血，口疮，牙龈肿痛，疔疮肿毒，目赤肿痛等均有疗效。

金莲花

别名／旱地莲·金芙蓉·旱金莲·金疙瘩

◎《本草纲目拾遗》记载金莲花：主治口疮、喉肿，浮热牙宣，耳疼目痛，煎此代茗。明目，解岚瘴。

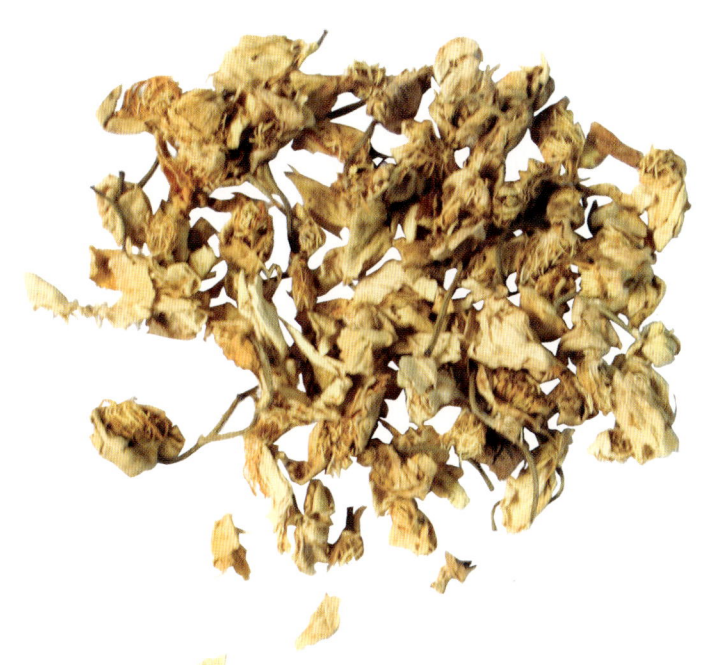

国医传世药方

金莲散风汤
方选源流：《奇方本草》清热方。
中药组成：金莲花、苏叶6克，蒲公英15克，大青叶、葛根10克。
炮制方法：水煎服，每天服1剂。
功能主治：清热解毒，解表散风。适用于腮腺炎，散风透邪。

金莲解表汤
方选源流：《奇方本草》清热方。
中药组成：金莲花、射干、木蝴蝶各6克，陈年的萝卜英、郁金、枳壳、枇杷叶、橄榄各9克。
炮制方法：水煎服，每天2次。
功能主治：清热解毒，消肿散风。适用于咽炎，咽喉肿痛，干咳。

金莲和胃汤
方选源流：《奇方本草》清热方。
中药组成：金莲花、草薢、黄柏、茯苓、白术、芡实、枳壳各10克，山药、生苡米、生扁豆、大豆黄卷各15克。
炮制方法：水煎服。
功能主治：健脾和胃，清热除湿。适用于慢性唇炎而呈渗液、湿烂、结痂及鳞屑。

四季药膳养生

金莲解毒汤
金莲花20克，黑云香、北沙参、红花各3克，诃子、甘草、拳参各2克，土茯苓8克，俄罗斯土茯苓、文冠木、冬青叶、绿豆各5克，胡黄连1克。以上13味，分别挑选，粉碎成粗粉，过筛，混匀。水煎服，成人1次4克，1天2次。▶功能解毒，清热。适用于药物中毒，毒热，伤热。

金莲花茶
金莲花6克。开水冲泡，代茶饮并含漱。如是急性，用量加倍，或再加鸭跖草等量用。▶适用于慢性扁桃腺炎。

双花清热茶
金莲花2克，贡菊花1克，麦冬5克，大海2枚。随意饮用。▶功能解毒消炎，润喉清咽。

莲花清热茶
金莲花、茶叶各6克。沸水冲泡，当茶饮。▶功能清热解毒。适用于慢性咽喉炎，扁桃腺炎。

野菊　　拉丁学名：Chrysanthemum indicum L.

科属　菊科植物野菊，其干燥头状花序入药。菊属植物全世界约有29种，分布于俄罗斯、朝鲜半岛、日本和中国。中国约有16种。入药用约有4种。

地理分布　山坡草地，河边水湿地，灌木丛，海滨盐渍地以及田边、路旁多有分布。广布于华北、东北、华中以及西南各地。

采收加工　秋、冬二季花初开放的时候采摘，晒干，或者蒸后晒干。

用法用量　煎服，9～15克。外用鲜品适量。

药理作用　解热；增强吞噬细胞的吞噬功能；抗病原微生物；抗心肌缺血；降血压；抑制血小板聚集等。

性味归经　苦、辛，微寒。归肝、心经。

功能主治　清热解毒。对于目赤肿痛，疔疮肿毒，头痛眩晕均有疗效。

野菊花

别名／山菊花·千层菊·黄菊花

◎《本草纲目》记载野菊花：主治痈肿疔毒，瘰疬眼瘜。调中止泄，破血，妇人腹内宿血宜之。

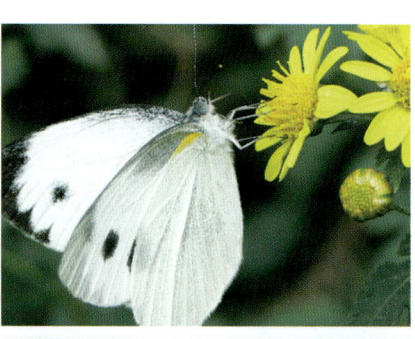
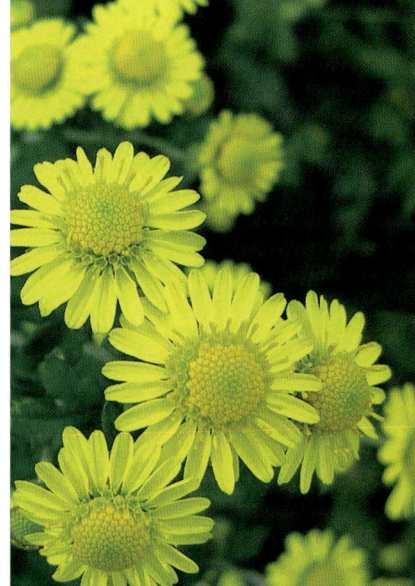
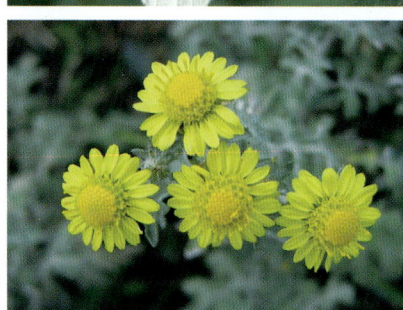
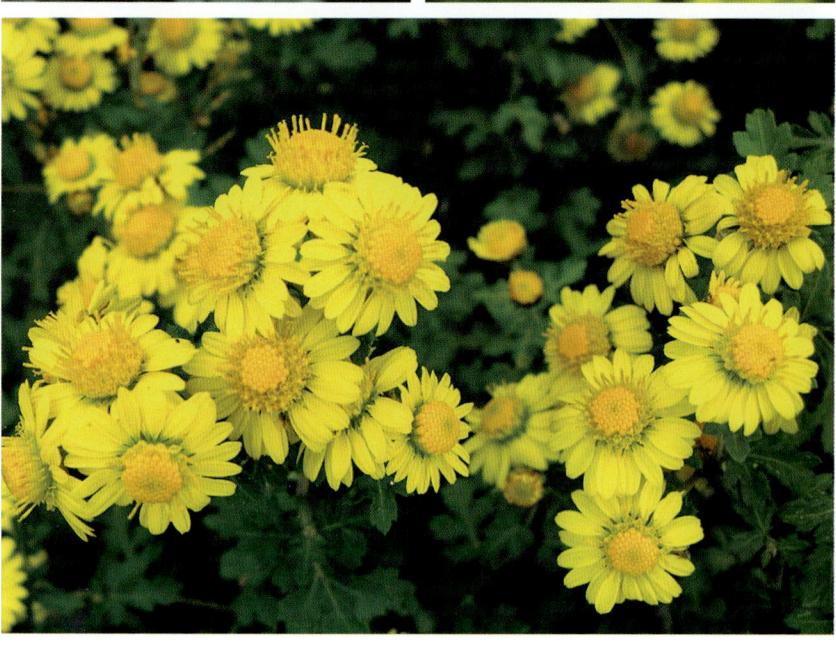

本草纲目附方

痈疽疔肿,以及一切无名肿毒
1. 用野菊花连茎一起捣烂,用酒煎趁热服下,促使出汗为好;再用药渣敷贴于患处,病就痊愈。《孙氏集效方》
2. 用野菊花茎叶、苍耳草,各一把,放在一起捣烂,加入一碗酒,绞出汁,服下;并用药渣敷贴患处,直到出汗,病即愈。《卫生易简方》

天泡湿疮
野菊花根、枣木,煎汤外洗患处。《医学集成》

瘰疬未破
把野菊花根捣烂,用酒煎后服下,并用药渣敷贴,瘰疬会自动消除,如不消,也会自动溃破。《瑞竹堂经验方》

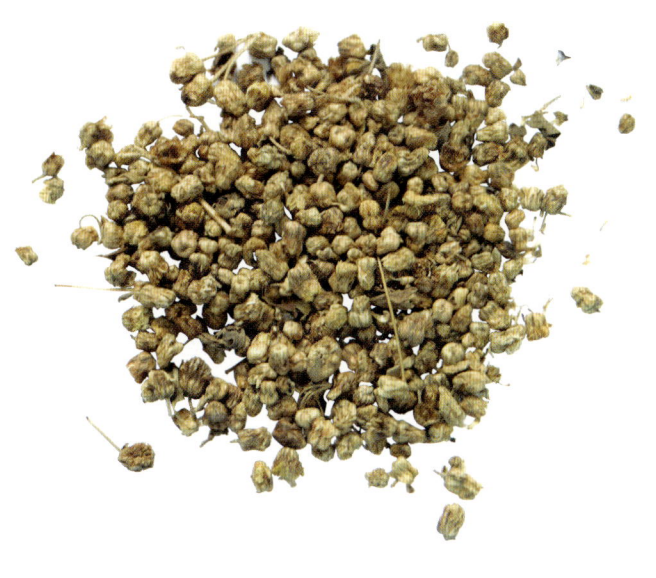

国医传世药方

痤疮清毒煎
方选源流:《中医秘方大全》养颜方。
中药组成:野菊花15克、银花30克、黄芩12克、连翘12克、牛膝9克、川芎12克、当归12克、桔梗9克。
炮制方法:水煎服。
功能主治:清热解毒,泻火通便。适用于丘疹,脓疮,痤疮。

清热止带汤
方选源流:《中医治法与方剂》清热方。
中药组成:野菊花15克、土茯苓30克、蒲公英30克、贯众15克、柴胡9克、香附9克、金铃子炭9克、银花藤30克、蕺菜30克、胆草9克、苍术9克、红藤30克。
炮制方法:水煎服。
功能主治:清热解毒,调肝止带。适用于肝郁湿热,发热,周身不适,下腹疼痛,拒按,带多腥臭,溺黄,舌苔黄腻,脉弦数。

四季药膳养生

败酱草野菊粳米粥
野菊花10克,败酱草15克,粳米适量。一起煮粥,粥熟放适量白糖食。每天2次,7天为1个疗程。▶功效清热解毒消炎。适用于急性盆腔炎,症见带下黄多,发热,下腹疼痛等。

野菊花叶酒
野菊花叶1000克,果酒适量。将上药洗净,捣烂绞汁,备用。口服,每次服药汁30毫升,兑入果酒30毫升中,搅匀服之,每天服2次,药渣外敷患处。▶功效清火解毒;通经活络。适用于疮疖、肿毒。禁忌吃葱蒜等辛热发物。

苦参野菊酊
野菊花、百部、凤眼草各90克,苦参310克,樟脑50克,白酒5000毫升。将前4味捣碎,置容器中,加入白酒,密封浸泡6天后,过滤去渣,留液,再加入樟脑(研粉),待溶化后,即可取用。外用,取药酊涂擦皮损区处,每天涂擦1~2次,以愈为度。▶功效灭菌止痒。适用于脂溢性皮炎、皮肤瘙痒、单纯糠疹、玫瑰糠疹等症。

七叶一枝花　　拉丁学名：Paris polyphylla Smith var.chinensis (Franch.) Hara

科属　百合科植物云南重楼、七叶一枝花，其干燥根茎入药。重楼属植物全世界约有29种，分布于亚洲及欧洲的温带和亚热带地区。中国约有20种，部分种类可入药。

地理分布　1.云南重楼　海拔200米左右的高山山沟林下，以及阳坡杂木林下多有生长。分布于湖北、福建、广西、湖南、贵州、四川、云南。

2.七叶一枝花　海拔1800～3200米的林下多有生长。分布于四川、云南、贵州和西藏东南部。

采收加工　秋季采挖，除去须根，洗净，晒干。

用法用量　煎服，3～9克。外用适量，研末调敷。

药理作用　抗肿瘤；抗菌；平喘等。

性味归经　苦，微寒；有小毒。归肝经。

功能主治　消肿止痛，清热解毒，凉肝定惊。用于疔疮痈肿，毒蛇咬伤，咽喉肿痛，惊风抽搐，跌扑伤痛。

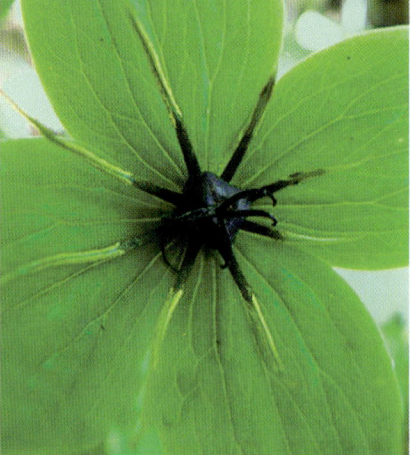

【重楼】

别名／蚤休·蚩休·螫休·重台·三层草·重楼金线·草甘遂·白甘遂·紫河车·七叶一盏灯·七叶一枝花

◎《本草纲目》及文献记载重楼：

主治惊痫，摇头弄舌，热气在腹中，癫疾，痈疮阴蚀，下三虫，去蛇毒。生食一升，利水。治胎风手足搐，能吐泄瘰疬。去疟疾寒热。

本草纲目附方

小儿胎风，手足抽搐
用蚤休研末，每服半钱，冷水送下。《卫生易简方》

慢惊发搐，带有阳证者
用蚤休一钱，栝楼根末二钱，同于慢火上炒焦黄，研匀。每服一合，煎麝香薄荷汤调下。（钱乙《小儿方》）

中鼠莽毒
用金线重楼根，磨水服，即愈。《集简方》

咽喉肿痛
用重台赤色者、川大黄炒、木鳖子仁、马牙消各半两，半夏泡一分，为末，蜜丸芡子大，绵裹含之。《圣惠方》

▲**李时珍说：**
"中了虫蛇的毒，用这种药物治疗立即就会好，所以有蚤休、螫休之类的名称。重台、三层草，是按它的叶子形状命名的。金线重楼，是根据花的形状命名的。甘遂，是按根的形状命名的。紫河车，是根据它的功用命名的。"

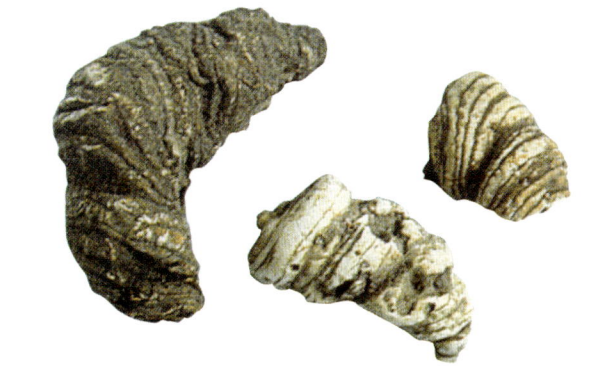

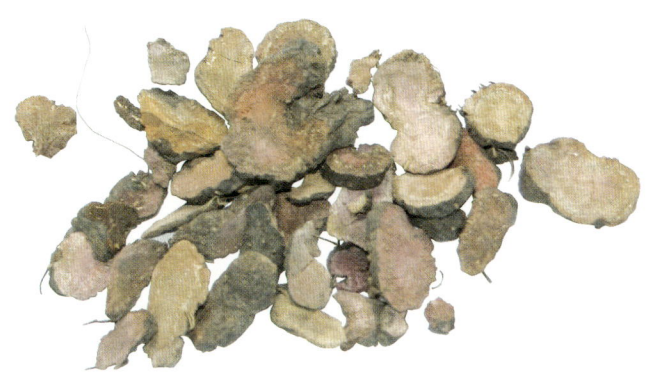

国医传世药方

七叶蒺藜汤
方选源流：《奇方本草》清热方。
中药组成：七叶一枝花、紫草、白薇、白药子、降香、红花、桃仁、何首乌各50克，苍术、龙胆草各20克，海螵蛸、甘草各35克，刺蒺藜750克。
炮制方法：将上药混合碾粉，按制片剂程序制成0.5克片剂。每次服5克，每日服2次。服此药多在3～6个月以上见效。
功能主治：祛风湿毒，散淤。适用于白癜风。

四季药膳养生

舒筋骨疼痛酒
重楼、续断、红花各100克，当归、秦艽、肉桂、木香、制川乌、制草乌各40克，砂糖260克，玉竹200克，黄芪、党参、桂枝、枸杞子各75克，虎杖96克，白酒20升。将药研成粗粉，用白酒作溶媒浸渍2天，按流浸膏剂与浸膏剂项下渗漉法渗漉，收集渗滤液，和匀，加入砂糖，搅拌溶化，静置14天，滤过装瓶密封备用。一天3次或遵医嘱，每次服10～15毫升。▶功能祛风除湿，舒筋活血。适用于筋骨酸痛，四肢麻木，风湿性关节炎等症。按规定量服用，切忌多服。孕妇、高血压患者忌服。

辅助治疗白血病方
白花蛇舌草30克，半枝莲、党参、沙参、丹参、黄药子、重楼、紫草各20克，黄精40克，白芍、阿胶各15克，马齿苋50克，每天1剂。▶适用于慢性粒细胞性白血病肝脾肿大，湿毒内蕴，气血双亏，虚实夹杂证等。

菘蓝　　拉丁学名：Isatis indigtica Fort.

科属　十字花科植物菘蓝，其干燥叶子入药。菘蓝属植物全世界约有29种，分布于地中海、中欧、亚洲西部及中部地区。中国约有6种。入药用2种。
地理分布　原产于我国，现在各地均有栽培。
采收加工　夏、秋二季分2~3次采收，除去杂质，晒干。
用法用量　煎服，9~15克。外用适量。
药理作用　抗内毒素；抗病原微生物。
性味归经　苦，寒。归心、胃经。
功能主治　凉血消斑，清热解毒。对于温邪入营，高热神昏，黄疸，发斑发疹，痄腮，热痢，丹毒，喉痹，痈肿均有疗效。

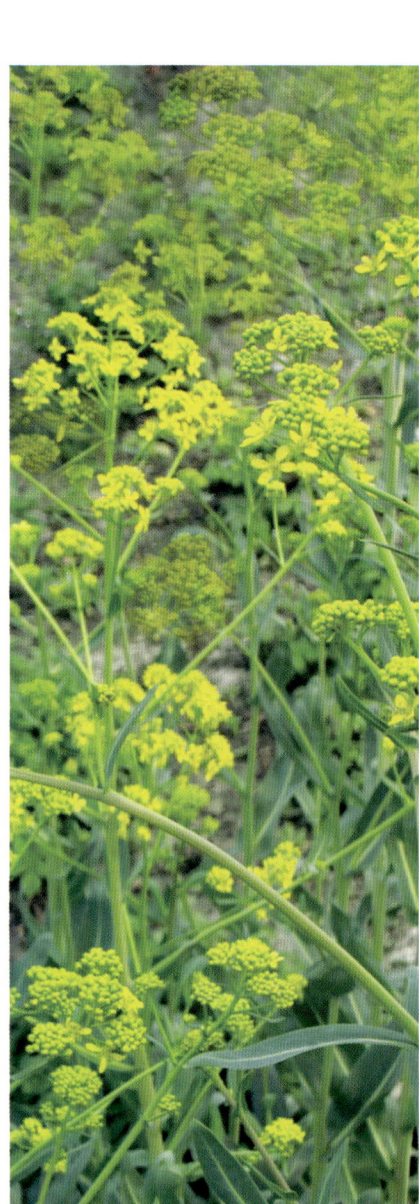
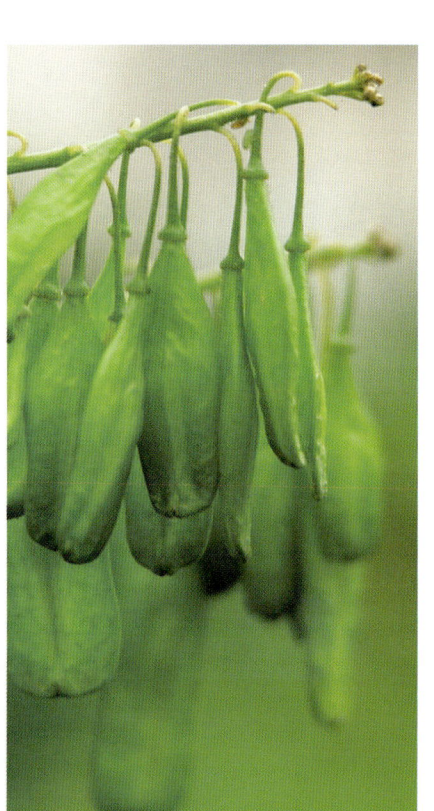
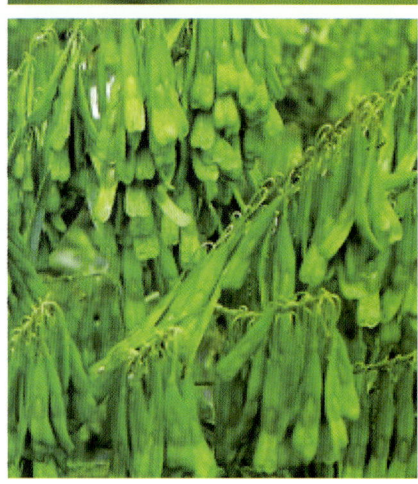

大青叶

别名／蓝叶·蓝菜

◎《本草纲目》及文献记载大青叶：

主治时气头痛，大热口疮。除时行热毒，甚良。治温疫寒热。治热毒风，心烦闷，渴疾口干，小儿身热疾风疹，及金石药毒。主热毒痢，黄疸、喉痹、丹毒。

本草纲目附方

喉风喉痹
大青叶捣烂取汁灌下,见效后就停止。《卫生易简方》

小儿口疮
大青十八铢,黄连十二铢,水三升,煮一升服。日服二次,直到病愈为止。《千金方》

热病下痢
大青汤:用大青四两,甘草、赤石脂三两,胶二两,豆豉八合,水一斗,煮至剩三升,分三次服下,不过二剂便会痊愈。《肘后方》

肚皮青黑
小儿突然肚皮青黑,乃血气失养,风寒乘机而入,这是危险恶化的病症。把大青研末,放入口中,以酒送下。《保幼大全方》

热病发斑,赤色烦痛
大青四物汤:用一两大青,阿胶、甘草各二钱半,二合豆豉,分成三剂,每次用一盏半水,煎剩一盏,加入阿胶溶化后,服用。又有犀角大青汤:用十钱半大青,二钱半犀角,十枚栀子,二撮豆豉,分成两剂。每次用时加入一盏半水,煎剩八分,温服下。《南阳活人书》

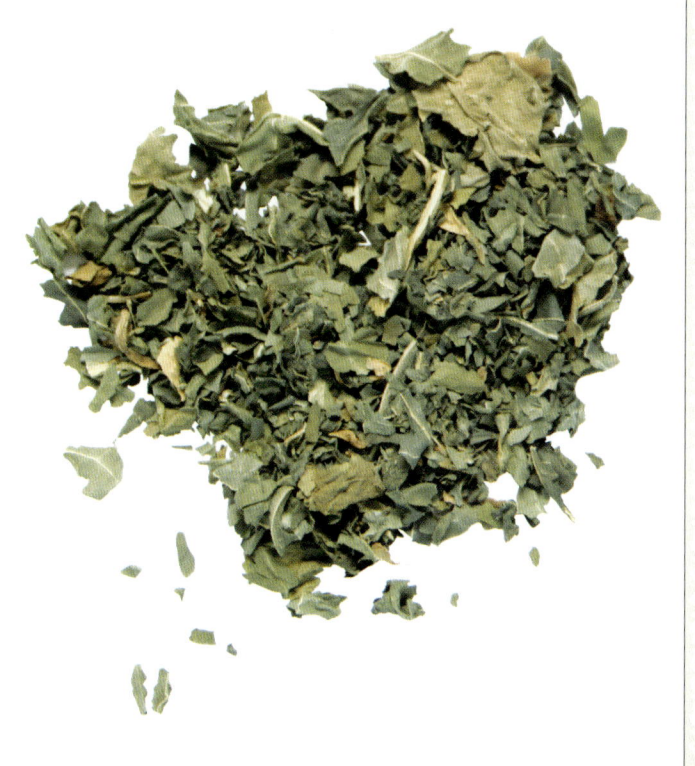

国医传世药方

大青叶解毒汤
方选源流:《备急千金要方》清热方。
中药组成:大青叶15克、生石膏24克、前胡10克、知母12克、栀子仁12克、黄芩10克、葱白10枚。
炮制方法:水煎服。
功能主治:清热除烦,泻火解毒。适用于妊娠伤寒,高热头痛,肢节烦疼;温邪入营,高热神昏,烦躁口渴,舌苔薄黄,脉洪数。

四季药膳养生

大青叶柴胡粳米粥
大青叶、柴胡各15克,粳米30克,白糖适量。大青叶、柴胡加水3碗煎至2碗,再把粳米、白糖加入煮稀粥。每天1剂,连续服食7剂。▶适用于心肝风火所致的带状疱疹。

大青叶牛角饼
大青叶、丹皮各15克,石膏、水牛角粉各60克,知母10克,面粉200克,冰糖适量。将石膏、水牛角粉、知母、丹皮、大青叶水煎30分钟,去渣留汁,加冰糖适量,稍煎待溶即可。凉后以汁和面,常法烙饼,分3次服。▶功能清热解毒,凉血化斑。

板蓝根青叶粥
大青叶、板蓝根各50克。一起放入水中煎30分钟,去渣取汁,再入粳米50克熬粥,加冰糖调匀。随意食用。▶功能清热解毒。适用于流行性腮腺炎初起。

菘蓝　　拉丁学名：Isatis indigtica Fort.

科属　十字花科植物菘蓝，其干燥根入药。菘蓝属植物全世界约有29种，分布于地中海、中欧、亚洲西部及中部地区。中国约有6种。入药用2种。

地理分布　原产于我国，现在各地均有栽培。

采收加工　秋季采挖，除去泥沙，晒干后可用。

用法用量　煎服，9～15克。

药理作用　抗内毒素；抗菌，抗病毒；提高机体免疫力等。

性味归经　苦，寒。归心、胃经。

功能主治　凉血利咽，清热解毒。用于温毒发斑，舌绛紫暗，喉痹，痄腮，大头瘟疫，烂喉丹痧，痈肿，丹毒。

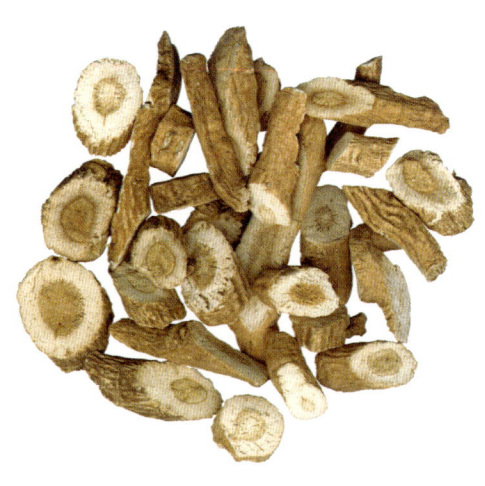

【板蓝根】

别名／靛青根·蓝靛根·靛根·大青·大蓝根·菘蓝根·北板蓝根

◎张秉成《本草便读》记载板蓝根：

　　主治凉血，清热，解毒，辟疫，杀虫。

国医传世药方

普济消毒汤

方选源流：《东垣试效方》清热方。

中药组成：板蓝根20克、马勃3克、玄参10克、黄芩15克、黄连9克、陈皮6克、甘草6克、柴胡6克、桔梗6克、连翘10克、牛蒡子9克、薄荷3克、僵蚕9克、升麻6克。

炮制方法：水煎服。

功能主治：疏风散邪，清热解毒，清利咽喉。适用于大头瘟，风热疫毒之邪，壅于上焦，恶寒发热，头面红肿，目赤，咽干，舌燥，口渴，舌红，苔黄，脉数有力。

板蓝根清热方

方选源流：《奇方本草》清热方。

中药组成：板蓝根、金银花各30克，生石膏88克，生地黄、芦根各20克，连翘、牛蒡子、荆芥穗、杏仁、丹参各15克。

炮制方法：水煎服，每天1剂。口干不欲饮，皮肤发斑，舌质红绛加赤芍药、牡丹皮各15克；身热不扬，汗出不解，舌苔白腻加黄芩、薏苡仁、六一散各15克；便秘或便溏腹胀，舌苔厚加芒硝、大黄、玄参各10克。

功能主治：清热解毒，清利咽喉。适用于高热。

四季药膳养生

板蓝根茶

　　板蓝根18克。研粗末，水煎。代茶饮。▶对于乙型脑炎，流脑，流感，猩红热等疾病之防治有疗效。

板蓝银花茶

　　板蓝根30克，银花10克，薄荷5克。共为粗末，煎水，取汁。代茶饮。▶适用于腮腺炎发热疼痛者。

马蓝　　拉丁学名：Isatis indigtica Fort.

科属　爵床科植物马蓝，蓼科植物蓼蓝，十字花科植物菘蓝，其叶或茎叶经过加工制得的干燥粉末或团块入药。菘蓝属植物全世界约有29种，分布于地中海、中欧、亚洲西部及中部地区。中国约有6种。入药用2种。

地理分布　1.马蓝　林缘潮湿的地方、山地多有生长，野生或栽培。分布于浙江、江苏、湖北、福建、广东、广西、贵州、四川、云南等地。
2.蓼蓝　野生于旷野或者水沟边。多为栽培或为半野生状态。分布于河北、陕西、辽宁、山东等地。
3.菘蓝　原产于我国，现各地广为栽培。

采收加工　夏、秋二季当植物的叶生长茂盛时，割取茎叶，置大缸或木桶中。加入清水，浸泡2～3昼夜，至叶腐烂、茎脱皮时，捞去茎枝叶渣，每100千克茎叶加石灰8～10千克，充分搅拌，待浸液由乌绿色转变为紫红色的时候，捞取液面泡沫状物，晒干。

用法用量　内服，1.5～3克，宜入丸散用。外用适量。

药理作用　抗菌；抗肝损伤；抗肿瘤。

性味归经　咸，寒。归肝经。

功能主治　凉血，清热解毒，定惊。对于温毒发斑，血热吐衄，口疮，胸痛咳血，喉痹，痄腮，小儿惊痫有疗效。

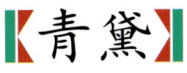

【青黛】

别名／靛花・青蛤粉・青缸花・蓝露・淀花・靛沫花

◎《本草纲目》及文献记载青黛：

　　主治解诸药毒，小儿诸热，惊痫发热，天行头痛寒热，并水研服之。解小儿疳热，杀虫。泻肝，散五脏郁火，解热，消食积。去热烦，吐血咯血，斑疮阴疮，杀恶虫。

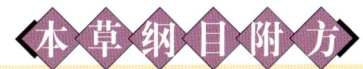

本草纲目附方

肺热咯血
青黛一两，杏仁以牡蛎粉炒过一两，一起研匀，黄蜡化和，做成三十个饼。每次服一饼，用半个干柿子夹定，再用湿纸裹好，煨香嚼吃，米粥送下。日服三次。(华佗《中藏经》)

耳疳流脓
将青黛、黄檗末，干搽患处。《谈野翁方》

烂弦风眼
每天用青黛、黄连泡水洗眼。《明目方》

心口热痛
姜汁调青黛一钱服下。《医学正传》

国医传世药方

清火化痰方
方选源流：《丹溪心法》止血方。
中药组成：青黛、海石粉、诃子各6克，黑山栀、瓜蒌仁各9克。
炮制方法：上药共研细末，炼蜜、姜汁为丸，每用1丸（5克），口中噙化。亦可用饮片，作汤剂，水煎服。
功能主治：清火化痰，敛肺止咳。适用于肝火犯肺，心烦气躁，咳嗽痰多，黏稠带血，颊赤，胸痛喉痹，便秘，舌红苔黄，脉弦数。

四季药膳养生

犀角地黄粥
　　青黛、犀角各8克，仙鹤草15克，丹皮、白花、蛇舌草各26克，白芍、生地、双花、蒲公英各50克。上述中药水煎去渣，加粳米煮烂成稀粥，每天多次饮服。▶功能活血祛瘀，凉血解毒。适用于毒热炽盛之白血病、急性白血病。

蕺菜　　拉丁学名：Houttuynia ordata Thunb.

科属　三白草科植物蕺菜，其干燥地上部分入药。蕺菜属植物全世界仅有1种，分布于亚洲东南部。

地理分布　沟边、溪边以及潮湿的疏林下多有生长。分布于我国中部、东南到西南部各省区。

采收加工　夏季茎叶茂盛花穗多时采割，除去杂质，晒干。

用法用量　煎服，15～25克。鲜品用量加倍，水煎或捣汁服。外用适量。

药理作用　抗病毒，抗菌；利尿；提高机体免疫力等。

性味归经　辛，微寒。归肺经。

功能主治　消痈排脓，清热解毒，利尿通淋。对于肺痈吐脓，热痢，痰热咳喘，痈肿疮毒，热淋均有疗效。

鱼腥草

别名／岑菜·蕺·蕺菜·紫蕺·九节莲·肺形草·紫背鱼腥草·臭腥草

◎《本草纲目》及文献记载鱼腥草：

主治蠼螋尿疮。淡竹筒内煨熟，捣傅恶疮、白秃。散热毒痈肿，疮痔脱肛，断痁疾，解硇毒。

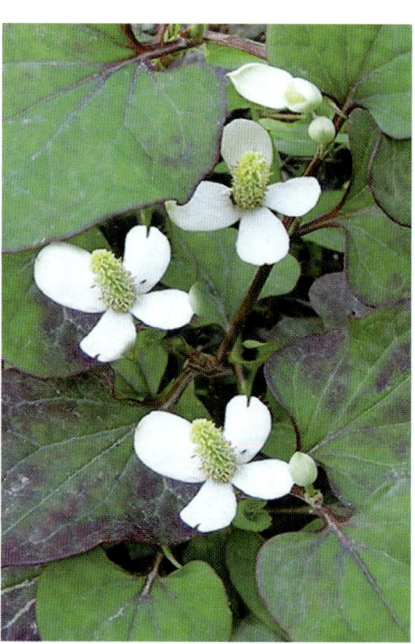
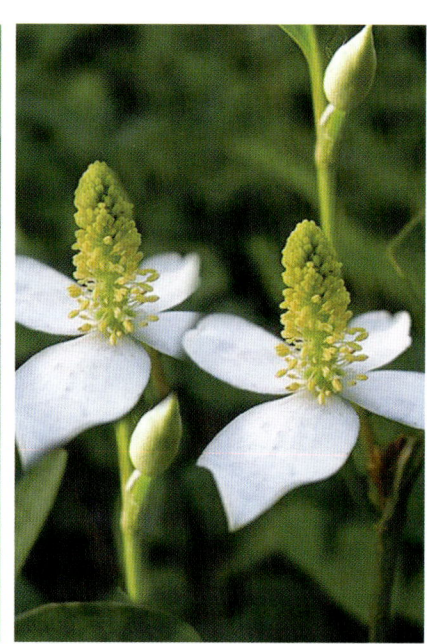
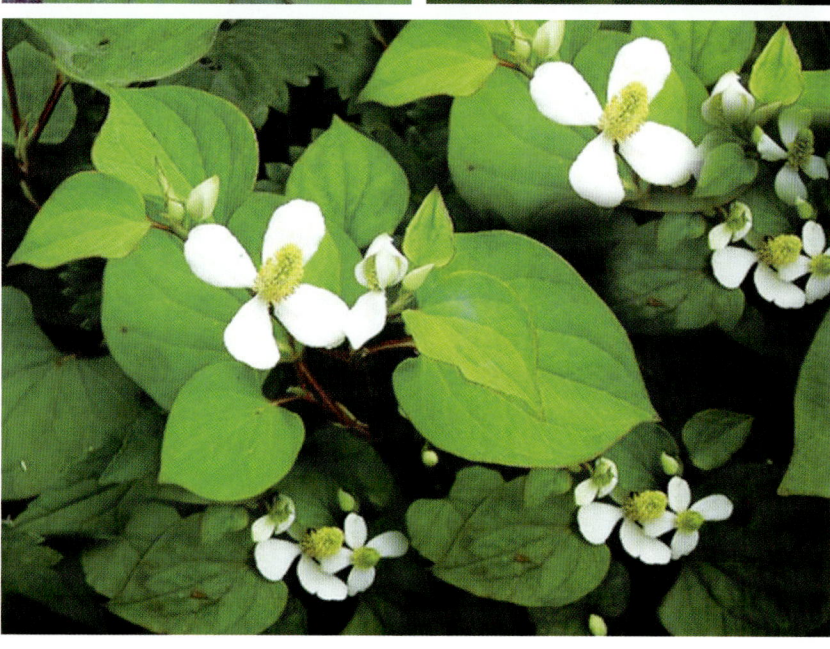

本草纲目附方

背疮热肿
用鱼腥草捣汁涂敷患处，留小孔来泄热毒，冷了就换。《经验方》

痔疮肿痛
用鱼腥草一把，煎汤熏洗。洗后，将鱼腥草包好敷患处。《救急方》

疔疮作痛
把鱼腥草捣烂涂敷患处，初敷会感觉疼痛，须忍住，不可去药，痛后一两天就好。(陆氏《积德堂方》)

小儿脱肛
把鱼腥草擂成细泥状，先用朴消水洗肛门，用芭蕉叶托住药坐在上面，自然就缩进去。《永类方》

蛇虫咬伤
用鱼腥草、皱面草、槐树叶、草决明一起捣烂涂敷患处。《救急易方》

虫牙作痛
用等分的鱼腥草、花椒、菜子油捣匀，放少量的泥和匀做成豆大的丸，随着牙痛的左右塞进左右耳中，两边轮换，不能同时塞住两边，怕闭住了耳朵的气。塞住一天一夜，取出看上面有细虫就奏效了。《简便方》

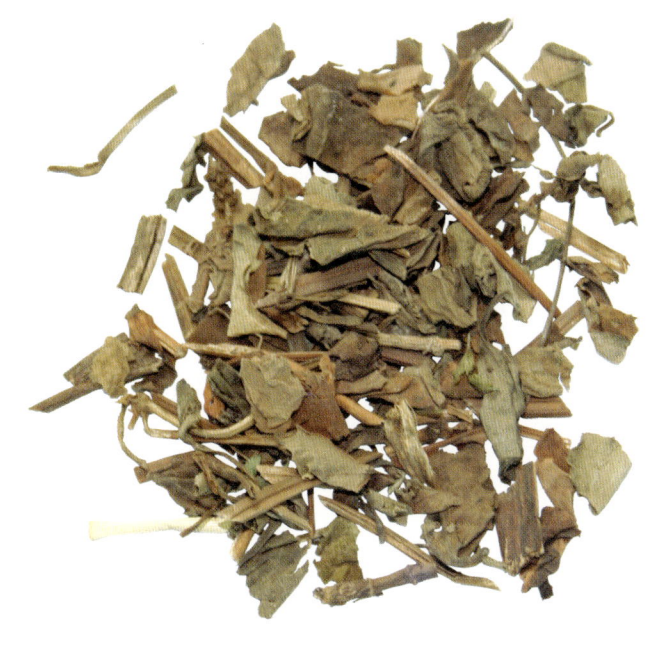

国医传世药方

鱼腥连翘汤

方选源流：《奇方本草》清热方。

中药组成：鱼腥草、焦神曲、土茯苓、连翘各15克，半夏、泽泻、焦白术、陈皮、升麻各10克。

炮制方法：加水煎沸15分钟，滤出药液，再加水煎20分钟，去渣，两煎药液兑匀，分服，每天1剂。

功能主治：清热解毒。适用于口腔扁平癣。胃胀，体沉身倦，恶心，渴不欲饮，大便不畅。若口腔糜烂面较大，分泌物增多，加七叶一枝花、炒薏苡仁、生石膏各30克，杏仁、紫花地丁草各10克，砂仁2克。

四季药膳养生

鱼腥草煲猪肺

鲜鱼腥草60克，猪肺200克。猪肺洗净切块，除泡沫，与鱼腥草同煮汤，盐少许调味，饮汤食猪肺。▶功效 止咳，清热解毒。适用于肺热咳嗽，痰血脓臭，痔疮疼痛等症。

鱼腥草拌莴笋

鲜鱼腥草100克，鲜莴笋500克，调料适量。鲜鱼腥草择洗干净，沸水略焯后捞出，加盐少许拌和腌渍待用。鲜莴笋摘去叶子，剥去皮，洗净，切成4厘米长的小段，切成粗丝，盐少许腌渍，沥水待用。将鱼腥草、莴笋丝放盘内，加入酱油、味精、香油、醋、姜、葱、蒜和匀食。▶功效 清热解毒，利湿排脓。适用于脓痰腥臭，肺痈胸痛；痰黄黏稠，肺热咳嗽；带下量多，质黏味臭；膀胱湿热，小便短赤热痛等症。

射干

拉丁学名：Belamcanda chinensis (L.) DC.

科属 鸢尾科植物射干，其干燥根茎入药。射干属植物全世界约有2种，分布于非洲及亚洲东部。中国仅有1种，可入药。

地理分布 山坡、田野旷地、草原、杂林边缘多有生长，常见栽培。分布于全国各地。河南、江苏、安徽、浙江、湖北等地为主产区。

采收加工 春初刚发芽或者秋末茎叶枯萎的时候采挖，除去苗茎、须根，洗净，晒干。

用法用量 煎服，3～9克。

药理作用 抗炎；解热；抗病原微生物；祛痰；促进唾液分泌等。

性味归经 苦，寒。归肺经。

功能主治 消痰，清热解毒，利咽。对于热毒痰火郁结，咽喉肿痛，咳嗽气喘，痰涎壅盛有疗效。

射干

别名／乌扇·乌蒲·鬼扇·野萱花·扁竹·黄花扁蓄·剪刀草

◎《本草纲目》及文献记载射干：

主治咳逆上气，喉痹咽痛，不得消息，散结气，腹中邪逆，食饮大热。疗老血在心脾间，咳唾，言语气臭，散胸中热气。苦酒摩涂毒肿。治疰气，消瘀血，通女人月闭。消痰，破癥结，胸膈满腹胀，气喘痃癖，开胃下食，镇肝明目。治肺气喉痹为佳。去胃中痈疮。利积痰疝毒，消结核。降实火，利大肠，治疟母。

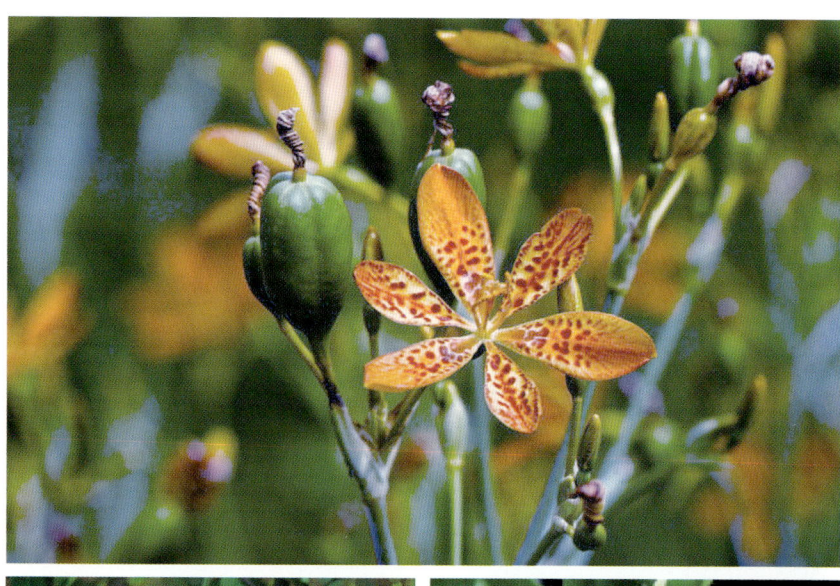

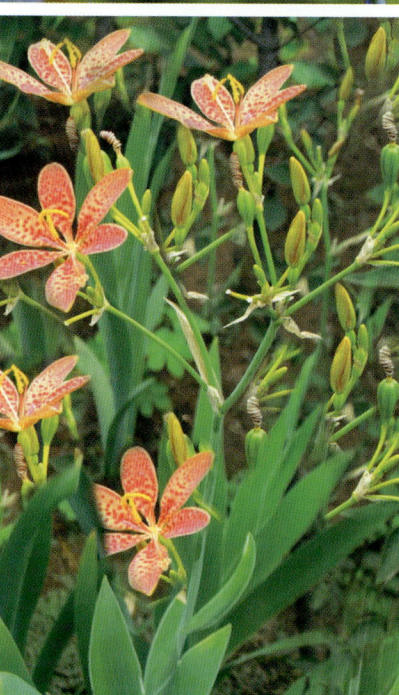
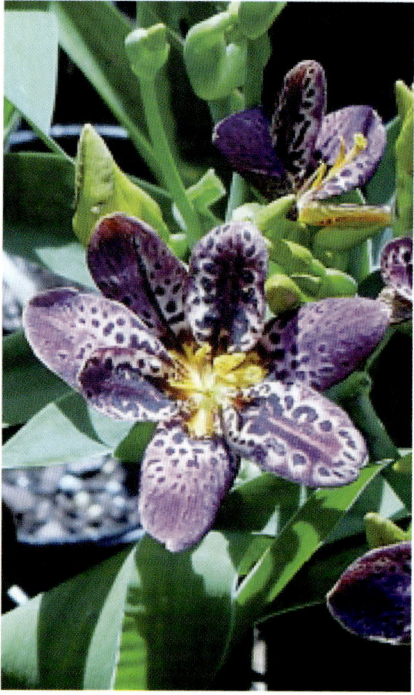

本草纲目附方

咽喉肿痛

射干花根、山豆根，阴干研为末，吹入喉部，有特效。《袖珍方》

伤寒咽闭，咽喉肿痛

用生射干、猪油各四两，放在一起煎到微焦，去除滓。每次噙枣大的一点，治好为止。（庞安常《伤寒论》）

喉痹不通

用射干一片，含在口中，咽下汁液。《外台秘要》

二便不通，各种药都不见效

射干根（生长在水边者为最好）研汁，服下一盏，即通。《普济方》

乳痛初肿

取射干根（要像僵蚕状）和萱草根，共研为末，加蜜调敷患处，极有效。《永类方》

腹部积水，皮肤发黑

将射干根捣汁，服一杯，腹部积水就会排出。《肘后方》

阴疝肿刺，病发时肿痛如刺

用生射干捣汁，服下便会有效。也可以制成丸服用。《肘后方》

中射工毒，生疮的

取射干、升麻各二两，加水三升，煎取二升，温服，把药渣敷在疮上。（姚僧坦《集验方》）

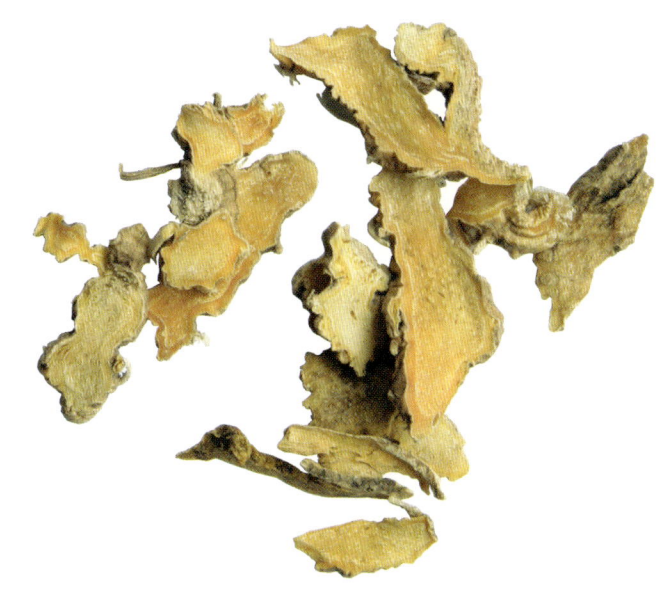

国医传世药方

射干麻黄汤

方选源流：《金匮要略》止咳平喘方

中药组成：射干9克、麻黄6克、生姜9克、紫菀6克、款冬花6克、半夏9克、五味子9克、细辛3克、大枣5枚。

炮制方法：水煎服。

功能主治：温肺化饮，止咳平喘。适用于寒饮郁肺，咳嗽气喘，喉中痰鸣，痰多清稀，舌苔白滑，脉弦紧。

四季药膳养生

豆根射干栀子汤

鲜射干20克，山豆根、栀子各9克，水煎服，每天1剂。▶适用于扁桃体炎，突然高热，咽部肿疼，或化脓起腐，烦躁口渴，便干，舌质红，舌苔黄厚，脉滑数等症。

射干膏

射干120克，芍药、羚羊角、木通、蔷薇根、升麻、生地黄(切焙)各60克，艾叶3克，猪脂400克。将前8味细切，以醋1000毫升浸一宿，用猪脂，微火煎，醋尽为止，去渣。每服如杏仁少许，吞咽中，细细咽之。▶适用于咽肿疼痛(咽炎)。

鲜射干解毒汤

鲜射干20克，麦门冬、浙贝母、香白芷、山豆根、牛蒡子、草果仁、花槟榔、粉丹皮、连翘壳、金银花各10克，鲜生地15克，京玄参12克，土牛膝30克，粉甘草6克。水煎服，每天1剂。▶适用于山岚瘴气，居伏膜原，蕴集肺胃，火动痰生，上蒸咽喉；功能疏风透达，清解瘴毒，豁痰开窍。

越南槐　　拉丁学名：Sophora tonkinensis Gapnep

科属　豆科植物越南槐，其干燥根以及根茎入药。槐属植物全世界约有65种，分布于南半球热带和温带地区。中国约有20种，入药用约8种。

地理分布　海拔900～1100米的山地和岩石缝中多有生长。分布于江西、广西、广东、云南、贵州等地。

采收加工　秋季采挖，除去杂质，洗净，晒干。
用法用量　煎服，3～6克。外用适量。
药理作用　提高机体免疫力；抗肿瘤；抗溃疡；镇静。
性味归经　苦，寒；有毒。归肺、胃经。
功能主治　消肿利咽，清热解毒。对于火毒蕴结，咽喉肿痛，齿龈肿痛均有疗效。

广豆根

别名／山豆根·大山豆根·黄结·苦豆根·南豆根·豆根·岩黄连

◎《本草纲目》及文献记载广豆根：

主治解诸药毒，止痛，消疮肿毒，发热咳嗽，治人及马急黄，杀小虫。含之咽汁，解咽喉肿毒，极妙。腹胀喘满，女人血气腹胀，又下寸白诸虫，止下痢，止卒患热厥心腹痛，五种痔痛，诸热肿秃疮，蛇狗蜘蛛伤。

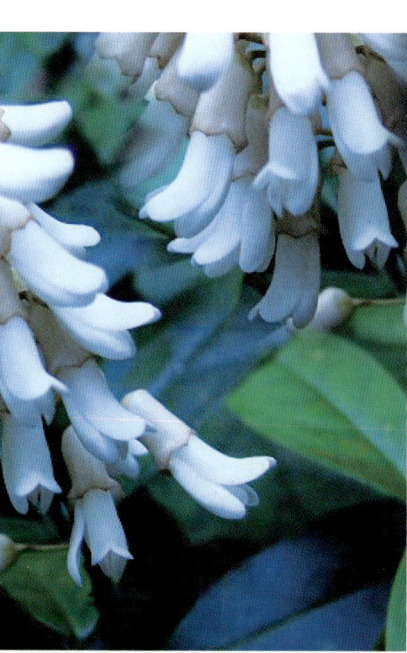
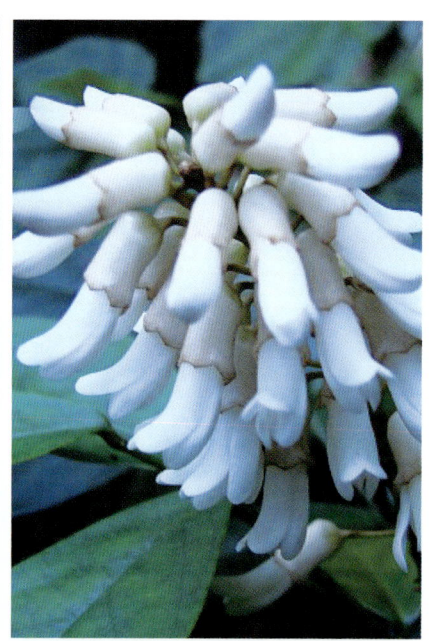
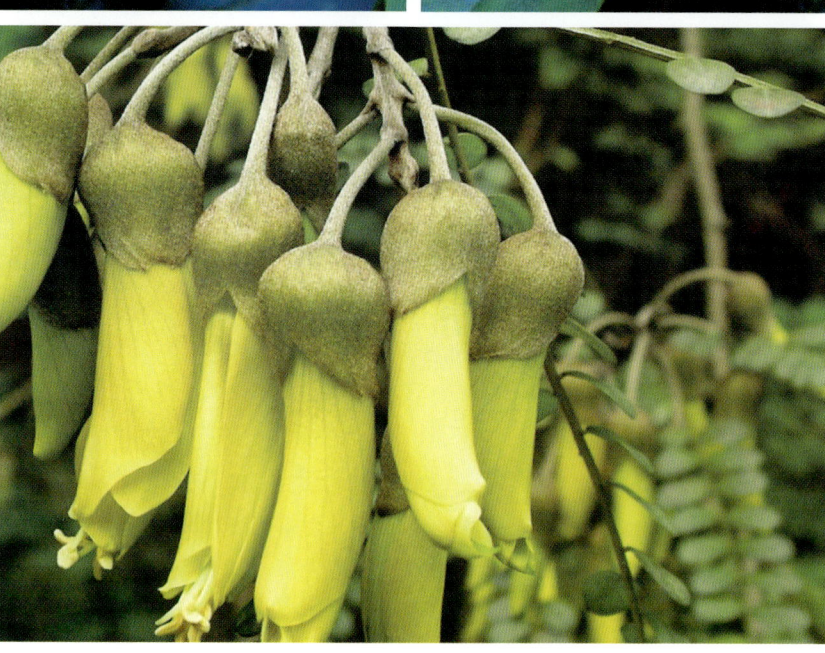

本草纲目附方

赤白下痢
将山豆根研细末，加蜜做成梧桐子大的药丸。每次服二十丸，空腹白开水送下。三服后即可止痢。《备急方》

水蛊腹大，腹内有水声，皮肤发黑
用山豆根研末，酒送服二钱。《圣惠方》

头风热痛
把山豆根研为末，用油诘和，涂抹两边太阳穴。《备急方》

牙龈肿痛
山豆根一片，含痛处。《备急方》

解中蛊毒
秘密采集山豆根和水研磨，服用少许，如果病毒未除再服一次。已禁声的患者，也可痊愈。《备急方》

霍乱吐利
将山豆根研为碎末，用橘皮煎汤送服三钱。《备急方》

头上白屑
将山豆根研为碎末，浸入油，每天涂抹头上。《备急方》

麸豆诸疮，烦热严重的
用水研磨山豆根汁水，服用少许。《经验方》

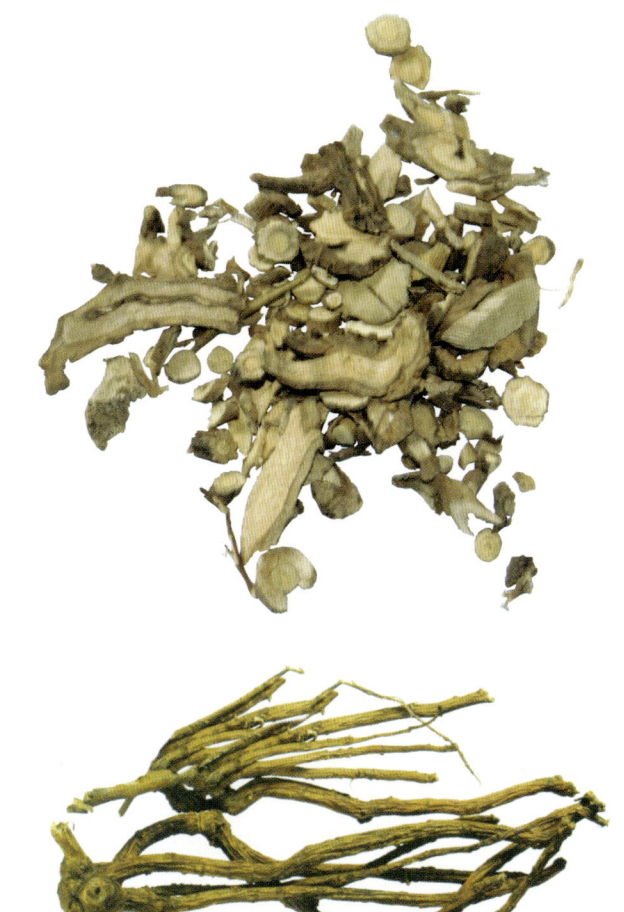

国医传世药方

消肿利喉丸
方选源流：《奇方本草》清热方。
中药组成：山豆根25克，甘草、生地黄各30克，薄荷、玄参各15克，桔梗10克，冰片(研细粉)1克。
炮制方法：前6味药共研细粉，兑入冰片研匀，炼蜜为丸如桂圆大。每次含化2丸，每天2次。
功能主治：消肿利咽，清热解毒。适用于慢性咽炎，喉炎，咽喉肿痛。

四季药膳养生

广豆根平盖灵芝液
广豆根6克，大黄4克，平盖灵芝16克，黄芪、女贞子、土茯苓各10克，虎杖、仙灵脾、赤芍各6克，蒲公英5克。将上述中药用水浸泡，小火煎熬取液服用。每天服1剂，分早晚两次服完，连服15天左右。▶适用于慢性迁延性肝炎和慢性活动性肝炎，此方可降低转氨酶、抑制乙肝病毒复制及改善血球蛋白比例。

败毒煎
广豆根、三针刺、大青叶、穿心莲、蒲公英、龙胆草、瓜蒌、大黄、厚朴各15克。水煎服。▶功能败毒赶毒，退火散结。适用于治肠伤寒及各种炎肿火毒症。

连翘　　拉丁学名：Forsythia suspensa(Thunb.) Vahl

科属　木樨科植物连翘，其干燥果实入药。

地理分布　山坡灌木丛、疏林以及草丛中多有生长。河北、河南、陕西、山东、甘肃、安徽、江苏、四川、湖北等地广为分布。现在也有栽培。

采收加工　秋季果实初熟还带有绿色时采收，除去杂质，蒸熟，晒干，习称为青翘；果实熟透时采收，晒干，除去杂质，习称老翘或者黄翘。

用法用量　煎服，6~15克；或入丸、散。外用适量。

药理作用　抗炎；解热；抗病原微生物；抗肝损伤；镇吐；降血压等。

性味归经　苦，微寒。归肺、心、小肠经。

功能主治　消肿散结，清热解毒。对于瘰疬，痈疽，乳痈，丹毒，温病初起，风热感冒，高热烦渴，热入营血，热淋尿闭，神昏发斑等均有疗效。

别名：旱连子·空翘·空壳·落翘

◎《本草纲目》及文献记载连翘：

主治寒热鼠瘘瘰疬，痈肿恶疮瘿瘤，结热蛊毒。去白虫。通利五淋，小便不通，除心家客热。通小肠，排脓，治疮疖，止痛，通月经。散诸经血结气聚，消肿。泻心火，除脾胃湿热，治中部血证，以为使。茎叶主心肺积热。

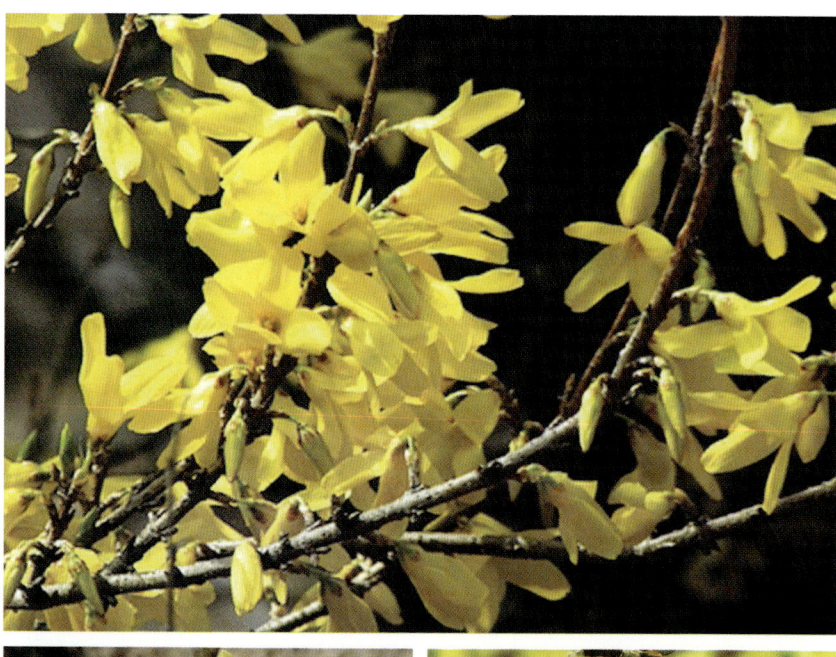

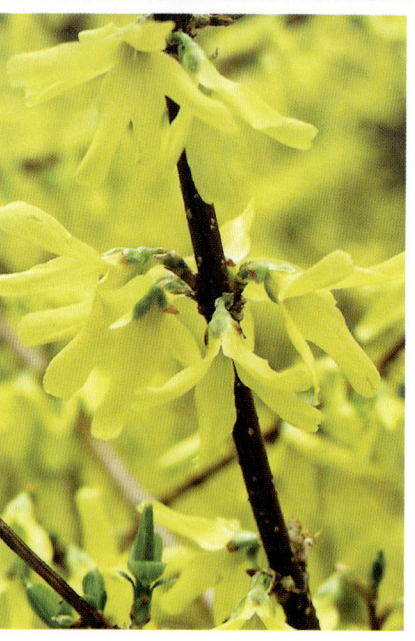

本草纲目附方

瘰疬结核
连翘、芝麻等分，研成末，经常吃。《简便方》

痔疮肿痛
先用连翘煎汤熏洗，然后用在刀上飞过的绿矾加麝香少许敷贴患处。《集验方》

痛疽肿毒
取一升连翘草及根，加水一斗六升，煮取三升饮服。出汗为见效。《外台秘要》

项边马刀，项部瘰疬属少阳经病
用二斤连翘，一斤瞿麦，三两大黄，半两甘草。每次用一两，用一碗半水，煎取七分，饭后热服。十多天后，灸临泣穴二至七壮，六十天一定有效。（张洁古《活法机要》）

▲ **王好古说：**
"连翘为手足少阳经的药，治疗疮疡、瘤瘿、结核很有效，与柴胡有同样的功用，只是有入气分、入血分的差别。与鼠粘子一起用治疮疡，特别有神效。"

▲ **李时珍说：**
"连翘的形状很象人心形，由两片合成，里边有仁特别香，乃是少阴心经、手厥阴心包经气分的主药。各种痛痒疮疡都属心火所致，所以为十二经疮家圣药，并兼治手足少阳、手阳明三经气分的热。"

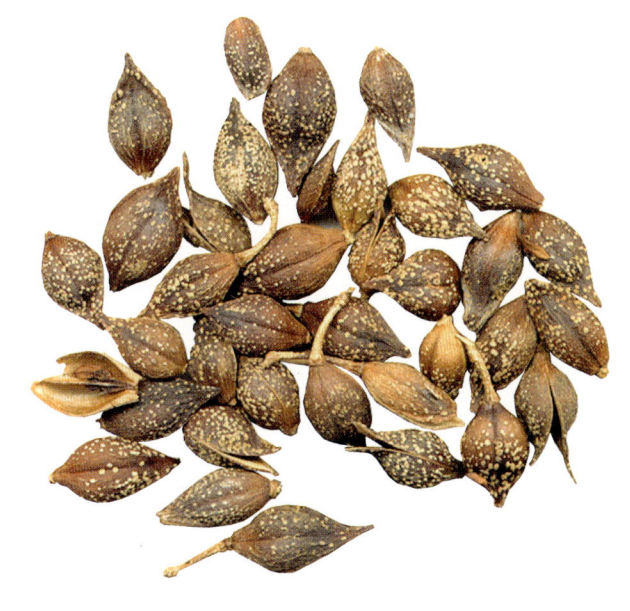

国医传世药方

三阳清热解毒汤

方选源流：《医方新解》清热方。
中药组成：连翘24克、银花24克、葛根24克、石膏30克、柴胡24克、黄芩12克、大青叶30克、蒲公英30克、甘草9克。
炮制方法：水煎服。
功能主治：辛凉透表，清热解毒。适用于三阳热盛，大头瘟毒，高热不退，头昏胀痛，咽痛，微恶风寒、口渴心烦，项背强痛，两颊肿痛，舌红苔黄，脉数有力。

四季药膳养生

牛蒡连翘饮

连翘6克，牛蒡子6克，黄芩、荆芥各6克，甘草4克，芦根15克，白糖30克。将以上药物放入锅内，加水600毫升，煎煮2次，每次20分钟，滤去药渣，合并煎液。在药液内加入白糖，拌匀即成。▶功能补脾胃，益气阴。适用于小儿夏季发热、热邪潜留而不解等症。虚寒者忌食。

荆芥连翘汤

连翘、荆芥、防风、当归、川芎、白芍、柴胡、枳壳、黄芩、山栀、白芷、桔梗各等分，甘草减半。水煎，饭后服。▶适用于肾经风热，两耳肿痛，胆热移脑之鼻渊。

薄荷连翘汤

连翘、生地各15克，金银花30克，牛蒡子、知母各9克，鲜竹叶6克，薄荷、绿豆衣各3克。水煎服。▶功能疏风祛邪，清热解毒。适用于牙龈肿痛，腮肿而热，口渴舌红。

橄榄 拉丁学名：Canarium album Raeusch.

科属 橄榄科植物橄榄，其干燥成熟果实入药。

地理分布 低海拔的杂木林中多有生长，有栽培。分布于福建、台湾、广西、四川、广东、海南、云南、贵州等地。

采收加工 秋季果实成熟的时候采收，洗净，晒干。

用法用量 煎服，4～9克。鲜品加倍。

药理作用 促进唾液分泌，促进消化；抗肝损伤。

性味归经 甘、酸，平。归肺、胃经。

功能主治 利咽，生津，清热解毒。对于咽喉肿痛，咳嗽烦渴，鱼蟹中毒有疗效。

青果

别名／橄榄·黄榄·甘榄·橄榄子·青橄榄·干青果

◎《本草纲目》及文献记载青果：

主治嚼汁咽之，治鱼鲠。生啖，煮汁，能解诸毒。开胃下气，止泻。生津液，止烦渴，治咽喉痛。咀嚼咽汁，能解一切鱼、鳖毒。

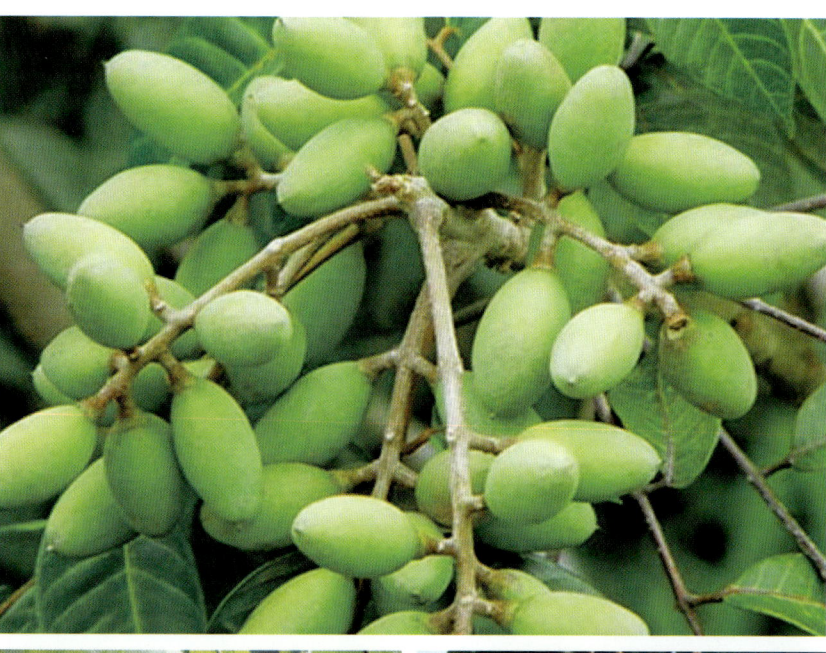
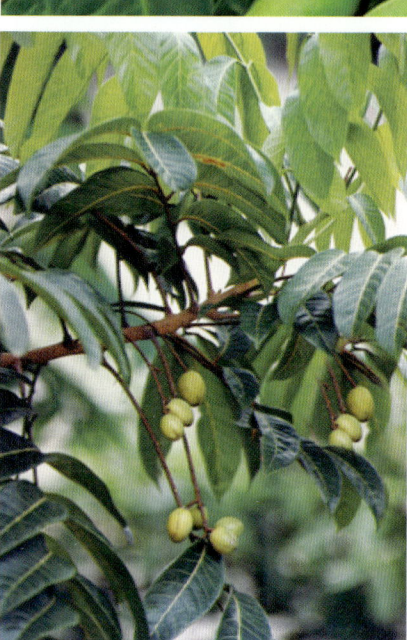
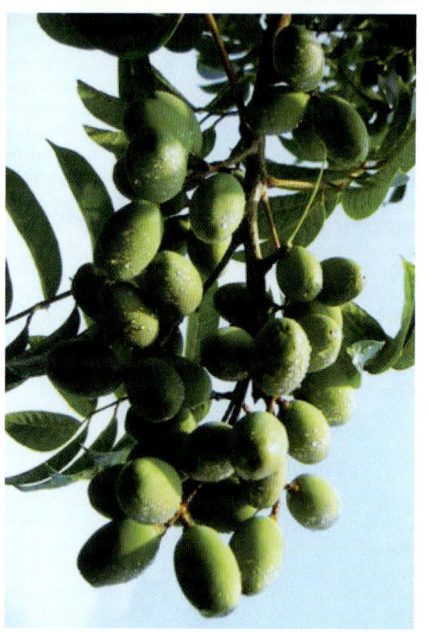

本草纲目附方

牙齿风疳
脓血有虫时，把橄榄炒后研成细末，加入少许的麝香，贴在牙齿上。《太平圣惠方》

下部疳疮
把橄榄烧后保存药性，研细末，用油调和后涂敷患处。或者加入等分的孩儿茶。《乾坤生意》

唇裂生疮
把橄榄烧好研成细末，用猪油调和后涂抹患处。

肠风下血
把橄榄核在灯上烧后保存药性，研细末，每次服二钱，陈米汤调服。《仁斋直指方》

阴囊肿
橄榄核、荔枝核、山楂核等分，烧后保存药性，研细末。每次服二钱，空腹茴香汤调服。

耳足冻疮
把橄榄核烧后研成细末，用油调和涂抹在患处。《乾坤生意》

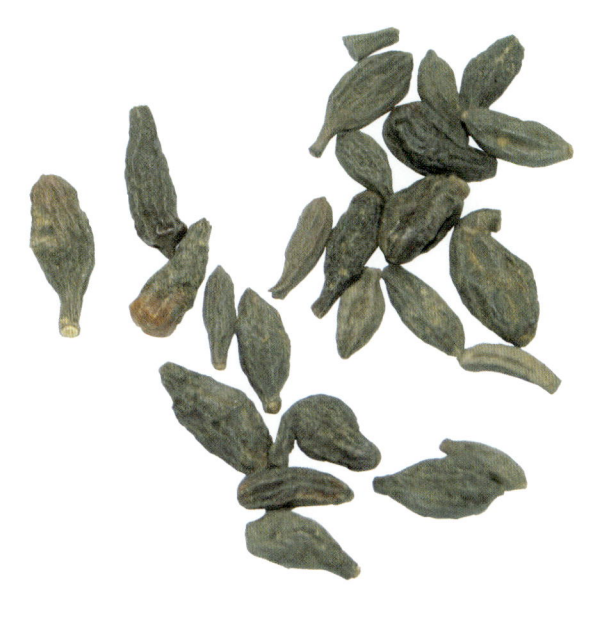

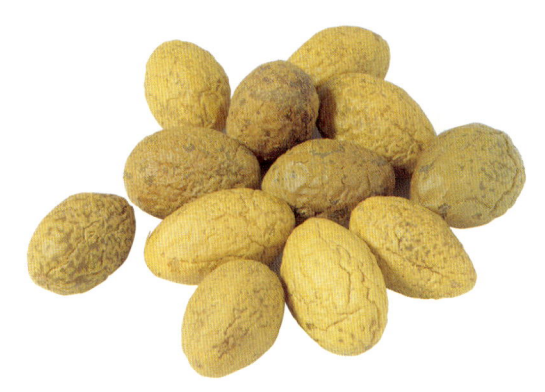

国医传世药方

清喉散
方选源流：《奇方本草》清热方。
中药组成：青果20克，山豆根16克，银花、黄芩、麦门冬、菊花各15克，甘草10克，玄参30克，石斛35克。
炮制方法：上药共为细末，按每份6克分装成包。取上药1包，放保温杯中，加蜂蜜二汤匙，用沸水冲入，盖紧杯子，15分钟后可饮用，先含后咽，每包药冲水3杯，早、中、晚各冲1次。
功能主治：利咽，生津，清热解毒。适用于慢性喉炎。

四季药膳养生

藏青果茶
藏青果8枚。洗净，捣碎，开水冲泡。代茶饮，每日1次。▶适用于慢性咽喉炎，声音嘶哑，咽喉干燥。

青果石榴茶
青果、石榴皮各10克。青果切片；石榴皮撕碎，同放入茶杯中，沸水冲泡。代茶饮。▶适用于睾丸囊肿。

青果烧鸡蛋
青果20克，鸡蛋1只。先将青果煮熟后再加入卧鸡蛋，共同煮混后即可食用。每周3次，每次1个鸡蛋。▶功能破血散淤。适用于肝癌淤痛、腹水明显者。

酸浆

拉丁学名：Phrysalis alkekengi L. var.franchetii (Mast.)Makino

科属 茄科植物酸浆，其干燥宿萼或者带果实的宿萼入药。

地理分布 路边、村旁、旷野、山坡以及林缘等地多有生长。我国除西藏外，各地都有分布。

采收加工 秋季果实成熟、宿萼呈红色或者橙红色的时候采收，晒干。

用法用量 煎服，5~9克。外用适量，捣敷患处。

药理作用 抗乙肝病毒。

性味归经 苦，寒。归肺经。

功能主治 利咽，化痰，清热解毒，利尿。对于咽痛喑哑，痰热咳嗽，小便不利，湿疹有疗效；外治天疱疮有疗效。

锦灯笼

别名／酸浆实·灯笼草·天泡草·挂金灯·金灯笼·灯笼果·红灯笼

◎《本草纲目》及文献记载锦灯笼：

主治热烦满，定志益气，利水道，产难吞之立产。食之，除热，治黄病，尤益小儿。治骨蒸劳热，尸疰痔瘦，痰癖热结。

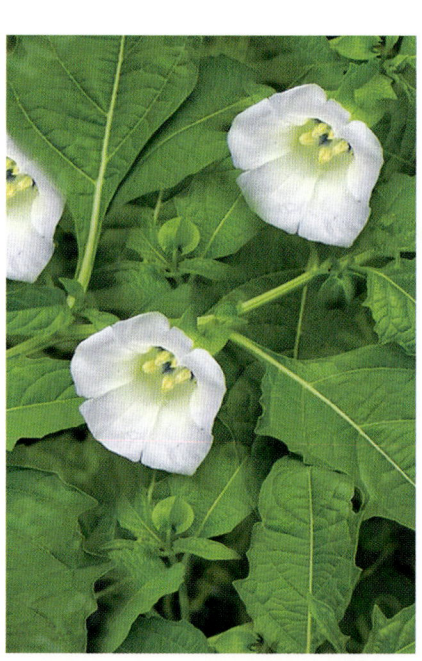
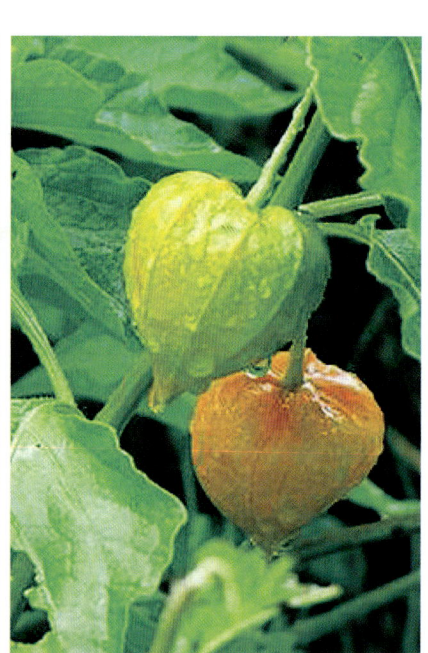
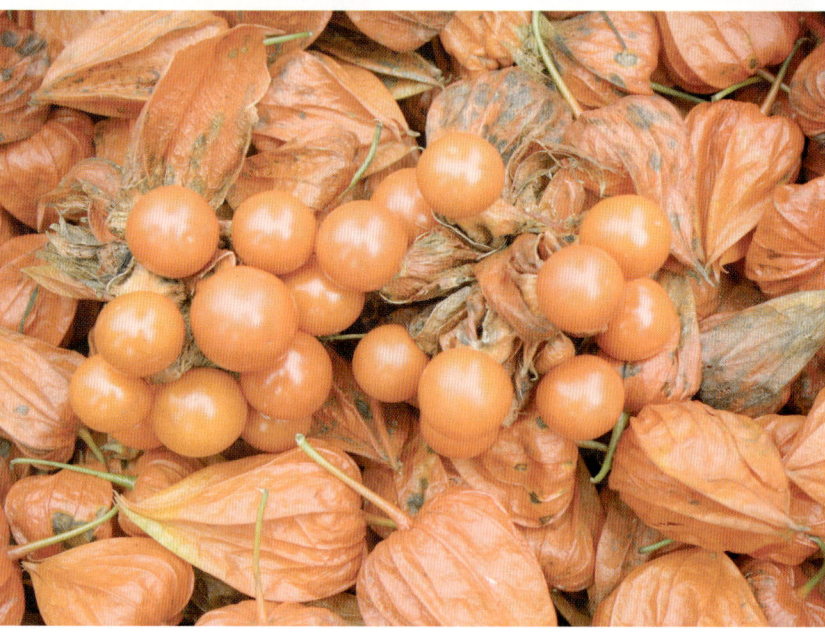

本草纲目附方

热咳咽痛
把灯笼草研为末，白开水送服，叫清心丸。并用醋调和后敷在喉外。《丹溪纂要》

喉疮作痛
灯笼草，炒焦研成末，用酒调和慢慢喝。《医学正传》

三焦肠胃伏热，妇人胎热难产
用酸浆果实五两，苋实三两，炒过的马蔺子、大盐炒过的榆白皮各二两，柴胡、黄芩、栝楼根、闾茹各一两，共研末，炼蜜做成梧桐子大的药丸。每服三十丸，用木香煎汤送服。《圣济总录》

灸疮不发
用酸浆叶贴疮上。

天泡湿疮
取天泡草的果实生捣后敷患处。也可以研成末，用油调和敷患处。（邓才《杂兴方》）

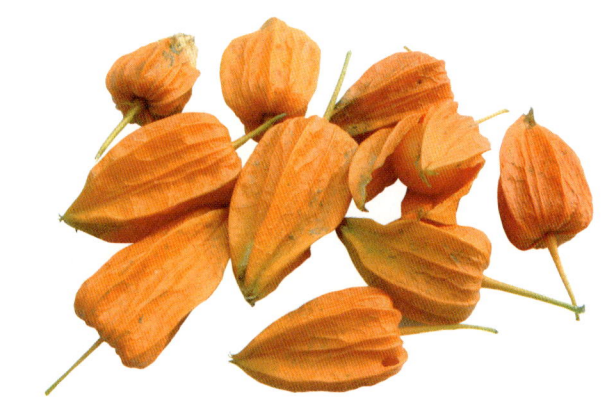

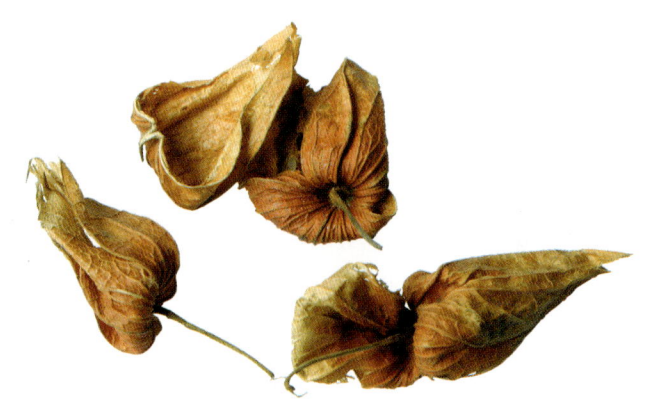

国医传世药方

清热解毒方

方选源流：《奇方本草》清热方。
中药组成：锦灯笼、板蓝根、蒲公英、地骨皮、紫花地丁各20~30克，白薇、知母、荆芥各20克，玄参、生地黄、沙参各15克，甘草10克。
炮制方法：加水煎沸15分钟，滤出药液，再加水煎20分钟，去渣，两煎药液兑匀，分服，每天2剂。
功能主治：清热解毒。适用于细菌传染性单核细胞增多症。急性高热，伴有寒战、头痛、头昏。
脾肿大加鳖甲、郁金、竹茹、厚朴、代赭石、石斛各10克；淋巴结肿大加夏枯草、瓦楞子、生牡蛎各20克；咽峡炎加牛蒡子、山豆根、百合各15克。

四季药膳养生

酸浆清热解毒茶

酸浆草5克煎汤，代茶饮。▶功能清热解毒。适用于咽部红肿生疮。

酸浆草清毒茶

酸浆草5克，冰糖适量。上药研粗末，沸水冲泡，入糖令溶。代茶频饮。▶适用于急慢性咽喉炎，急性扁桃腺炎。

酸浆酒

酸浆草1握。研取自然汁，与醇酒相拌。▶适用于小便不通，气满闷。

马齿苋　拉丁学名：Portulaca oleracea L.

科属　马齿苋科植物马齿苋，其干燥地上部分入药。马齿苋属植物全世界约有198种，分布于亚热带、热带及温带地区。中国约有6种。入药用约有4种。

地理分布　田野路边以及庭院废墟等向阳处多有生长。分布于全国各地。

采收加工　夏、秋二季采收，除去残根以及杂质，洗净，略蒸或者烫后晒干。

用法用量　煎服，9~15克，鲜品30~60克。外用适量捣敷患处。

药理作用　兴奋子宫平滑肌；抗菌；降血压；松弛骨骼肌；降低胆固醇；利尿等。

性味归经　酸，寒。归肝、大肠经。

功能主治　凉血止血，清热解毒。对于热毒血痢，痈肿疔疮，湿疹，丹毒，蛇虫咬伤，便血，痔血，崩漏下血等均有疗效。

马齿苋

别名／马齿草・马苋・马齿菜・五行草・长命菜・九头狮子草・长寿菜

◎《本草纲目》及文献记载马齿苋：

主治诸肿瘘疣目，捣揩之。破痃癖，止消渴。治尸脚阴肿。作膏，涂湿癣、白秃、杖疮。又主三十六种风。煮粥，止痢及疳痢，治腹痛。散血消肿，利肠滑胎，解毒通淋。治产后虚汗。

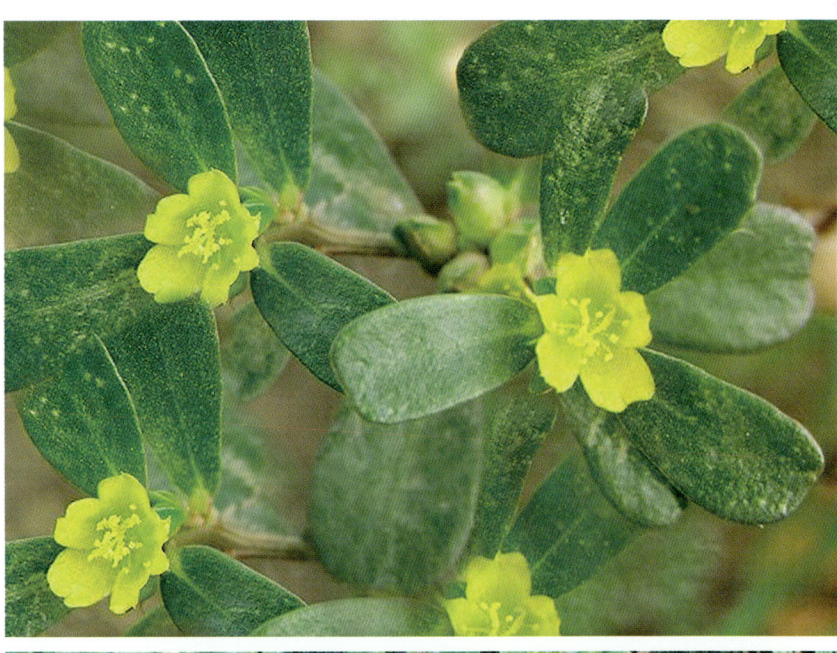

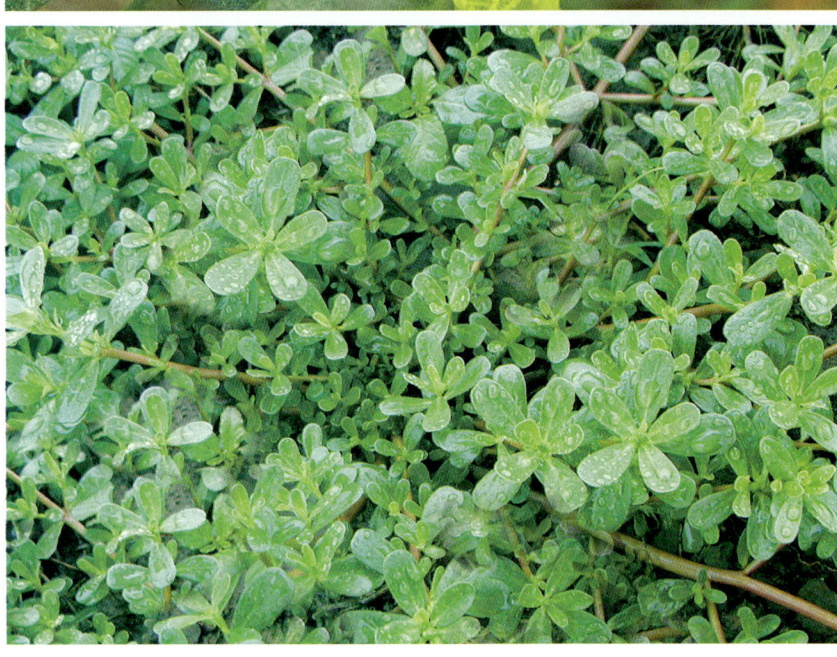

本草纲目附方

诸气不调
马齿苋煮粥吃。《食医心镜》

产后虚汗
马齿苋研汁服三合，如没有鲜的，可用干者煮汁服。《妇女良方》

腹中白虫
用水煮马齿苋一碗，加盐、醋，空腹服下，很快白虫就会全部出来。（孟诜《食疗本草》）

反花恶疮
马齿苋一斤，烧成灰研末，用猪油调和敷疮。《太平圣惠方》

紫唇面疱
马齿苋煎汤，每日洗面。《太平圣惠方》

筋骨疼痛
不管是风湿痛、杨梅疮痛，还是妇女痛经，都可先用这个方子止痛，然后再进行调理。一斤马齿苋（湿马齿苋用二斤），半斤五加皮，四两苍术，舂碎，用水煎汤洗澡；之后赶快将葱、姜捣烂，冲三碗热汤饮服，发汗，痛即能止住。《海上名方》

腋下狐臭
马齿苋杵烂，用蜜和匀做成团，用纸包裹，再用稀泥封半寸厚，晒干，烧过之后研末，每次用蜜和后作成饼，先用生布揩腋下，再把药饼夹在腋下，会使人非常疼痛，但要坚持，然后用手勒住两臂，每天一次，以病除为度。《千金方》

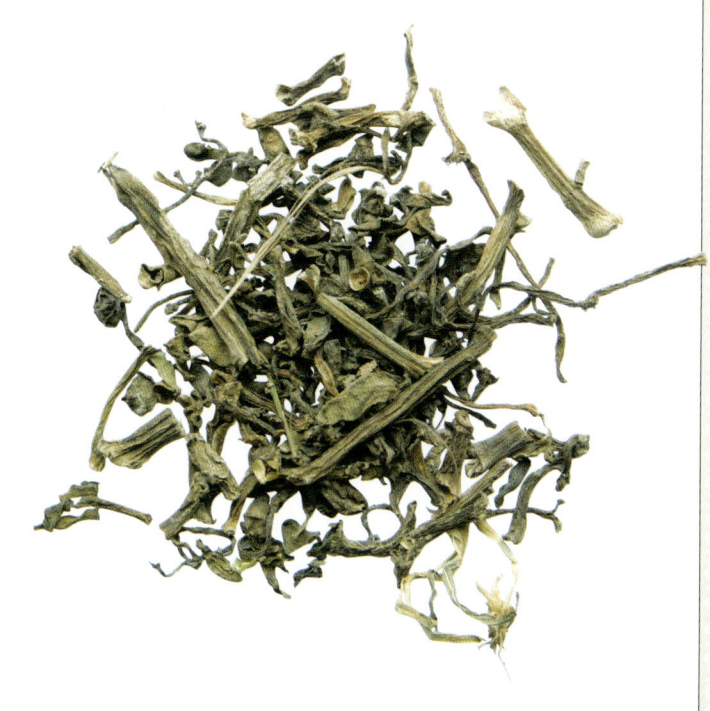

国医传世药方

马齿苋汤

方选源流：《奇方本草》清热方

中药组成：马齿苋100克。

炮制方法：加水煎沸15分钟，滤出药液，再加水煎20分钟，去渣，两煎药液兑匀，分服，每天2剂。

功能主治：▶凉血止血，清热解毒。急性肾盂肾炎，小便热而赤，短而涩。

四季药膳养生

马齿蒸鸡蛋

生马齿苋适量，鸡蛋1个。马齿苋适量，捣绞汁200毫升。鸡蛋取白，加少量水搅匀，蒸熟，入马齿苋汁，搅匀。微温顿饮，每天2次。▶功效清热解毒止带。适用于赤白带下。脾胃虚寒肠滑作泻及脾虚带下者不宜用。

马齿苋红米粥

鲜马齿苋150克，红米100克及调料适量。马齿苋洗净，切碎，水煎取汁，与红米同煮粥，调入适量盐、酱等。早晚餐温热服食。▶功效清热解毒止痢，调气行血散结。适用于产后气血不调之积聚及赤白痢疾等。

马齿苋绿豆汤

鲜马齿苋150克（或干品40克），绿豆80克。马齿苋洗净、切碎，与绿豆加水煎至豆熟，取汁500毫升，分2次温服，每天1剂。▶功效清热解毒治痢。适用于痢疾，痈肿疮疡，肠炎。虚寒痢及脾虚泄泻者不宜用。

光叶菝葜　　拉丁学名：Smilax glabra Roxb.

科属　百合科植物光叶菝葜，其干燥根茎入药。菝葜属植物全世界约有290种，分布于热带地区。中国约有55种，入药用约有18种。

地理分布　海拔1800米以下的林下、灌木丛中、河岸和山谷中多有生长，也见于林缘与疏林中。分布于长江流域以南、甘肃以及台湾、云南、海南等地。

采收加工　夏、秋二季采挖，除去须根，洗净后，晒干，或者趁鲜切成薄片，晒干。

用法用量　煎服，15～60克。

药理作用　受体阻滞样作用；抗肿瘤；解毒等。

性味归经　甘、淡，平。归肝、胃经。

功能主治　解毒，除湿，通利关节。对于湿热淋浊，带下，痈肿，疥癣，瘰疬，梅毒以及汞中毒所导致的肢体拘挛，筋骨疼痛均有疗效。

土茯苓

别名／禹余粮·白余粮·草禹余粮·仙遗粮·土苓·土太片

◎《本草纲目》及文献记载土茯苓：

主治食之当谷不饥，调中止泄，健行不睡。健脾胃，强筋骨，去风湿，利关节，止泄泻，治拘挛骨痛，恶疮痈肿。解汞粉、银朱毒。

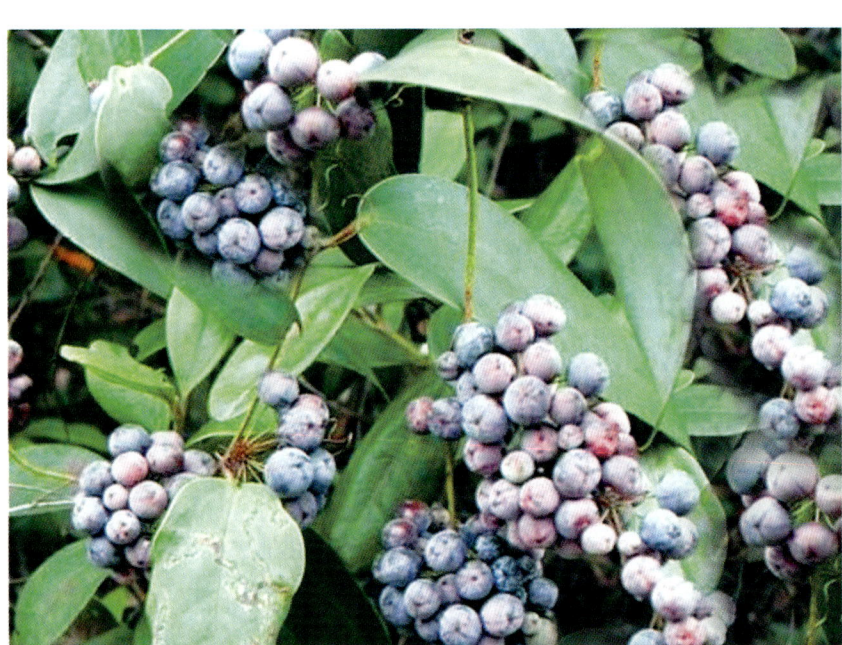

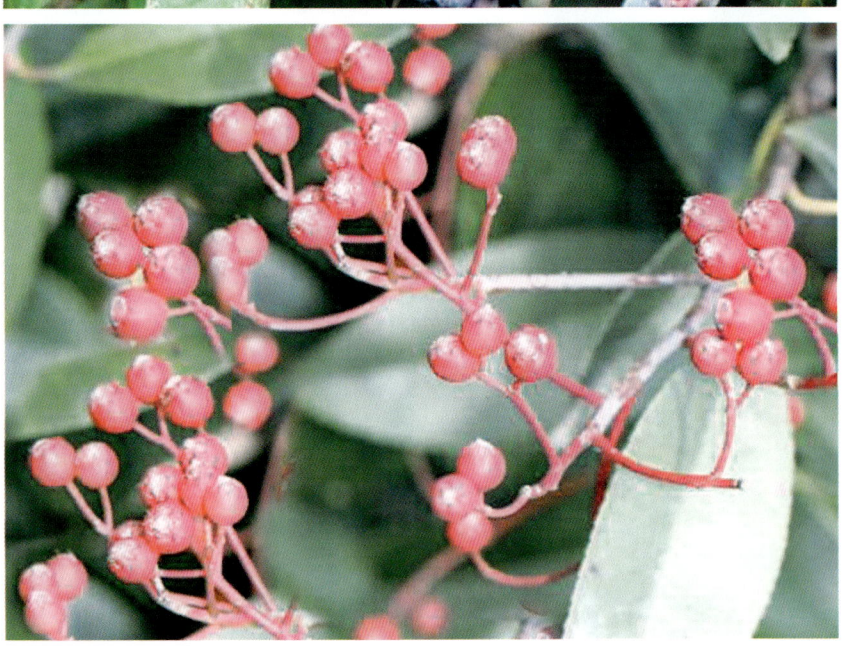

本草纲目附方

骨挛痈漏
服用轻粉会致伤害脾胃气血，筋骨疼痛，时间一长溃烂成痈，积年累月，以致终身废残。
1. 土茯苓一两，有热证加黄芩、黄连，气虚的加四君子汤，血虚的加四物汤，水煎熬当茶饮用。（薛己《外科发挥》）
2. 土茯苓四两、四物汤一两、皂荚子七个、川椒四十九粒、灯心草七根，水煎煮每天饮用。《朱氏集验方》

瘰疬溃烂
将土茯苓切片，或研为末，水煎，或放入米汤内食用，多吃为好。禁忌铁器和发物。（陆氏《积德堂方》）

杨梅毒疮
1. 用土茯苓四两，皂角子七个，用水煎煮以后当作茶饮用，病轻的十四天就会治愈，病重的二十八天就会见效。（邓笔峰《杂兴方》）
2. 用土茯苓一两，五加皮、皂角子、苦参各三钱，金银花一钱，用上好酒煎，每天服用一次。

小儿杨梅，毒疮从口内发起，延及全身
将土茯苓制成末，用乳汁调服。月余自然会痊愈。《外科发挥》

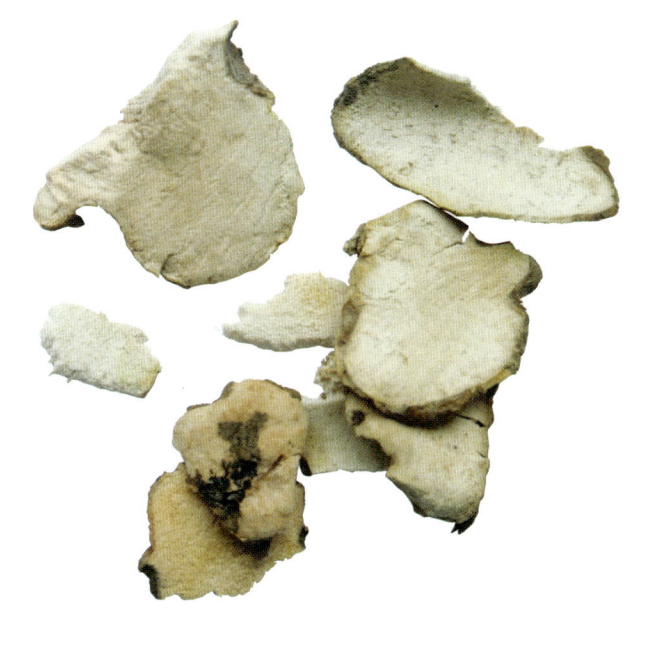

国医传世药方

止带解毒方
方选源流：《中医治法与方剂》清热方。
中药组成：土茯苓30克、蒲公英30克、贯众15克、柴胡9克、香附9克、金铃子炭9克、银花藤30克、野菊花15克、蕺菜30克、胆草9克、苍术9克、红藤30克。
炮制方法：水煎服。
功能主治：清热解毒，调气疏肝，燥湿止带。适用于肝郁湿热，发热，周身不适，下腹疼痛，带多色黄腥臭，舌苔黄腻，脉弦数。

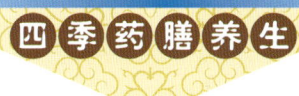

四季药膳养生

土茯苓龟肉汤
土茯苓400克，乌龟2只，调料适量。把乌龟放入盆中，加热水，使其排尽尿水，开水烫死，去头、爪、内脏，洗净。土茯苓洗净，水煎1小时，再将龟加甲一并放入，加适量盐、葱、姜、黄酒，煎3小时，调入味精，早晚餐食肉饮汤。▶功能养血补血，祛风湿，强筋骨。适用于筋骨挛痛，恶疮痈肿，慢性湿疹，牛皮癣等。

土茯苓猪骨补阴汤
猪脊骨500克，土茯苓80克。猪骨打碎，加水熬汤约2小时，去骨及浮油，剩下3大碗，入土茯苓，再煎至2碗，去渣。每天1剂，分2次服。▶功能健脾利湿，补阴益髓。

土茯苓糖水
土茯苓45克，白糖(或红糖)适量。土茯苓与糖加水2.5碗，煎成1碗。每天1剂，饮服。▶功能清热除湿。适用于妇女湿热内蕴，白带过多。

白蔹 拉丁学名：Ampelopsis japonica(Thunb.)Makino

科属　葡萄科植物白蔹，其干燥块根入药。蛇葡萄属植物全世界约有28种，分布于美洲中北部及亚洲。中国约有16种，入药用约有13种。

地理分布　生于山地、荒坡以及灌木林中，也有栽培。华东、东北、华北、中南以及宁夏、陕西、四川等地广为分布。

采收加工　春、秋二季采挖，除去枝叶以及细根，切成纵瓣或者斜片，晒干。

用法用量　煎服，4.5~9克。外用适量，煎汤洗或研成极细粉敷患处。

药理作用　抗肿瘤；抗菌等。

性味归经　苦，微寒。归心、胃经。

功能主治　消痈散结，清热解毒。对于瘰疬，疔疮，痈疽发背，水火烫伤等均有疗效。

白蔹

别名／白敛·兔核·白根·昆仑·猫儿卵·鹅抱蛋·山地瓜

◎《本草纲目》及文献记载白蔹：

主治痈肿疽疮，散结气，止痛除热，目中赤，小儿惊痫温疟，女子阴中肿痛，带下赤白。杀火毒。治发背瘰疬，面上疱疮，肠风痔漏，血痢，刀箭疮，扑损，生肌止痛。解狼毒毒。

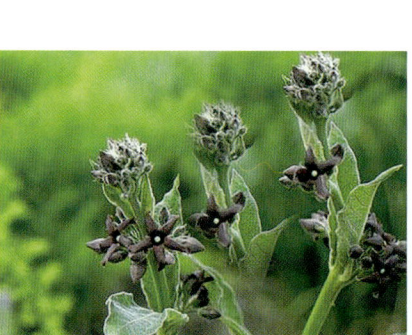
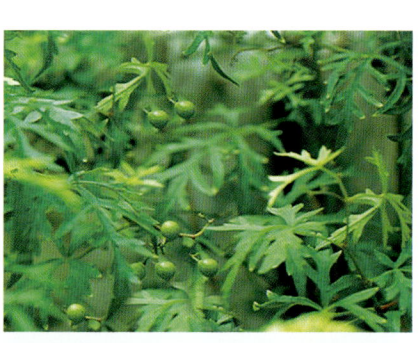
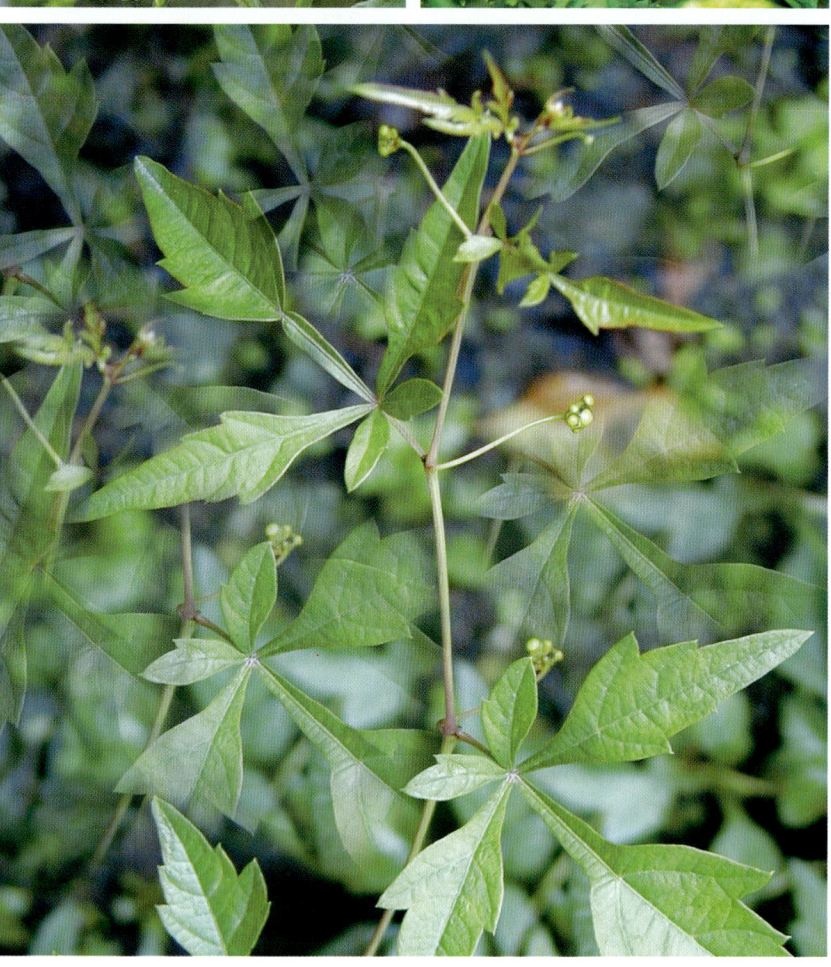

本草纲目附方

烫伤火灼
白蔹研末涂敷患处。《外台方》

冻耳成疮
白蔹、黄柏等分,研为末,加生油调匀搽耳。《谈野翁方》

脸上粉刺
白蔹二分、杏仁半分、鸡屎白一分,研为碎末,用蜂蜜调和,再加进水用来擦洗面部。《肘后方》

一切痈肿
用白蔹二分、藜芦一分,共研为末,用酒调和敷贴伤口,一天换药三次。(陶弘景方)

疔疮初起
用水调白蔹末涂搽患处。《圣惠方》

诸物硬咽
取白蔹、白芷等分,研为末,用水送服二钱。《圣惠方》

风痹筋急,肿痛游走不定
用白蔹二分,熟附子一分,研为碎末。每次用酒服用半刀圭,每天服两次,等到周身发热为准,十日病就会开始痊愈。禁忌食猪肉、冷水。《千金方》

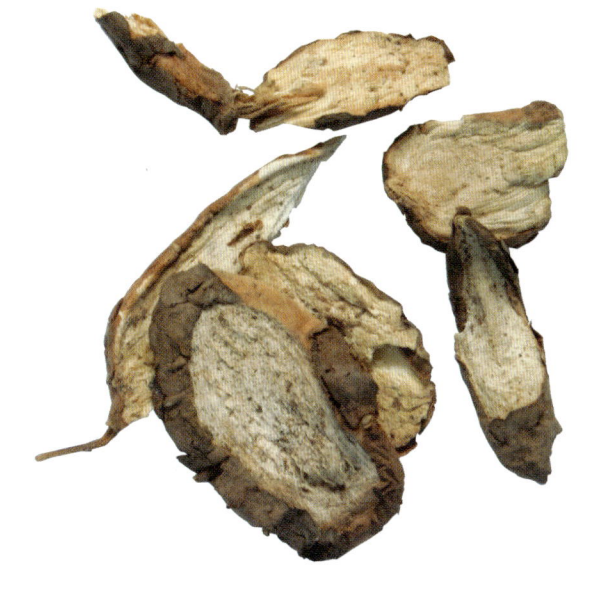

国医传世药方

消斑玉容散

方选源流:《外科证治全书》养颜方。

中药组成:白蔹30克、白附子30克、天花粉30克、白僵蚕30克、绿豆粉30克、甘松15克、山柰15克、茅香15克、白及30克、防风9克、寒陵香9克、藁本9克、肥皂子荚核(去皮弦)9克、香白芷30克。

炮制方法:上药研为细末,每日早晚蘸末搽面。

功能主治:祛风除垢,消斑玉肌。适用于雀斑、黧黑斑、面部一切斑点、斑片、酒刺、白屑风。

四季药膳养生

蔹芷祛斑汤

白蔹16克,川芎、白薇、白芷各10克,当归、生地、杭芍各15克,乌骨鸡1只。以上7味药用冷水洗净放入纱布袋中扎上口待用。乌鸡去内脏洗净。将装有药物的纱布袋置于鸡腹中,放入锅内,加入适量冷水,食盐适量。大火煮沸,去浮沫,小火煮熟,拿去药袋,加入适量食盐。食肉喝汤。每周1次。▶功能补血祛斑。适用于气血亏虚而致的黄褐斑、妊娠斑、老年斑。

白蔹薏苡酒

白蔹16克,薏苡仁、芍药、桂心、牛膝、酸枣仁、干姜、甘草各1升,附子4枚。以上9味药切碎,用醇酒2斗渍一夜,微火煎三沸。每次服1升,每天3次。▶适用于风拘挛不可屈伸。

木蝴蝶　　拉丁学名：Oroxylum indicum (L.) Vent.

科属　紫葳科植物木蝴蝶，其干燥成熟种子入药。木蝴蝶属植物全世界约有2种，分布于印度、马来西亚、斯里兰卡、越南、泰国、缅甸及中国。中国仅有1种，可入药。

地理分布　海拔1000米以下的山坡、山谷、溪边以及灌木丛中多有生长。分布于台湾、福建、海南、广东、广西、贵州、四川、云南等地。

采收加工　秋、冬二季采收成熟果实，曝晒到果实开裂，取出种子，晒干。

用法用量　煎服，1.5～3克。

药理作用　抗变态反应；抗炎；降低胆固醇；促进胆汁分泌；利尿等。

性味归经　苦、甘、凉。归肺、肝、胃经。

功能主治　疏肝和胃，清肺利咽。对于喉痹，肺热咳嗽，喑哑，肝胃气痛均有疗效。

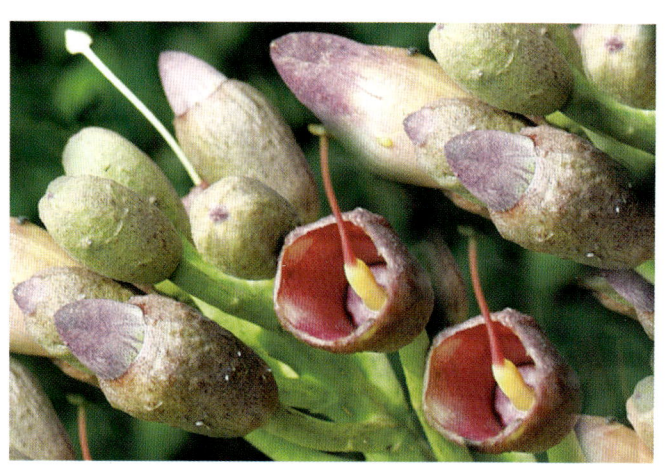

国医传世药方

清肺利喉散

方选源流：《奇方本草》清热方。

中药组成：木蝴蝶、没药各8克，冰片0.5克。

炮制方法：共研细末。每次冲服0.5克，每天3次。

功能主治：疏肝和胃，清肺利咽。适用于急慢性哮喘症。

疏肝和胃汤

方选源流：《奇方本草》清热方。

中药组成：香附、苏梗、佛手、枳壳、白芍各10克，鸡内金、陈皮各5克，甘草3克，沙参15克，白芍、麦门冬、当归、白及各12克，木蝴蝶、绿萼梅、甘草各5克。

炮制方法：加水煎沸15分钟，滤出药液，再加水煎20分钟，去渣，两煎药液兑匀，分服，每天1剂。

功能主治：疏肝和胃。适用于胃阴不足型胃脘痛症。

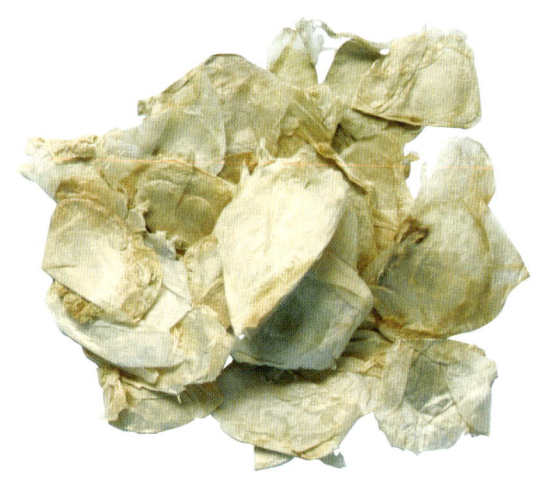

【木蝴蝶】

别名／千张纸·云故纸·玉蝴蝶·白玉纸·千纸肉·满天飞

◎《本草纲目拾遗》及文献记载木蝴蝶：

主治心气痛，肝气痛，下部湿热。项秋子云：凡痈毒不收口，以此贴之，即敛。

四季药膳养生

木蝴蝶茶

木蝴蝶8克，冰糖适量。剪碎，加糖，同放入杯中，沸水冲泡。代茶饮。▶适用于急慢性咽炎，喑哑。

穿心莲　　拉丁学名：Andrographis paniculata (Burm.f.) Nees

科属　爵床科植物穿心莲，其干燥地上部分入药。穿心莲属植物全世界约有19种，分布于亚洲热带地区和加里曼丹岛。中国约有2种，均可入药。

地理分布　本种原产于东南亚。我国南方各省都有栽培。

采收加工　秋初茎叶茂盛的时候采割，晒干。

用法用量　煎服，6～9克。外用适量。

药理作用　抗炎；抑菌；解热；抗肝损伤；抗肿瘤；抗蛇毒；增强肾上腺皮质功能；增强机体免疫力；镇静等。

性味归经　苦，寒。归心、肺、大肠、膀胱经。

功能主治　凉血，消肿，清热解毒。对于咽喉肿痛，感冒发热，顿咳劳嗽，口舌生疮，热淋涩痛，泄泻痢疾，毒蛇咬伤，痈肿疮疡有疗效。

国医传世药方

烧伤消肿膏

方选源流：《奇方本草》清热方。

中药组成：穿心莲60克，地榆炭、血余炭、天花粉、黄芩、黄连、大黄、黄柏、玄参、天门冬、白芷、苦参、甘草各30克，牡丹皮、紫草各20克，红花15克，冰片10克，麻油2000毫升。

炮制方法：上药除冰片外浸入麻油中，小火煎到药物焦黄，滤渣，稍冷后放入冰片粉，搅拌均匀，高温消毒备用。用时先清洗创面，把涂有薄薄一层膏的无菌纱布紧贴于创面上，半暴露并防受压，每天换药1次。

功能主治：凉血消肿，清热解毒。适用于烧伤。

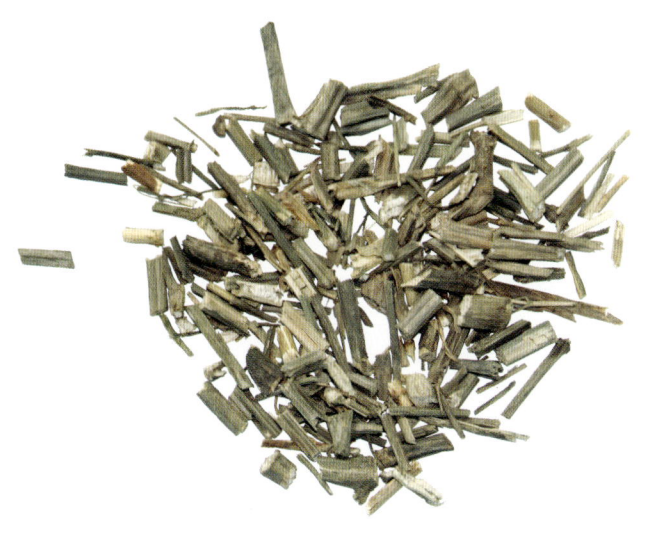

【穿心莲】

别名／春莲秋柳·一见喜·榄核莲·苦胆草·四方莲·日行千里·苦草

◎《泉州本草》及文献记载穿心莲：

主治清热解毒，消炎退肿，利咽喉。治一切咽喉炎症，痢疾，高热。

四季药膳养生

肉苁蓉五味炖鳖鱼

穿心莲8克，龙齿、巴戟天各5克，肉苁蓉、黄芪、北五味子、葱各15克，人参、嫩鹿肉(酥制)、熟地黄、当归、莲肉、菟丝子、料酒、姜各10克，白茯苓20克，鳖鱼1只，精盐6克，胡椒粉3克，橄榄油30毫升，上汤适量。将诸药洗净后，放入纱袋；鳖鱼去头、尾、肠杂及爪，留鳖甲；姜拍松，葱切段。将药包、鳖甲、鳖肉、葱、姜、料酒同放入炖锅内，加上汤、橄榄油，大火烧沸，改小火炖90分钟，后加入精盐、胡椒粉调味即可。每天1次食用。▶功效助阴和阳。适用于阳亢阴虚，气盛血虚，精气妄溢。

黄花败酱　　拉丁学名：Patrinia scabiosaefolia Fisch.

科属　败酱科植物黄花败酱或白花败酱，其干燥全草入药。

地理分布　1.黄花败酱 山坡沟谷灌丛边、林缘草地或者半湿草地多有生长。分布于华北、东北、华南、华中、四川和贵州。

2.白花败酱 海拔500~800米的荒山草地、林缘灌丛中多有生长。分布于华北、东北、华南和西南地区。

采收加工　夏、秋季采收，连根拔起，洗净，阴干或者晒干。

用法用量　煎服，6~15克。外用适量。

药理作用　抗病毒，抗菌；镇静等。

性味归经　辛、苦，微寒。归胃、大肠、肝经。

功能主治　消痈排脓，祛瘀止痛，清热解毒。对于肠痈肺痈，痈肿疮毒，产后瘀阻腹痛等均有疗效。

败酱草

别名／鹿肠·鹿首·马草·泽败·败酱·苦菜

◎《本草纲目》及文献记载败酱草：

主治暴热火疮赤气，疥癣疽痔，马鞍热气。除痈肿浮肿结热，风痹不足，产后腹痛。破多年凝血，能化脓为水，产后诸病，止腹痛，余疹烦渴。

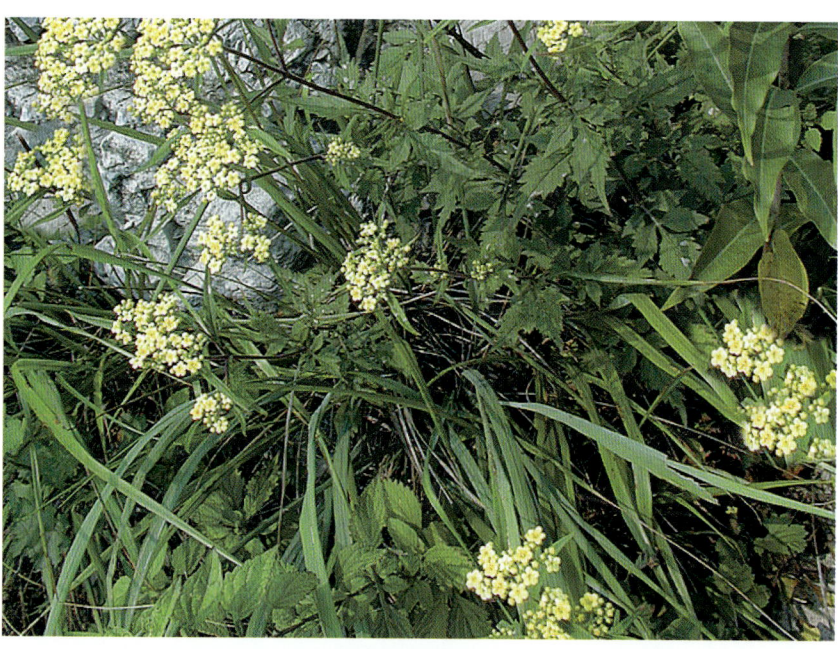

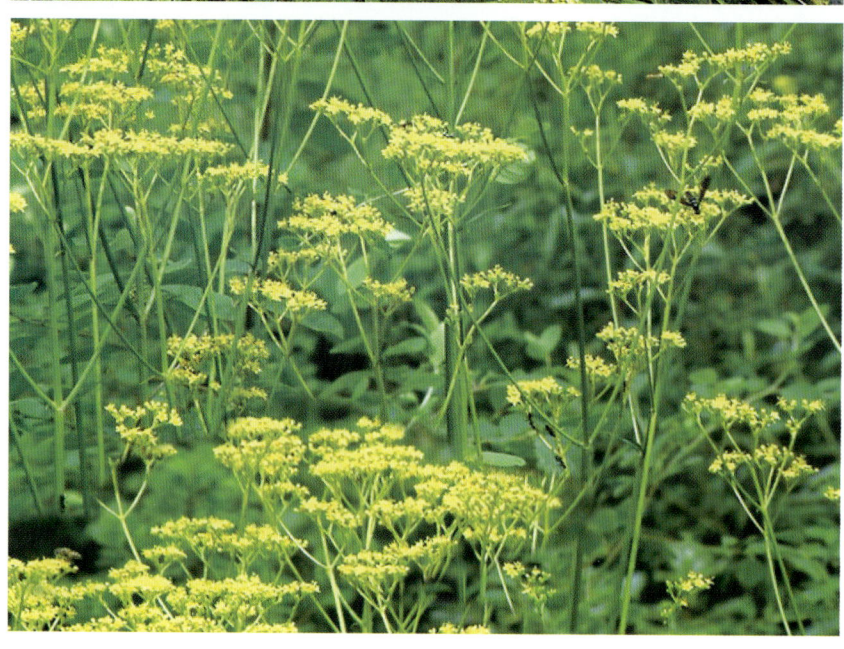

本草纲目附方

腹痛有脓
薏苡仁附子败酱散：败酱五分、薏苡仁十分、附子二分，共捣为末。每次取一匙，加水二升，煎取一升，一次服下。《金匮玉函经》

产后恶露
败酱、当归各六分，续断、芍药各八分，川芎、竹茹各四分，生地黄（炒）十二分，加水二升，煮取八合，空腹服下。《外台秘要》

产后腹痛
败酱草五两，加水四升，煮取二升，每次服二合，每天服三次。《卫生易简方》

蠷螋尿疮
用败酱煎汁涂搽，效果显著。《杨氏产乳》

产后腰痛(血气流入腰腿，涩滞不行)
用败酱、当归各八分，川芎、芍药、桂心各六分，二升水，煮剩八合，分两次服用，不能与葱同用。《广济方》

▲**李时珍说：**
"败酱属于手足阳阴经和厥阴经的药，善于排脓破血，所以张仲景治痈及古代有关妇科的药方中用它。败酱是容易寻找的药材，但后人却很少用，大概是没有遇见认识它的人。"

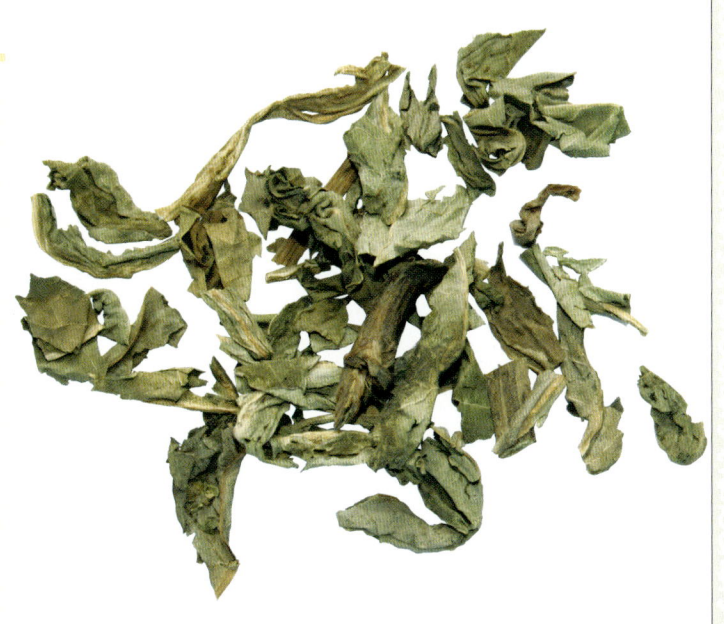

国医传世药方

银翘红酱解毒汤

方选源流：《妇产科学》清热方

中药组成：败酱草30克、连翘30克、银花30克、红藤30克、丹皮12克、赤芍12克、山栀12克、桃仁12克、薏苡仁12克、川楝子9克、延胡索9克、乳香6克、没药6克。

炮制方法：水煎服。

功能主治：清热解毒，凉血，祛瘀，止痛。适用于妇女盆腔炎，邪热瘀阻，发热恶寒，下腹剧痛，带多色黄，腥臭质脓，舌红苔黄，脉弦或滑数者。

败酱薏仁清热方

方选源流：《奇方本草》清热解毒方

中药组成：败酱草、薏苡仁各30克，白术、黄芪、茯苓、猪苓、贯众各15克，知母、附子、半夏、川芎、石菖蒲各10克，甘草5克。

炮制方法：加水煎沸15分钟，滤出药液，再加水煎20分钟，去渣，两煎药液兑匀，分早晚两次服，每天1剂。

功能主治：清热解毒，消痈排脓，祛瘀止痛。适用于中耳炎，耳内流脓。

四季药膳养生

败酱卤鸡蛋

败酱煎汤浓缩后兑入卤汁，将煮熟的鸡蛋去壳浸渍在汁液中，一昼夜后食用。▶适用于流行性腮腺炎、淋巴管炎、乳肺炎等症的治疗均有疗效。

半边莲   拉丁学名：Lobelia chinensis Lour.

科属　桔梗科植物半边莲，其干燥全草入药。半边莲属植物全世界约有340种，分布于热带、亚热带地区，尤其是非洲和美洲。中国约有18种，入药用约有13种。

地理分布　水田边、路沟边以及潮湿的阴坡荒地多有生长。分布于安徽、江苏、福建、台湾、浙江、江西、湖北、湖南、四川、贵州、广东、广西、云南等地。

采收加工　夏季采收，除去泥沙，洗净，晒干。

用法用量　煎服，干品10～15克，鲜品30～60克。外用适量。

药理作用　利尿；兴奋呼吸中枢；对中枢神经先兴奋后抑制；降血压；抗蛇毒；催吐；促进胆汁分泌等。

性味归经　辛，平。归心、小肠、肺经。

功能主治　利水消肿，清热解毒。对于蛇虫咬伤，疮痈肿毒，湿疮湿疹，腹胀水肿有疗效。

半边莲

别名／急解索·蛇利草·细米草·蛇舌草·半边菊·箭豆草

◎《本草纲目》及文献记载半边莲：主治蛇虺伤。又治寒齁气喘，及疟疾寒热。

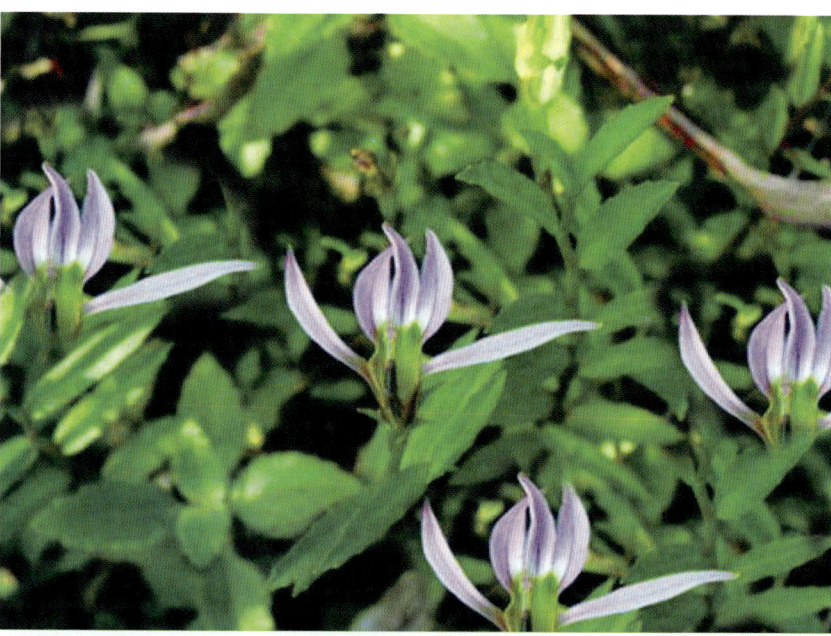

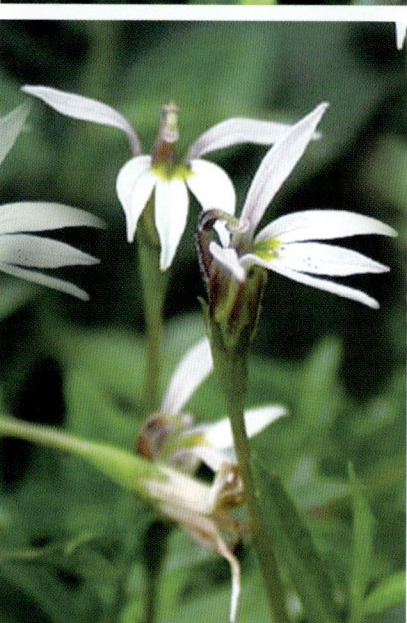

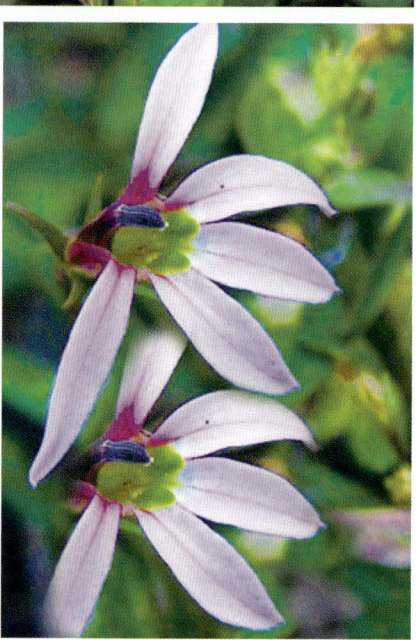

本草纲目附方

蛇咬伤

将半边莲捣烂，取汁饮下。药渣围涂整个伤口。

气喘

半边莲、雄黄各二钱，共捣成泥，放碗内盖好，等颜色变青后，加饭做梧桐子大的药丸，每次服九丸，空腹以盐汤送下。《寿域方》

▲**李时珍说：**

"半边莲是小草。长在阴湿的田埂和小沟边。细梗伏地引蔓，节节都生细小的叶子，秋季开小花，花呈淡红紫色，只有半边有花，象莲花的形状，以此得名。又叫急解索。"

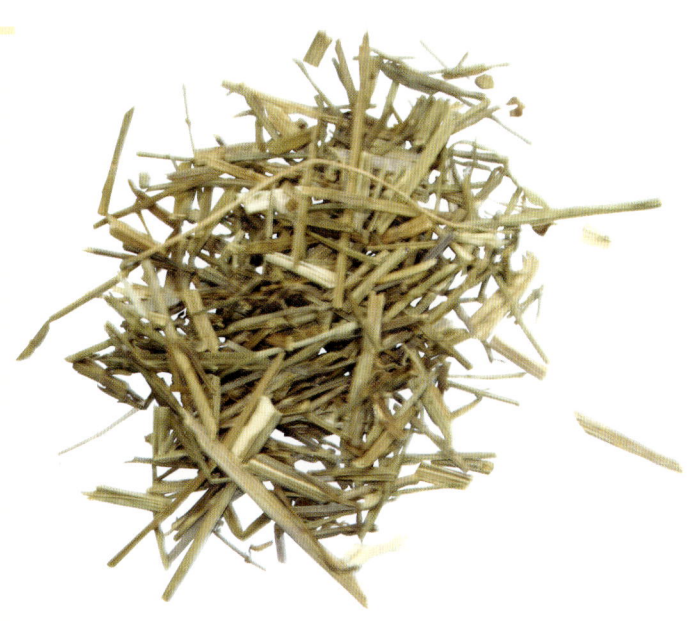

国医传世药方

解蛇毒方

方选源流：《奇方本草》清热方。

中药组成： 半边莲30克，浙贝母、大黄、菊花、生姜、竹叶、桃仁、白芷、吴茱萸、车前子各10克，白蔻仁、甘草各5克，细辛2克。

炮制方法： 加水煎沸15分钟，滤出药液，再加水煎20分钟，去渣，两煎药液兑匀，分服，每天1剂。

功能主治： 利水消肿，清热解毒。适用于毒蛇咬伤，呼吸困难，张口流涎，四肢瘫软，腓肠肌麻痹，胸闷腹痛等症状。

解蛇毒方

方选源流：《奇方本草》清热解毒方。

中药组成： 半边莲、生地黄各30克，旱莲草、白茅根各15克，桃仁、牡丹皮、白芍、栀子、黄芩、大黄、薏苡仁、黄柏、山豆根各10克，蒲黄、黄连各5克。

炮制方法： 水煎服。每天1剂。

功能主治： 清热解毒，利水消肿。适用于毒蛇咬伤，伤口红肿疼痛，全身中毒，伤口流血，皮肤紫斑，毛细血管出血，吐衄便血症状。

四季药膳养生

半边莲茶

半边莲25克，白糖20克。把半边莲洗净，放入炖杯内，加水250毫升。置大火烧沸，再用小火煮15分钟即可。加入白糖饮用，每天2次，每次100毫升。▶功效凉血解毒，利尿消肿。适用于病毒性肝炎，小便赤黄。

半边莲佛手甲鱼汤

半边莲20克，佛手15克，白花蛇舌草25克，大枣10枚，甲鱼(去肠杂洗净切块)1只，将前4味药用水浓煎2次，取汁300毫升和甲鱼炖熟食用。▶适用于乳房肿块胀痛、胸闷不舒、月经不调，舌质淡红，苔薄白，脉弦等症。

半边莲杏仁茶

半边莲100克，苦杏仁15克。先将半边莲、苦杏仁分别拣杂，洗净半边莲晒干，切碎小段备用；苦杏仁洗净，放入清水中浸泡，泡胀后去皮尖，与半边莲同放入沙锅，加水适量，煎煮30分钟，用纱布过滤，收取滤汁入容器。早晚2次分服。1周服完。▶功效清热解毒，防癌抗癌。适用于各类型肺癌。

杜鹃兰　拉丁学名：Pleione bulbocodioides (Franch.)Rolfe

独蒜兰　拉丁学名：Cremastra appendiculata(D.Don)Makino

科属　兰科植物杜鹃兰、独蒜兰及云南独蒜兰，其干燥鳞茎入药。前者习称为毛慈姑，后二者习称为冰球子。

地理分布　1.杜鹃兰　山坡以及林下阴湿处多有生长。分布于长江流域以南地区以及陕西、山西、甘肃等地。

2.独蒜兰　海拔630～3000米的林下以及沟谷旁有泥土的石壁上。中南、华东、西南以及陕西、甘肃等地多有分布。

3.云南独蒜兰　贵州、云南广为分布。

采收加工　夏、秋二季采挖，除去地上的部分以及泥沙，分开大小，放于沸水锅中蒸煮到透心，晒干。

用法用量　煎服，15～60克。外用适量。

药理作用　降血压；抗肿瘤等。

性味归经　微苦、甘，寒。归胃、大肠、小肠经。

功能主治　利湿通淋，清热解毒。对于咽喉肿痛，痈肿疮毒，热淋涩痛，毒蛇咬伤有疗效。

山慈姑

别名／金灯·山茨菰·山茨菇·毛姑·毛慈姑·泥冰子

◎《本草纲目》及文献记载山慈姑：主治痈肿疮瘘瘰疬结核等，醋磨傅之。主疗肿，攻毒破皮，解诸毒蛊毒，蛇虫狂犬伤。

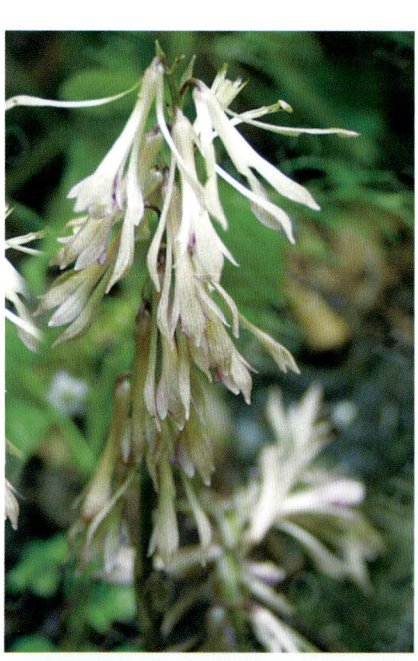
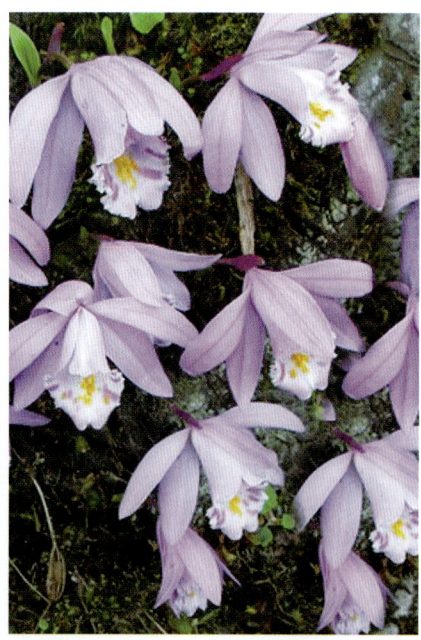
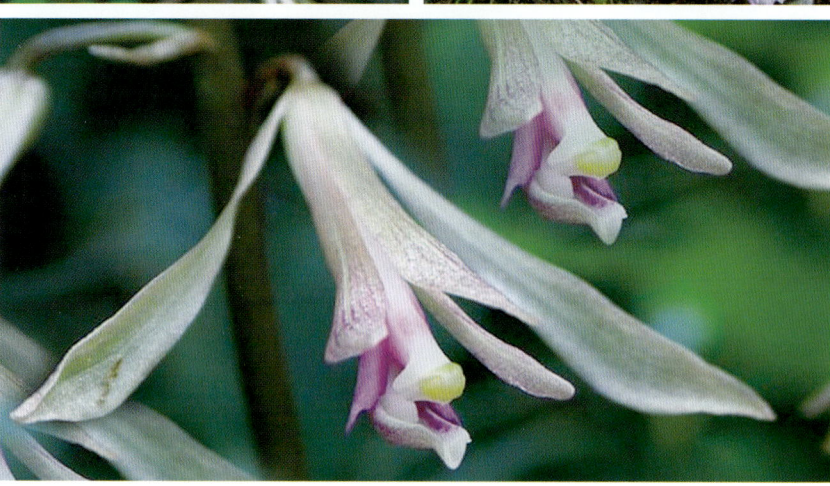

本草纲目附方

万病解毒丸

用于解各种毒，治各种疮，通利关节，治百病，起死回生，疗效奇特，凡是在家居住，外出旅行，出兵动众等，可备这种药。将山慈姑去皮洗净，焙干，取二两；将川五倍子洗刮，焙干，取二两；将白仁的千金子研细，用纸吸去油质，取一两；红芽大戟去芦后洗净，焙过，取一两半；麝香三钱。各药共研为极细末，加浓糯米汤调和，在木臼中捣均匀，制成一钱重一锭的剂型。病重的连服，使泻下一二次为度，用温粥调补。凡是一切饮食药毒，蛊毒瘴气，河豚、土菌、死牛马等毒，都用凉水磨服一锭，服药后或呕吐或下泻，病即痊愈。患有痈疽发背，疔肿梅疮，以及一切恶疮、风疹，都用凉水或者酒磨后外涂患处，每天数次，很就就消退。患阴阳二毒、伤寒，狂乱瘟疫，喉痹喉风症的，都用冷水加几匙薄荷汁化开服下。心气痛和各种气证，用淡酒化开服下。中风、中气，口紧眼歪，五癫五痫，鬼邪鬼胎，筋挛骨痛，都用热酒化开服下。自缢、溺水、鬼迷，心头温热的，用冷水磨后灌下。传尸痨瘵，用凉水化开服下，以泻下恶物和积虫为妙。妇女经闭，用红花酒化开服下。小儿惊风，五痫五癫，用薄荷汤送下。头风头痛，用酒研后贴在太阳穴两边。各种腹胀，用麦芽汤化开服下。风虫牙痛，用酒磨后涂患牙，也可吞服少量。跌扑打伤，用松节煎酒送下。汤火灼伤，毒蛇恶犬和一切毒虫咬伤，都用冷水磨后外涂患处，并同时内服。《百一选方》

面疮斑痣

用山慈姑根每夜涂搽，早上洗去。《普济方》

痈疽疔肿，生有恶疮以及黄疸

将慈姑连根和苍耳草各取等份，捣烂，用一种好酒，滤汁温服。或者干后制成粉末，每次用酒服下三钱。《乾坤生意》

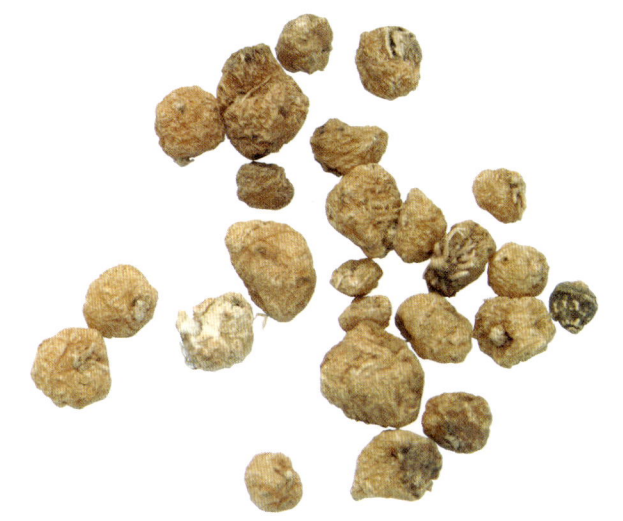

国医传世药方

紫金锭

方选源流：《片玉心书》开窍方。

中药组成：山慈姑60克、红大戟40克、五倍子60克、雄黄20克、朱砂15克、千金子霜15克、麝香3克。

炮制方法：研末，糯米糊作锭子，每锭1.5克，内服每次0.6～1.5克，开水磨服；外用醋磨，调敷患处。

功能主治：化痰开窍，辟秽解毒，清热消肿，行气止痛。适用于感受秽恶痰浊之毒。脘腹胀闷疼痛，呕吐泄泻，小儿痰厥，疔疮疖肿，食物中毒，药物中毒，中暑，头痛牙痛，咽喉肿痛，跌打损伤，烫火伤，蛇犬虫伤。

四季药膳养生

清热解毒慈姑水

慈姑300克。慈姑水煎取汁。代茶饮。▶功能活血通淋，清热解毒。适用于淋浊症。

慈姑蜂蜜清毒羹

生慈姑数枚，蜂蜜、米泔各适量。慈姑去皮捣烂，加蜂蜜、米泔拌匀。蒸熟。每次服2匙，每天2次。可外敷患处。▶功能清热解毒，消肿散结。适用于瘰疬结核，痈肿疮毒，肺病咳血等。

绿豆　　拉丁学名：Phaseolus radiatus L.

科属　豆科植物绿豆，其干燥种子入药。
地理分布　全国各省区多有栽培。
采收加工　秋后种子成熟的时候采收，簸净杂质，洗净后晒干。
用法用量　煎服，15～30克。外用适量。

药理作用　抗动脉粥样硬化，降脂；增加尿量，促进肌酐排泄；抗肝损伤等。
性味归经　甘，寒。归心、胃经。
功能主治　消暑利尿，清热解毒。对于暑热烦渴，痈肿疮毒，食物中毒均有疗效。

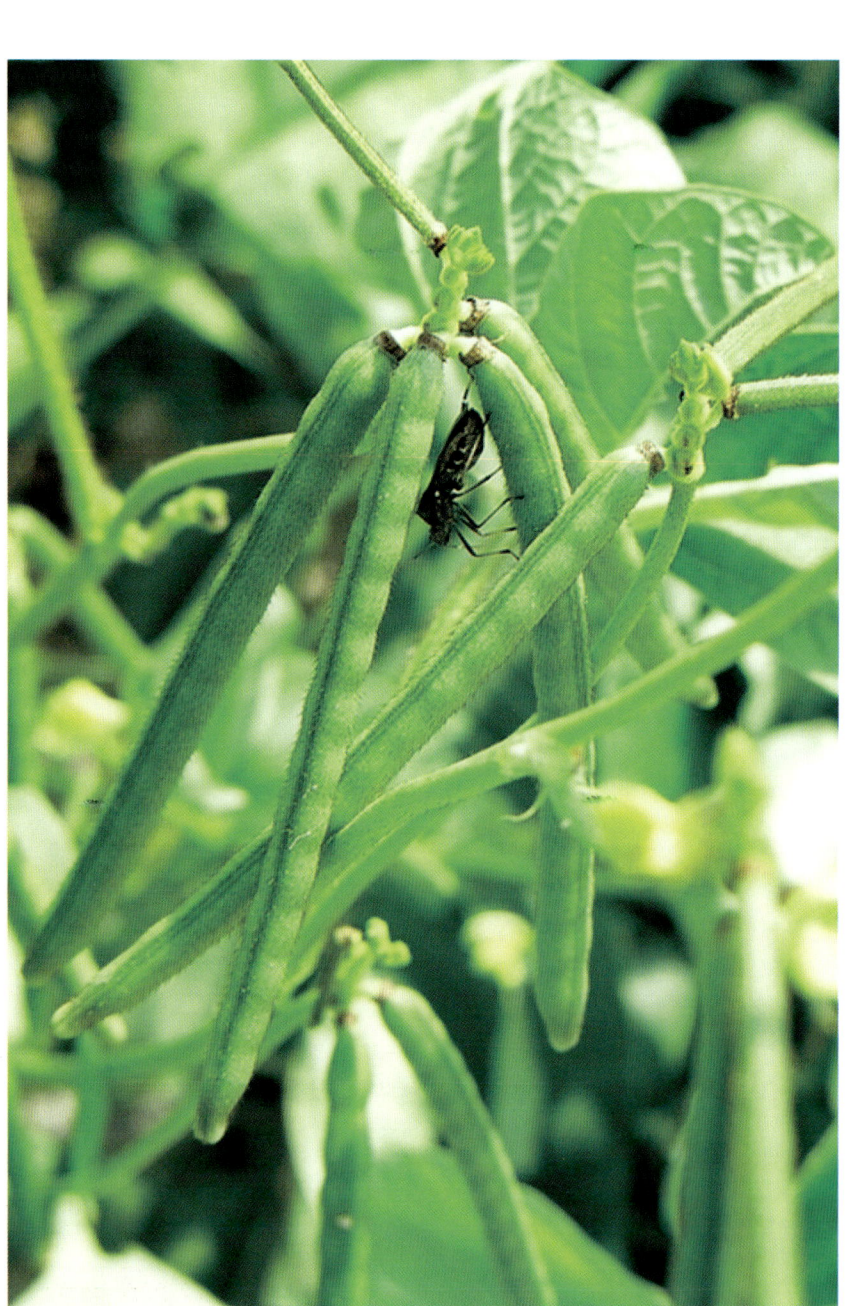

绿豆

别名／青小豆

◎《本草纲目》及文献记载绿豆：

主治煮食，消肿下气，压热解毒。生研绞汁服，治丹毒烦热风疹，药石发动，热气奔豚。厚肠胃。作枕，明目，治头风头痛。除吐逆。补益元气，和调五脏，安精神，行十二经脉，去浮风，润皮肤，宜常食之。煮汁，止消渴。解一切药草、牛马、金石诸毒。治痘毒，利肿胀。

本草纲目附方

小儿丹肿
绿豆五钱、大黄二钱，共研为末，加生薄荷汁和蜜，调匀涂敷患处。《全幼心鉴》

赤痢不止
用大麻子，以水研磨过滤出汁，用汁煮绿豆吃，极有效。用汁煮粥吃也可以。《必效方》

痘后痈毒
绿豆、赤小豆、黑大豆等分，研为末，用醋调匀时时涂抹患处。《医学正传》

消渴
用绿豆煮粥吃。《普济方》

心气疼痛
绿豆二十一粒，胡椒十四粒，一同研磨，同白开水调后服下，疼痛即止。

老人淋痛
绿豆二升，橘皮二两，煮成豆粥，煮时加入麻子仁一升，空心慢慢吃下，并喝汁。《奉亲养老书》

扁鹊三豆饮
治流行性痘疮，预先服下这种三豆饭，能疏解热毒，即使出痘疮也很少。用绿豆、赤小豆、黑大豆各一升，甘草节二两，用水八升，煮到极熟。任意吃豆饮汁，七天痘疮就止住了。

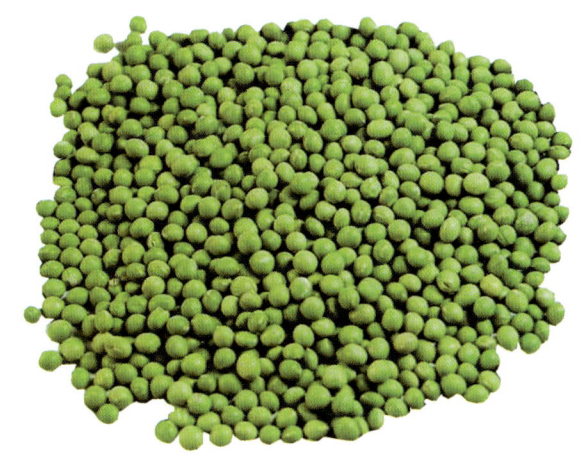

国医传世药方

化湿通淋煎

方选源流：《景岳全书》祛湿方。

中药组成：绿豆10克、生地黄6克、熟地黄6克、猪苓6克、泽泻6克、黄柏6克、知母6克、牛膝6克、龙胆草4.5克、车前子3克。

炮制方法：加食盐少许，水煎服。

功能主治：清热泻火，利水通淋，滋养肾阴。适用于阴虚火旺，小便癃闭，小便淋痛，手足心热，舌质光红，脉细数。

四季药膳养生

绿豆南瓜汤

绿豆50克，老南瓜500克，食盐少许。绿豆淘洗干净，趁水未干，加食盐拌匀，腌3分钟，清水冲洗干净；南瓜去皮、瓤，洗净，切成2厘米见方的块。锅内注入清水500毫升，旺火烧沸，下绿豆煮开，入南瓜煮2分钟，食盐少许调味。▶功效清暑解毒，益气生津。适用于夏季伤暑而见身热心烦，尿赤，口渴。或盛暑乏力、头晕等症。为夏季祛暑膳食。

大藕灌绿豆

绿豆约300克，新鲜连节大藕4节。绿豆洗净，浸泡半小时，沥干；鲜藕洗净，在每节的1/5处切断，绿豆灌入藕洞内，灌满后，将切下的藕节盖在原切口处，竹签固定，放入钢锅内，冷水浸没，旺火烧开，小火煮2小时，至藕豆熟烂，切厚片，蘸白糖食，当点心吃。▶功效舒肝胆之气，健脾开胃，养心血，清肝胆之热，降血压。适用于肝胆病人和高血压患者的辅助治疗。

马鞭草　　拉丁学名：Verbena officinalis L.

科属　马鞭草科植物马鞭草，其干燥地上部分入药。

地理分布　路边、山坡、溪旁以及林边多有生长。分布于中南、西南及甘肃、新疆、山西、陕西、安徽、江苏、浙江、江西、湖北、湖南、福建。

采收加工　6～8月花开的时候采割，除去杂质后，晒干。

用法用量　煎服，5～15克。外用适量。

药理作用　镇咳；镇痛；抗炎；兴奋子宫平滑肌等。

性味归经　苦，凉。归肝、脾经。

功能主治　活血散瘀，清热解毒，截疟，利水消肿。对于乳痈，经闭，癥积，喉痹，疟疾，水肿有疗效。

马鞭草

别名／凤颈草·紫顶龙芽·铁马鞭·狗牙草·铁马莲·土荆芥·野荆芥

◎《本草纲目》及文献记载马鞭草：

主治癥癖血瘕，久疟，破血杀虫。捣烂煎取汁，熬如饴，每空心酒服一匕。治妇人血气肚胀，月候不匀，通月经。治金疮，行血活血。捣涂痈肿及蠼螋尿疮，男子阴肿。

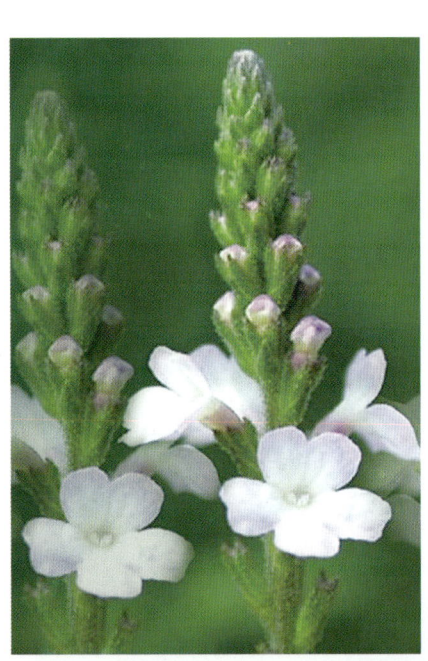
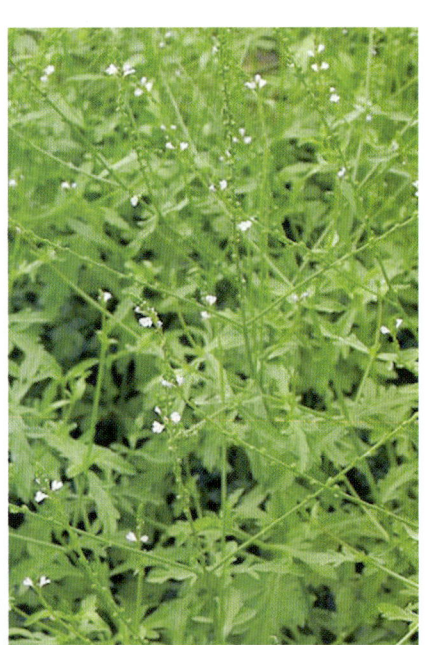
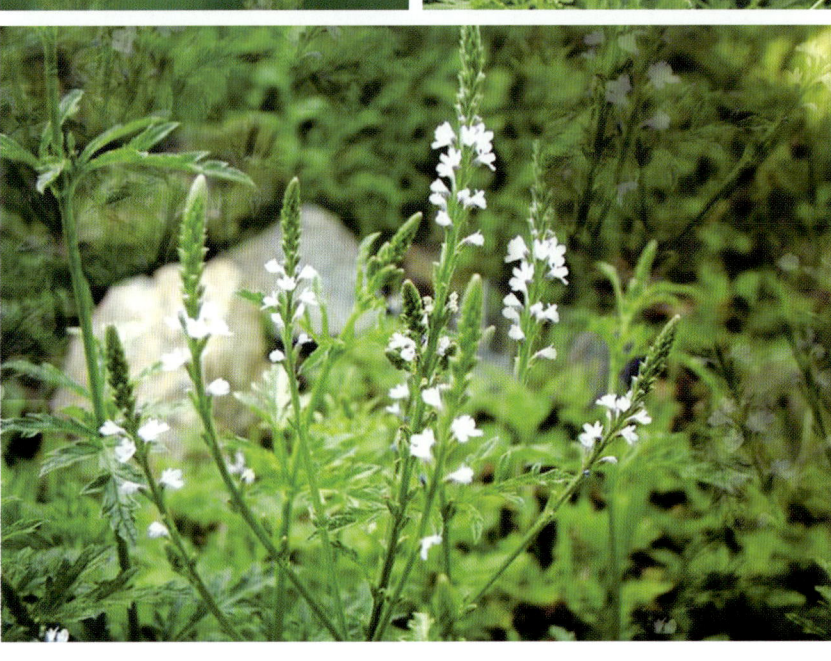

本草纲目附方

大腹水肿
马鞭草、鼠尾草各十斤，加水一石，煮取五斗，去渣，再次浓煎，和糊做成丸，如大豆大。每次服二至三丸，渐加至四至五丸，极效。《肘后方》

疟疾寒热
马鞭草捣汁取五合，加酒二合，分两次服。《千金方》

乳痈
马鞭草一把、酒一碗、生姜一块，共捣汁内服，以渣敷患处。《卫生易简方》

白癞风疮
马鞭草研末，每次服一钱，饭前用荆芥、薄荷煎汤送服，一天三次。忌铁器。《太平圣惠方》

臌胀烦渴，身体干瘦变黑
将马鞭草细锉，晒干，不要见火。用酒或水一同煎煮，到有药味出来时，去药渣温服。在六月中旬，打雷时采集的有效。《卫生简易方》

酒积下血（即过度饮酒，便血）
用四钱马鞭草灰，一钱白芷灰，蒸成饼状并制成梧桐子大的药丸，每次用米汤送服五十丸。《摘玄方》

男子阴肿
阴囊肿大如升（古时容器）睾丸痛，一般医生不能治的。将马鞭草捣烂后涂敷患处。《集验方》

妇女疝痛（小肠气）
取一两马鞭草，用酒煎滚服，再用热水洗浴身体，使汗出来，非常好。《纂要奇方》

马喉痹风，严重肿胀连及颊部，呼吸急促
取一把马鞭草，不要见风，截去两头，捣汁饮服，很好。《千金方》

人疥马疥
取不接触铁器的马鞭草，捣半盏自然汁，喝完，十天内好，很有效。（董炳《集验方》）

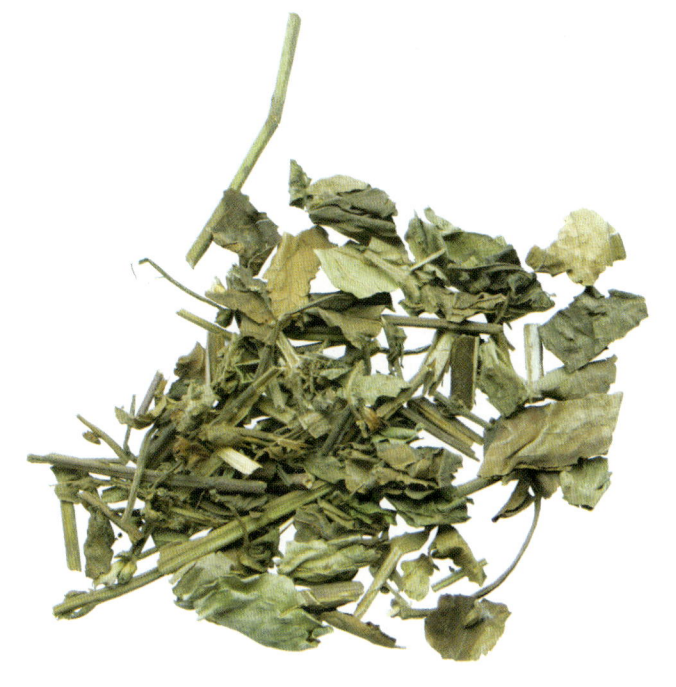

国医传世药方

保肝方

方选源流：《奇方本草》清热方。

中药组成：马鞭草、泽泻、泽兰、海金沙、路路通各12克，黑豆、大腹皮、楮实子、半枝莲各15克，鸡内金8克，木香、牵牛子各5克。

炮制方法：加水煎沸15分钟，滤出药液，再加水煎20分钟，去渣，两煎药液兑匀，分服，每天1剂。

功能主治：活血散淤，清热解毒，平肝息风，理气通络。适用于慢性肝硬化。

四季药膳养生

马鞭草蒸猪肝

鲜马鞭草60克，鲜猪肝100克，马鞭草洗净，切碎；猪肝切片。放入盘中，隔水蒸熟。每天1剂。▶功能清热解毒，活血化淤。适用于妇女白带过多、闭经、阴痒、月经量少等。

马鞭草茶

马鞭草30克，白糖适量。马鞭草研粗末，用纱布包裹，加白糖，沸水冲泡。代茶频饮。▶适用于黄疸型肝炎。

翻白草　　拉丁学名：Potentilla discolor Bge.

科属　蔷薇科植物翻白草，其干燥带根全草入药。委陵菜属植物全世界约有195种，分布于北半球温带、寒带及高山地区。中国约有78种，入药用约有30种。

地理分布　生于海拔100~1850米的山谷、荒地、山坡草地、沟边、草甸以及疏林下多有生长。分布于华北、东北、华东、中南以及四川、陕西等地。

采收加工　夏、秋季将全草连块根挖出，抖去泥土后，洗净，晒干即可使用。

用法用量　煎服，9~15克，鲜品30~60克。外用适量，捣敷患处。

药理作用　抗菌等。

性味归经　苦，寒。归胃、大肠经。

功能主治　止血，止痢，清热解毒。对于痈肿疮毒，血热出血，湿热泻痢，肺热咳喘均有疗效。

翻白草

别名／鸡腿儿·天藕儿·湖鸡腿·鸡脚爪·鸡脚草·鸡距草

◎《本草纲目》及文献记载翻白草：

主治吐血，下血，崩中，疟疾，痈疮。

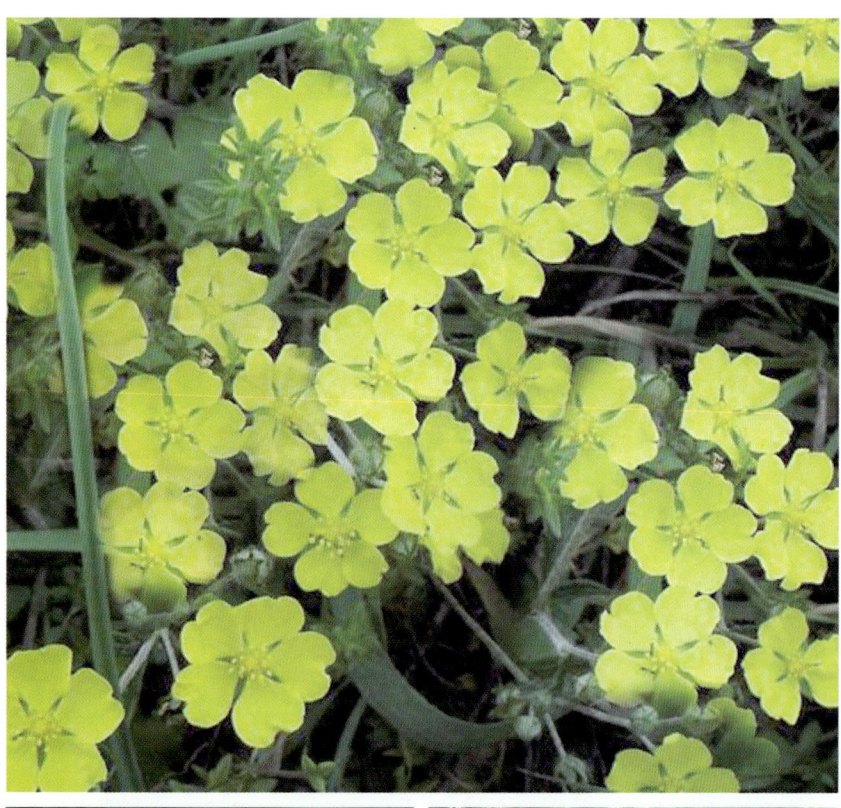

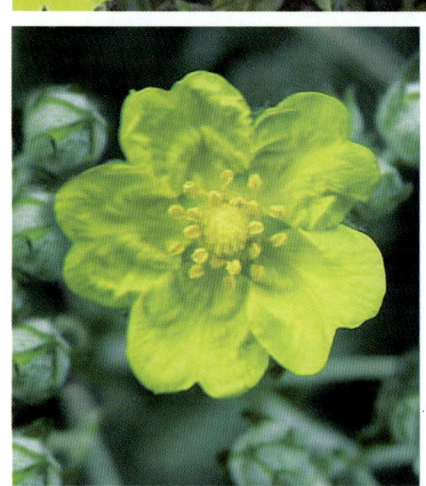

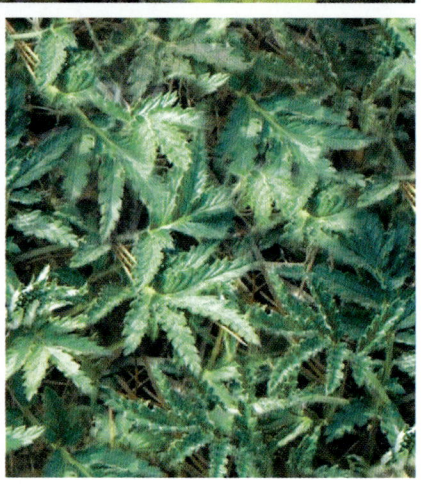

本草纲目附方

崩中下血
取翻白草一两,捣碎,加酒二碗,煎取一碗服。《濒湖集简方》

吐血
翻白草五至七棵,切细,加水二杯,煎取一杯,空腹服。

疟疾寒热
翻白草根五至七茎,煎酒服下。

疔疮初起（不拘已成未成）
用翻白草十棵,酒煎服,出汗即愈。

浑身疥癞
在端午节中午时采翻白草,每次取一把,煎水洗浴。

臁疮溃烂
在端午节午时采翻白草,洗干收藏。每次用一把,煎汤,用盆盛上,然后用席围住熏洗,很有效。《保寿堂方》

▲**李时珍说：**
"鸡腿儿生长在靠近水泽的田地里,不到一尺高,春天长出柔弱的茎,一茎上有三片叶子,叶子尖长而厚实,上面有皱纹锯齿,叶面青色,背面白色。四月间开小黄花。结的子象胡荽子,中间有细子。它的根象小白术头,剥去红皮,里面肉白色象鸡肉,吃起来有粉。小孩子常生吃,在饥荒年里人们挖掘来配饭吃。"

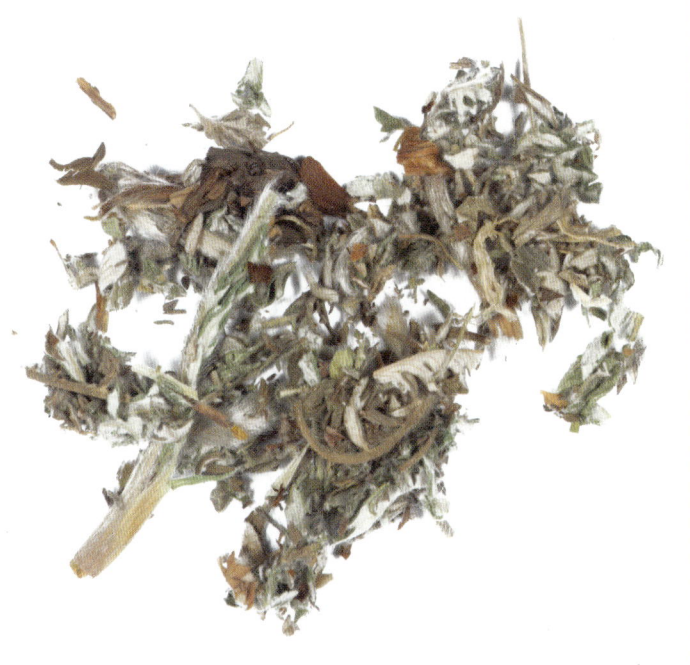

四季药膳养生

翻白草疗疮黄酒汁
　　翻白草根(或全草)30克,黄酒适量。翻白草根洗净,适量黄酒煎汁服。▶功效清热解毒疗疮。适用于痈肿疔毒,未成脓者。

翻白草车前草热毒汤
　　翻白草根(或全草)、车前草各60克。洗净,水煎服。▶功效清热解毒利湿。适用于湿热腹泻和痢疾等。

国医传世药方

止痢方
方选源流:《奇方本草》清热方。
中药组成:翻白草450克,黄柏、秦皮各300克。
炮制方法:将翻白草、秦皮全部及黄柏200克,共水煎两次,合并煎液,用文火浓缩成膏状,将剩余100克黄柏研细粉加入膏中,搅匀,低温烘干,研为细粉。每服2克,每天3次。
功能主治:止血止痢,清热解毒。适用于急慢性痢疾。

止痢方
方选源流:《奇方本草》解毒方。
中药组成:翻白草(干品)150克,白屈菜(干品)25克。
炮制方法:水煎2次,滤液浓缩成150毫升,每天服3次,每次服50毫升。
功能主治:清热解毒,止血止痢。适用于急性细菌性痢疾。

地黄　　拉丁学名：Rehmannia glutinosa Libosch.

科属　玄参科植物地黄，其新鲜或干燥块根入药。地黄属植物全世界约有6种，主要分布于中国大部分省区。入药用约1种。

地理分布　山坡以及路旁荒地等处多有野生。内蒙古、辽宁、河南、河北、陕西、山西、山东、浙江、湖北、湖南、江苏、安徽、四川等地广为分布。

采收加工　秋季采挖后，除去芦头、须根以及泥沙，鲜用或晾干即可。

用法用量　煎服，9~15克。

药理作用　抗肿瘤；降血糖；抗炎；抗真菌；促进骨髓造血干细胞增殖等。

性味归经　甘，寒。归心、肝、肾经。

功能主治　养阴，清热凉血，生津。对于热病舌绛烦渴，阴虚内热，内热消渴，骨蒸劳热，衄血，吐血，发斑发疹有疗效。

地黄

别名／干地黄·生地·生地黄

◎《本草纲目》及文献记载地黄：

主治助心胆气，强筋骨长志，安魂定魄，治惊悸劳劣，心肺损，吐血鼻衄，妇人崩中血运。主男子五劳七伤，女子伤中胞漏下血，破恶血，溺血，利大小肠，去胃中宿食，饱力断绝，补五脏内伤不足，通血脉，益气力，利耳目。凉血生血，补肾水真阴，除皮肤燥。解诸热，通月水，利水道。捣贴心腹，能消瘀血。

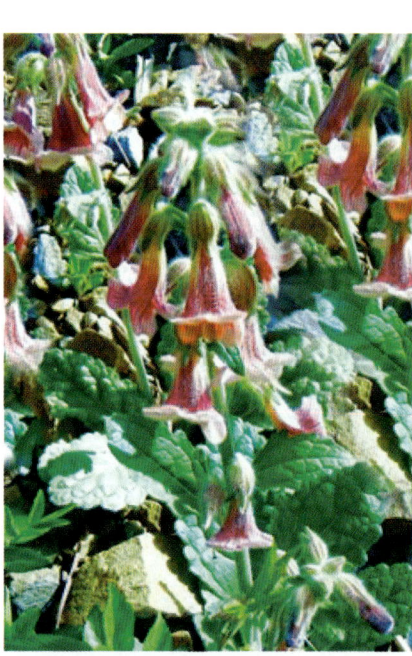
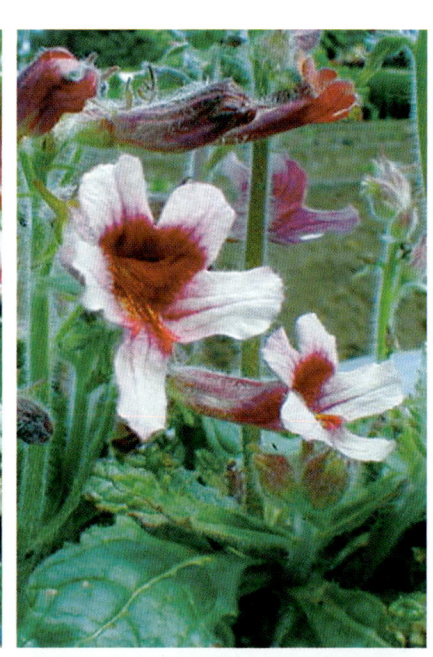
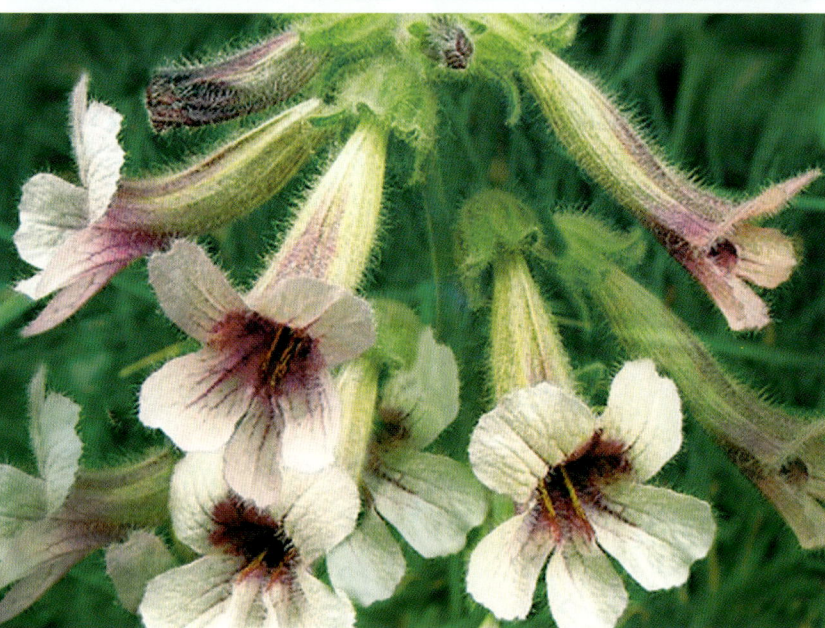

本草纲目附方

固齿乌须

取地黄五斤，放到柳木甑内，用土盖上，蒸熟后晒干。照这样蒸，晒三次，捣成小饼，每次含在咽喉一枚。《御药院方》

明目补肾

用生熟地黄各二两，川椒红一两，共研为末，蜜为丸，如梧子大。每次服三十丸，空腹以盐汤送下。《普济方》

心热吐衄，脉象洪数的患者

取半升生地黄汁，熬至剩一合，加入大黄末一两，待熬成膏状，制成梧桐子大的药丸，每次用开水服下五至十丸。《圣惠方》

咳嗽唾血，痈疽劳瘵

将生地黄汁十六斤、人参末一斤半、白茯苓末三斤、白沙蜜十斤，拌匀，置于沙锅中以桑木小火熬三昼夜，成膏。每次服一匙，开水或酒送下。

虚劳困乏

取一石地黄，用它的汁，加三斗酒，搅拌均匀后煎熬收存。白天服用。《必效方》

月水不止

取生地黄汁，每服用一盏，用一盏酒，煎服。一天两次。《千金方》

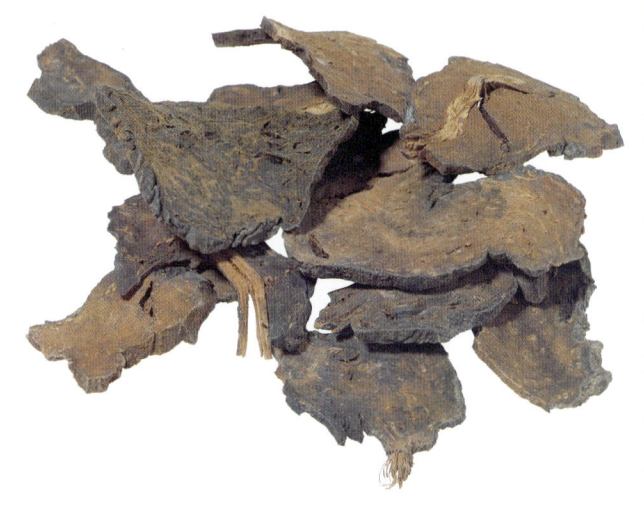

国医传世药方

清营透热汤

方选源流：《温病条辨》清热方。

中药组成：生地黄15克、元参9克、犀角2克、竹叶心3克、麦冬9克、丹参6克、黄连5克、银花9克、连翘6克。

炮制方法：水煎服。

功能主治：清营透热，养阴活血。适用于邪热传营，神烦少寐，身热夜甚，目赤烦渴，发斑发疹，舌绛而干，脉数。

四季药膳养生

地黄花粟米粥

地黄花适量，粟米100克。地黄花阴干，捣为末，每服3克。先以粟米煮粥，候熟将花末加入，搅匀，更煮令沸，随意食用。▶功能清热滋肾，止渴除烦。适用于消渴及肾虚腰痛。

地黄豆瓣酱

干地黄粉100克，豆瓣酱300克。地黄洗净，干燥，粉碎为细粉，加入豆瓣酱中调匀，放置6天（继续发酵），蒸熟。随意食用。▶功能滋阴清热。适用于妊娠小便赤热或尿血症。

地黄汁酒

生地黄汁100毫升，酒200毫升。上药与酒相搅，重煎。温服，每天3次，每次10毫升。▶适用于骨髓中冷痛者。

地黄蒲黄酒

生地黄(切、炒)20克，蒲黄(炒)、生姜(切炒)各6克。以无灰酒3盏，同煎至2盏，去滓。分温3服，未下更服。▶适用于妊娠坠胎，胞衣不出。

玄参　　拉丁学名：Scrophularia ningpoensis Hemsl.

科属　玄参科植物玄参，其干燥根入药。玄参属植物全世界约有198种，分布于欧亚大陆温带地区。中国约有29种，入药用约5种。

地理分布　生于山坡林下。山西、河北、河南、陕西、浙江、江西、江苏、安徽、湖北、湖南、福建、四川、广东、贵州广为分布。

采收加工　冬季茎叶枯萎的时候采挖，除去幼芽、根茎、须根以及泥沙，烘干后可使用。

用法用量　煎服，9～15克。

药理作用　解热；抗菌；提高耐缺氧能力，增加心肌营养性血流量等。

性味归经　甘、苦、咸，微寒。归肺、胃、肾经。

功能主治　泻火解毒，凉血滋阴。对于热病伤阴，舌绛烦渴，津伤便秘，温毒发斑，目赤，咽痛，骨蒸劳嗽，瘰疬，痈肿疮毒，白喉有疗效。

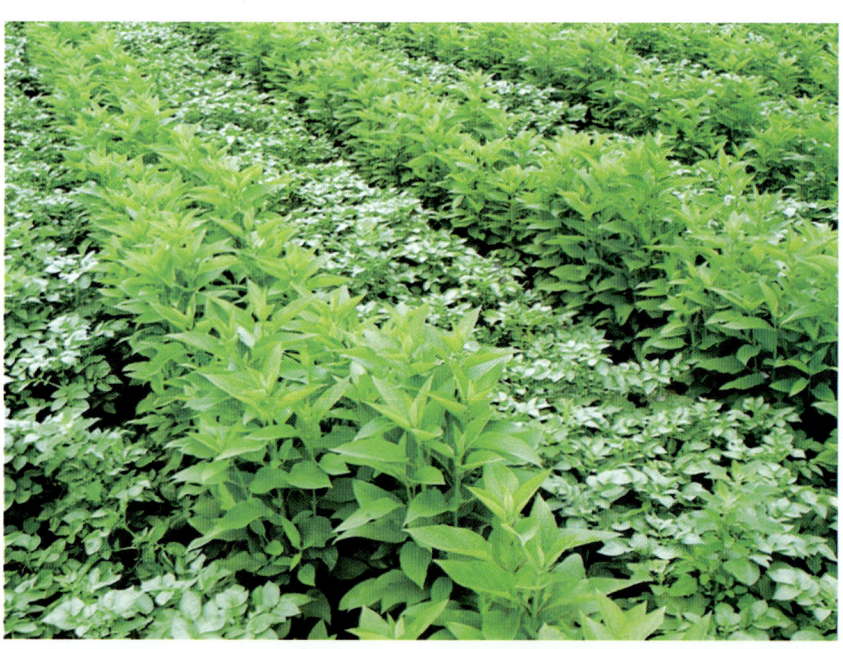

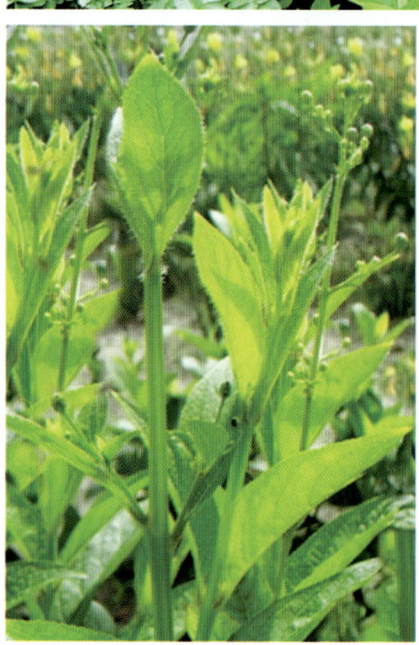
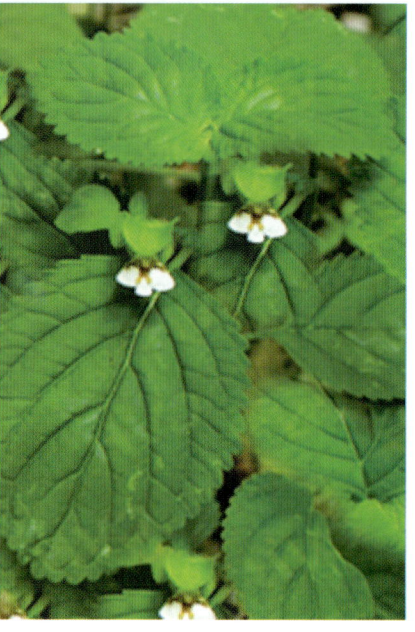

玄参

别名／重台·正马·玄台·鹿肠·鬼藏·黑参·野脂麻·元参·山当归

◎《本草纲目》及文献记载玄参：

主治腹中寒热积聚，女子产乳余疾，补肾气，令人目明。主暴中风伤寒，身热支满，狂邪忽忽不知人，温疟洒洒，血瘕，下寒血，除胸中气，下水止烦渴，散颈下核，痈肿，心腹痛，坚癥，定五脏。久服补虚明目，强阴益精。热风头痛，伤寒劳复，治暴结热，散瘤瘘瘰疬。治游风，补劳损，心惊烦躁，骨蒸传尸邪气，止健忘，消肿毒。滋阴降火，解斑毒，利咽喉，通小便血滞。

本草纲目附方

发斑咽痛
玄参、升麻、甘草各半两,加水三碗,煎取一碗半,温服。《南阳活人节》

诸毒鼠瘘（颈部淋巴结核）
用玄参泡酒,每天饮食少许。《开宝本草》

急喉痹风
玄参、鼠粘子（半生半炒）各一两,共研为末,用新鲜水一碗调服,立愈。《圣惠方》

鼻中生疮
玄参末涂搽,或把玄参在水中泡软后塞入鼻中。《卫生易简方》

年久瘰疬
生玄参捣烂敷患处。一天换药二次。《广利方》

赤脉贯瞳
将玄参制成细末,用米泔水煮猪肝,每日蘸药末食下。《济急仙方》

三焦积热
用玄参、黄连、大黄各一两,制成细末,炼蜜做成梧桐子大的药丸,每次服下三、四十丸,白开水送下。小儿服用,就做成粟米大的药丸。《丹溪方》

小肠疝气
将黑参切碎后炒过,制成丸。每次服用一钱半,空腹用酒服下,出汗即见效。《集效方》

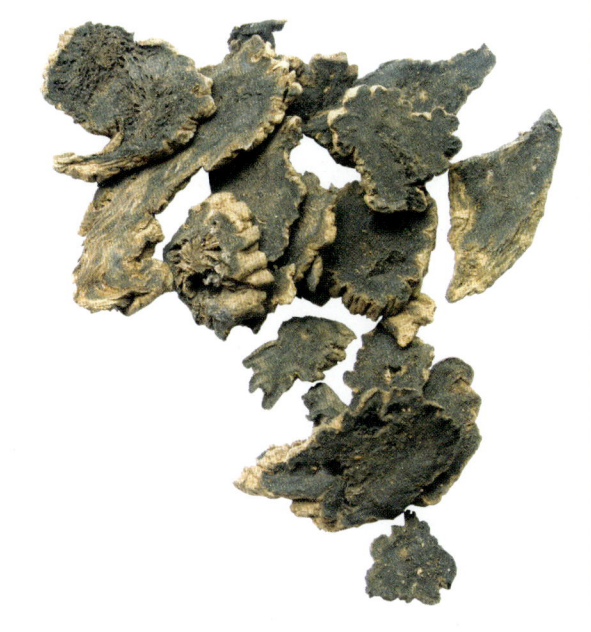

国医传世药方

犀角大青汤
方选源流：《医学心悟》清热方。
中药组成：玄参15克、犀角屑6克、大青叶10克、升麻10克、甘草6克、黄连5克、黄芩10克、黄柏10克、山栀10克。
炮制方法：水煎服。
功能主治：清热解毒,凉血化斑。适用于斑出已盛,高热心烦,错语呻吟,口渴,目赤,咽痛,脉洪数。

四季药膳养生

玄参青果清热茶
玄参10克,青果4枚。玄参切片,青果捣碎,煎水,代茶频饮。▶适用于急慢性喉炎,扁桃腺炎,咽炎。

玄参麦冬甘桔茶
1.玄参、麦冬15克,生甘草6克,苦丁茶、桔梗、桑白皮各10克。将上药水煎,或置温水瓶内以开水泡25分钟,入冰糖少许调味,代茶饮。▶适用于麻疹后期声嘶,唇红舌燥,伴有咳嗽,舌苔白滑或扁桃腺炎。

2.玄参、桔梗、麦冬、甘草各6克。水煎、滤汁,去渣,代茶慢饮。▶功能养阴清热。适用于无痰,肺阴不足所致之喉痒、咳嗽,口渴咽干等。

增液汤
玄参30克、细生地24克、麦冬24克。水煎服。▶功能滋阴清热,润燥通便。适用于阳明温病,津液不足,大便秘结,口渴,舌干红,脉细稍数或沉而无力。

牡丹　　拉丁学名：Paeonia suffruticosa Andr.

科属　毛茛科植物牡丹，其干燥根皮入药。芍药属植物全世界约有34种，分布于欧亚大陆温带地区，中国约有10种，均可入药。

地理分布　全国各地均有分布。

采收加工　秋季采挖根部，除去细根，剥取根皮后，晒干即可使用。

用法用量　煎服，6～12克。

药理作用　镇痛；镇静；解热，降温；抗炎；催眠；抗菌；降低心肌耗氧量，增加冠脉流量；抗凝血，抗动脉粥样硬化；降血压；增强免疫功能；抗变态反应等。

性味归经　苦、辛，微寒。归心、肝、肾经。

功能主治　活血化淤，清热凉血。对于温毒发斑，吐血衄血，无汗骨蒸，夜热早凉，痈肿疮毒，跌打伤痛，经闭痛经有疗效。

牡丹皮

别名／牡丹根皮·丹皮·丹根

◎《本草纲目》及文献记载牡丹皮：

主治除时气头痛，客热五劳，劳气头腰痛，风噤癫疾。久服轻身益寿。治冷气，散诸痛，女子经脉不通，血沥腰痛。通关腠血脉，排脓，消扑损瘀血，续筋骨，除风痹，落胎下胞，产后一切冷热血气。治神志不足，无汗之骨蒸，衄血吐血。和血、生血、凉血，治血中伏火，除烦热。

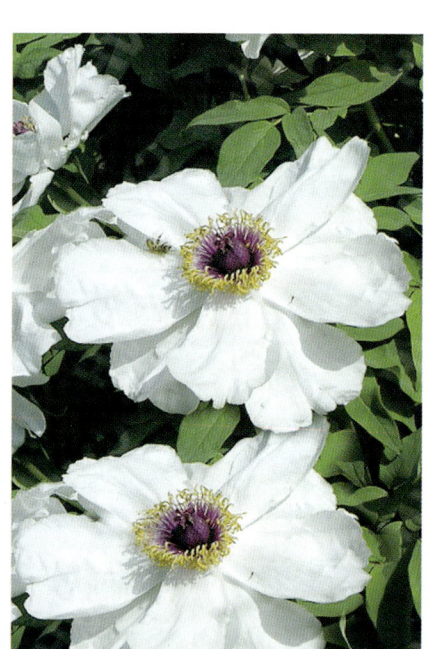
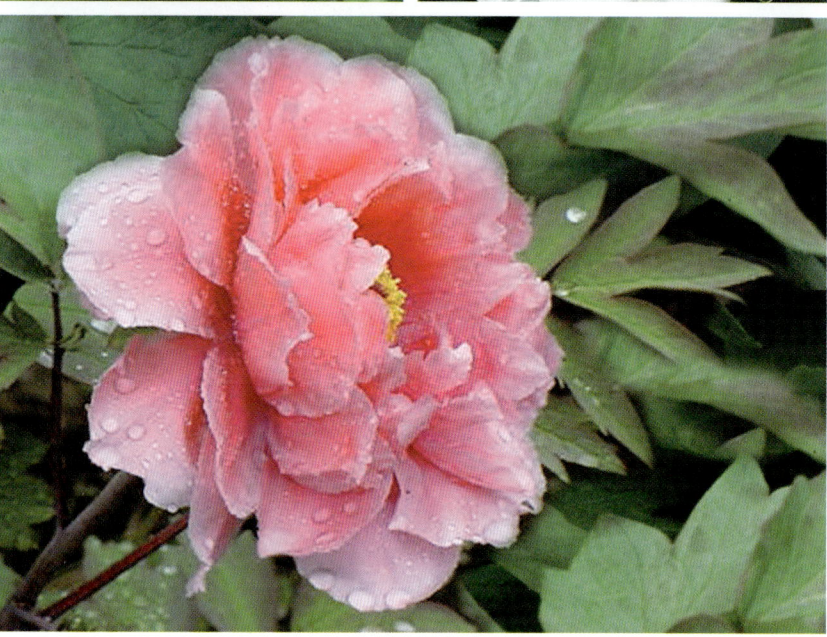

本草纲目附方

疝气（气胀不能动）
牡丹皮、防风等分，研为末，每次服二钱，酒送下。《千金方》

妇女恶血（血往上冲，脸红易怒）
牡丹皮半两、干漆（烧至烟尽）半两，加水二杯，煎取一杯服下。《诸证辨疑》

伤损瘀血
牡丹皮二两，二十一枚蛀虫，焙过以后一同捣成细末，每天早上用温酒服下方寸匕，血就会化成水流下来。《贞元广利方》

下部生疮（已破口）
牡丹末一匙，以白开水送服。一天三次。《肘后方》

金疮内漏，血流不出来
将牡丹皮制成细末，用水服下三指撮，立即可以尿出血来。《千方》

解中蛊毒
将牡丹根捣成细末，服用一钱匕，每日服三次。《外台秘要》

▲**李时珍说：**
"牡丹皮能用于治疗手、足少阴经、厥阴经四经血分的伏火。伏火中只用它来治疗相火，所以张仲景的肾气丸中使用它。后世的人仅专门用黄柏来治相火，却不知牡丹用于治相火的功效比黄柏还好。红色花的牡丹能够通利，白色花的牡丹能够补益，应分别使用才对。"

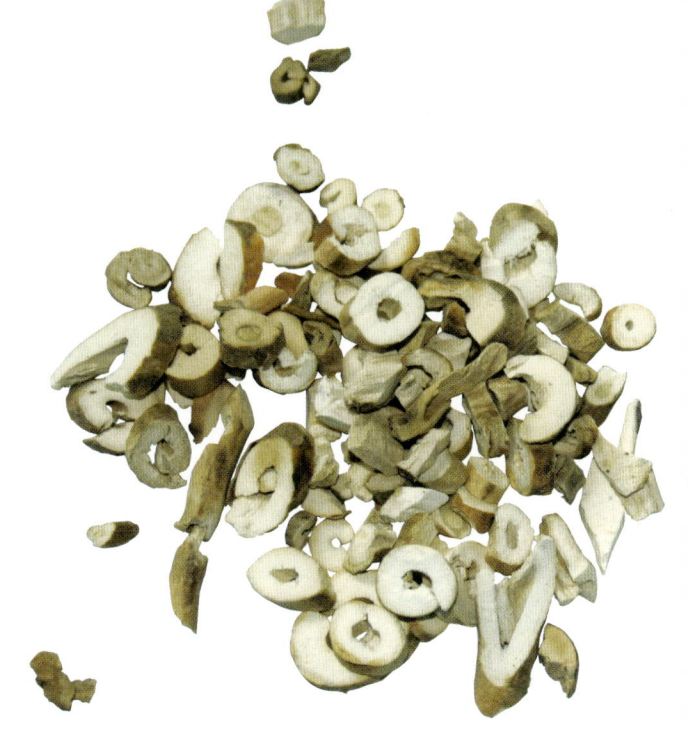

国医传世药方

清胃清热散

方选源流：《兰室秘藏》清热方。
中药组成： 牡丹皮12克、生地黄12克、当归6克、黄连3克、升麻6克。
炮制方法： 原为散剂，现多作汤剂，水煎服。
功能主治： 清胃凉血。适用于胃有积热，牙痛牵引头脑，面颊发热，其齿恶热喜冷；或牙龈溃烂；或牙宣出血；或唇舌颊腮肿痛；或口气热臭，口舌干燥，舌红苔黄，脉滑大而数。

四季药膳养生

牡丹叶粳米粥

牡丹叶、决明子、漏芦（去芦头）各10克，猪肝100克，粳米50～100克。肝洗净切块，先煎前3味药，去渣取汁，后入肝、米，煮粥。空腹食。▶功能活血消积。适用于小儿癖瘕，症见两胁下出现结块，时痛时止，痛时才能触及等症。

牡丹皮乌龟汤

牡丹皮30克，乌龟2只，精盐、黄酒适量。牡丹皮冷水冲洗；乌龟宰杀后从侧面剖开，去内脏，洗净，用烫水除去薄膜，与丹皮同入沙锅内，冷水浸，中火烧开，加黄酒2匙，精盐半匙，小火慢煨2小时，至龟肉酥烂。吃龟肉喝汤，每次1小碗，每天2次。▶功能滋阴补肾，清热降火，补心凉血。适用于血尿反复发作，肾阴亏损，久治不愈者。

紫草   拉丁学名：Lithospermum erythrorhizon Sieb.et Zucc.

科属　紫草科植物新疆紫草、紫草和内蒙紫草，其干燥根入药。紫草属植物全世界约50种，分布于亚洲、非洲、欧洲及美洲。中国有5种。

地理分布　1.新疆紫草　海拔2500～4200米的砾石山坡、草地以及草甸处多有生长。分布于新疆、甘肃以及西藏西部。

2.紫草　生于灌丛、向阳山坡草地以及林缘。分布于东北地区以及河南、河北、陕西、山西、甘肃、宁夏、青海、山东、江西、湖北、湖南、江苏、安徽、广西、贵州、四川等地。

3.内蒙紫草　生于戈壁、荒漠草原、向阳石质山坡、湖滨砾石沙地。河北北部、内蒙古、宁夏、新疆、甘肃西部、西藏广为分布。

采收加工　春、秋二季采挖，除去泥沙后，干燥。

用法用量　煎服，5～9克。外用适量，熬膏或用植物油浸泡涂擦。

药理作用　抗病原微生物；抗炎；镇痛；镇静；解热；抗生育；兴奋心肌收缩力等。

性味归经　甘、咸，寒。归心、肝经。

功能主治　活血，凉血，解毒透疹。对于斑疹紫黑，血热毒盛，疮疡，湿疹，麻疹不透，水火烫伤有疗效。

紫草

别名／紫丹·地血·鸦衔草·紫草根·山紫草·红石根·红紫草·野紫草

◎《本草纲目》及文献记载紫草：

主治心腹邪气，五疸，补中益气，利九窍，通水道。疗腹肿胀满痛。斑疹痘毒，活血凉血，利大肠。

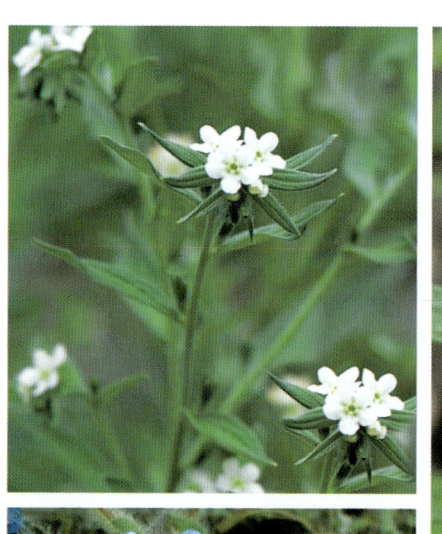
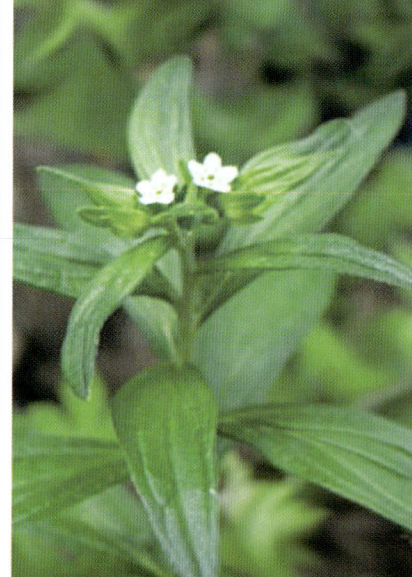
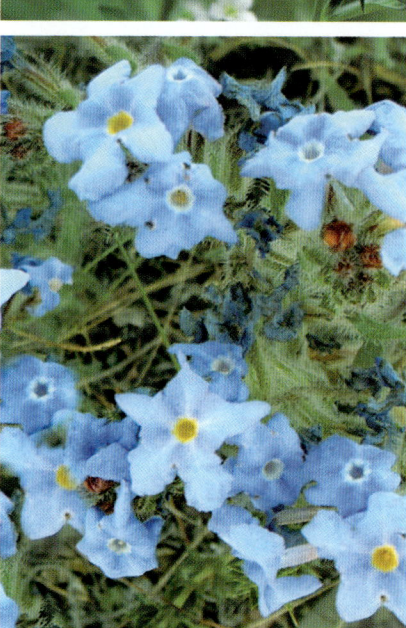
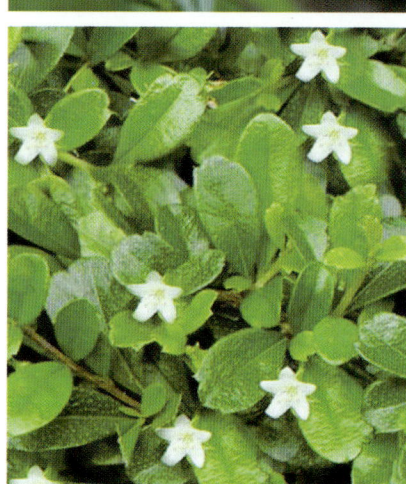

本草纲目附方

婴童疹痘
用紫草二两锉碎，用百沸汤一杯浸泡，盖严勿使漏气。放温后服一半。改用煎服亦可。（将出未出、色赤便闭者可用本方；痘红活、大便利者忌用。）《经验后方》

痈疽便闭
紫草、栝楼实等分，新鲜水煎服。《直指方》

小便卒淋
紫草一两，制成散剂，每次饭前用井水煎服二钱。《圣惠方》

恶虫咬伤
用紫草煎油涂搽。《圣惠方》

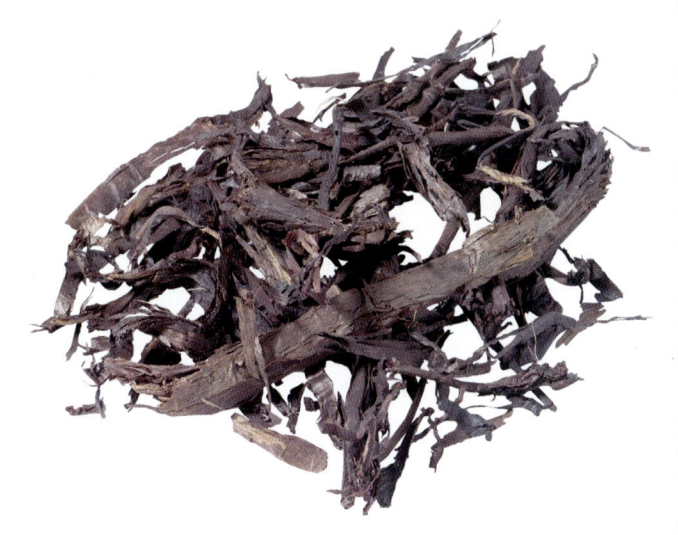

消解痘毒
一钱紫草，五分陈皮，三寸葱白，用新鲜水煎服。《直指方》

小儿白秃
用紫草煎汁外涂患处。《圣惠方》

痘毒黑疔
三钱紫草，一钱雄黄，制成末，用胭脂汁调和，用银簪将痘毒黑疔挑破，点上效果很好。《集简方》

国医传世药方

神犀清热丹
方选源流：《温热经纬》清热方。
中药组成：紫草120克、生地黄500克、犀角180克、石菖蒲180克、黄芩180克、金银花500克、金汁300克、连翘300克、香豉240克、板蓝根270克、元参210克、花粉120克。
炮制方法：各生晒研细，以犀角、地黄汁、金汁和捣为丸，每丸重3克。每服1~2丸，日服2次，小儿酌减。也可改作汤剂水煎服，各药用量酌减至常规剂量。
功能主治：清热开窍，活血凉血，解毒透疹。适用于温热暑疫，血热毒盛，耗液伤阴，高热烦躁，口咽糜烂，目赤肿痛，斑疹色紫，舌质紫绛等。

四季药膳养生

紫草根茶
紫草根15克，红糖适量。上药为粗末，沸水冲泡片刻，入红糖令溶。代茶频饮。▶适用于预防麻疹及麻疹热毒较甚便秘者。

紫草根薏米粥
紫草根、菱角各15克，薏米30克，白果15克，蜂蜜适量。紫草根煎汤去渣，与薏米、菱角、白果煮粥，调入蜂蜜服。每天1剂，常服。▶适用于热毒蕴结所致的乳腺癌。

紫草茸糖水
紫草茸3~5克，白砂糖适量。加水2碗煮至1碗，去渣饮。▶功能清热凉血，透疹解毒。适用于水痘，麻疹，暑疖，风疹，痱子过多等症。

芍药　　拉丁学名：Paeonia lactiflora Pall.

川赤芍　　拉丁学名：Paeonia veitchii Lynch

科属　毛茛科植物芍药、川赤芍，其干燥根入药。芍药属植物全世界约有34种，分布于欧亚大陆温带地区。中国约有10种，均可入药。

地理分布　1.芍药　山坡草地和林下多有生长。华北、东北以及陕西、甘肃等地广为分布。各城市和村镇多有栽培。

2.川赤芍　生于海拔1800~3700米的山坡疏林和林边路旁。甘肃、陕西、四川、青海和西藏广为分布。

采收加工　春、秋二季采挖，除去须根、根茎以及泥沙，晒干。

用法用量　煎服，6~12克。

药理作用　抗血小板聚集，抗血栓形成；抗动脉粥样硬化，降血脂；抗肿瘤；抗肝损伤；清除氧自由基等。

性味归经　苦，微寒。归肝经。

功能主治　散瘀止痛，清热凉血。对于吐血衄血，温毒发斑，肝郁胁痛，目赤肿痛，癥瘕腹痛，经闭痛经，痈肿疮疡，跌打损伤均有疗效。

赤芍

别名／木赤芍・赤芍药・红赤芍・草赤芍

◎《本草纲目》及文献记载赤芍：

主治邪气腹痛，除血痹，破坚积，寒热疝瘕，止痛，利小便，益气。通顺血脉，缓中，散恶血，利膀胱大小肠。治脏腑拥气，强五脏，补肾气，治时疾骨热。妇人血闭不通，能蚀脓。胎前产后诸疾，治风补劳。和血脉，收阴气，敛逆气。理中气，治脾虚中满，心下痞，胁下痛，太阳鼻血目涩，肝血不足，阳痿病苦寒热，带脉病苦腹痛满。止下痢腹痛后重。

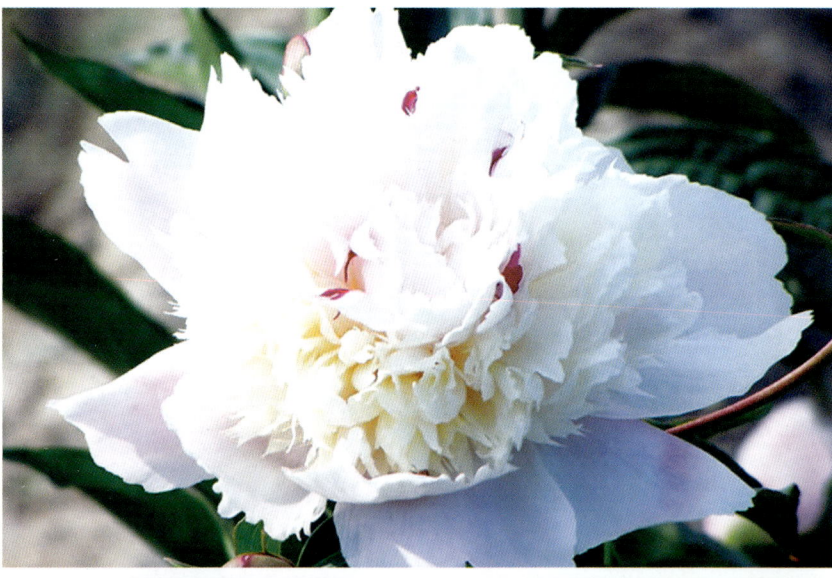

本草纲目附方

小便五淋
一两赤芍药，一个槟榔，用面包裹以后煨，制成细末。每次服一钱，用一盏水，煎七分，空腹服下。《博济方》

衄血不止
将赤芍药制成细末，用水服二钱匕。《事林广记》

血崩带下
等量的赤芍药、香附子，制成细末。每次服二钱，用一撮盐，一盏水，煎成七分，温服下。每服日二次。服十次就可以见到疗效。《良方》

风毒骨痛
芍药二分、虎骨一两，炙后研细，装入布袋放入三升酒中泡五天。每次饮酒三合，一天三次。《经验后方》

▲**李时珍说：**
"白芍药能益脾，能从土中泻木。赤芍药可散邪，能使血中的滞结通行。《日华子本草》说赤芍药能补气，白芍药能治血，这是欠审慎的结论。产后人的肝血已经虚了，不能够再泻，所以禁用。"

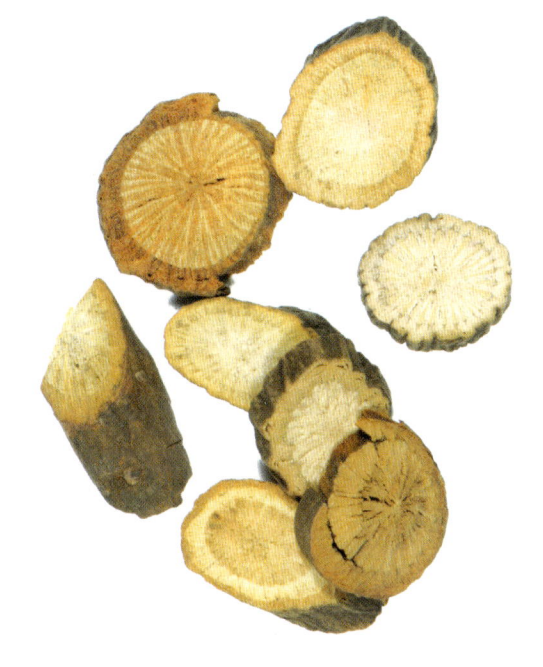

国医传世药方

少腹逐淤温经汤
方选源流：《医林改错》活血方。
中药组成：赤芍6克、川芎3克、当归9克、小茴香1.5克、干姜3克、官桂3克、延胡索3克、五灵脂6克、蒲黄9克。
炮制方法：水煎服。
功能主治：活血祛淤，温经止痛。少腹淤血积块疼痛；经期腰酸少腹胀满，月经一月见三五次，连接不断，没有规律，经血紫黑，崩漏，痛经。

四季药膳养生

防治流感粉
　　赤芍、苦参60克，珍珠梅25克，山楂15克，研为细粉，混匀，分为15包，每包重6克，每次用1包冲服，每天1～2次。▶适用于流感防治。

解除痛经茶
　　赤芍30克，广楂10克，山楂15克，研为细粉，混匀，每次5克冲入沸水，代茶饮。经前3天开始饮用，行经第二天停服。▶适用于痛经。

赤芍甘草茶
　　赤芍15克，甘草5克，绿茶2克。前2味加水1000毫升，煮沸15分钟后，加入绿茶即可，分5次温饮，日服1剂。▶适用于胃肠痉挛性腹痛。

附录："本草纲目附方"用药剂量对照

古今医学常用质量单位对照表

一厘	约等于 0.03125 克
一分	约等于十厘（0.3125 克）
一钱	约等于十分（3.125 克）
一两	约等于十钱（31.25 克）
一斤	约等于十六两（500 克）

古代医家用药剂量对照表

一方寸匕	约等于 2.74 毫升，或金石类药末约 2 克；草木类药末约 1 克
一钱匕	约等于 5 分 6 厘，或 2 克强
一刀圭	约等于一方寸匕的十分之一
一撮	约等于四圭
一勺	约等于十撮
一合	约等于十勺
一升	约等于十合
一斗	约等于十升
一斛	约等于五斗
一石	约等于二斛或一小斗
一铢	一两等于二十四铢
一枚	以较大者为标准计算
一束	以拳尽量握足，去除多余部分为标准计算
一片	以一钱重量作为一片计算
一茶匙	约等于 4 毫升
一汤匙	约等于 15 毫升
一茶杯	约等于 120 毫升
一饭碗	约等于 240 毫升